脳血管障害ケーススタディ

編集

山口修平

島根大学医学部内科学講座内科学第三 教授

Cerebrovascular Disorder

株式会社 新興医学出版社

序文

　最近の米国の医療統計で，死亡原因としての脳卒中は3位から4位に低下したとの報告がありました．しかし，疾病構造をみますと欧米と我が国では大きな違いがあります．例えば，フラミンガム研究と久山町のデータを比較しますと，日本では脳梗塞の発症頻度が心筋梗塞に比してはるかに高率で，米国と対照的であります．脳卒中はその介護費用を含めると，我が国で最も多くの医療資源を費やす疾患であり，その予防と治療は極めて重要と言わざるをえません．2005年に我が国でもt-PAの使用が可能となり，急性期脳梗塞の治療は大きく変化しました．一方でt-PA治療の恩恵にあずかれる患者の数はまだ数％にとどまり，その普及には未だ多くの課題が残されています．そういった中で地域住民への啓発活動，救急隊による病院前脳卒中診断を含めた救急医療連携，急性期治療から回復期，維持期へのスムーズな医療連携など様々な努力が続けられています．

　我が国の「脳卒中治療ガイドライン」が2009年に改訂され，2004年版に比較しその中身は充実してきました．一方，画像診断の進歩，治療薬や治療器材の開発など，t-PA以外にも脳卒中診療における新たなエビデンスの集積はめざましいものがあり，ガイドラインの中身に関しても常に見直しが必要とされています．また実際の医療現場では，すべての治療をガイドライン通りに行うことは困難であります．実際の症例をどのように診断し治療していくかについては，様々な制約の中で最善の方法をとらざるをえません．そういった意味で，これから脳卒中診療に従事しようとする医師にとって，代表的な個々の具体的なケースについて学習を行うことは大きな意義があると考えられます．

　本書は，脳卒中の臨床にこれから携わる初期あるいは後期研修医，さらに脳卒中専門医を目指して現在トレーニング中の方に少しでもお役に立てることを念頭に編集しました．そして医学生や実地医家にとっても十分に役立つ内容ではないかと思います．本書では疾患のイメージを抱きやすくするため，まず実際の症例を呈示し，その診断，病態把握，治療にいたる過程を解説するスタイルとしました．もちろん解説だけ読んでいただいても結構です．現在の脳卒中診療は画像データなしでは語ることができませんので，できるだけ多くの画像を呈示するようにしました．すべて我々が実際に扱った症例で，日常診療で遭遇することの多い脳梗塞や脳出血はもちろん，比較的稀な原因による脳卒中も含まれております．

　内科に関連する疾患は島根大学神経内科の医師が中心となり，関連病院の先生にも執筆をお願いしました．また島根大学内科学第三講座では神経内科に加え，膠原病内科の患者も診ており，血管炎など免疫が関わる脳卒中についても執筆をお願いしました．さらに近年進歩の著しい脳血管内治療を含めて，外科が主に関わる脳卒中症例を島根大学脳神経外科教室の先生方に執筆いただきました．日常臨床で極めて多忙の中，執筆いただいたことに感謝いたします．もちろん本書がすべての関連疾患をカバーすることは困難で，個々の症例に対して我々がどのように対応しているのか読み取って頂ければ幸いです．記載内容は最新の考え方を取り入れるように努力をしていますが，あらゆる他の分野と同様，脳卒中診療の分野でも新たな知見の集積はめざましく，本書の内容もすぐに古いものとなる可能性があります．これは医学書の宿命でもありますが，忌憚のないご意見を頂ければ幸いです．そして本書が，一人でも多くの若い医師が脳卒中医療に加わって頂くきっかけになることを願っています．

2011年4月

島根大学医学部 内科学講座 内科学第三
教授　山口修平

執筆者一覧

編　集

山口　修平（島根大学医学部内科学講座内科学第三　教授）

執筆者（執筆順）

山形　真吾（東京都済生会向島病院神経内科　診療部長）
木谷　光博（益田赤十字病院　副院長）
雑賀　玲子（益田赤十字病院神経内科）
中川　知憲（島根大学医学部神経内科）
足立　智英（東京都済生会中央病院神経内科）
山口　拓也（島根大学医学部神経内科　助教）
永山　正雄（国際医療福祉大学熱海病院神経内科　教授）
青山　淳夫（大田市立病院神経内科）
卜蔵　浩和（島根県立中央病院神経内科　部長）
豊田　元哉（島根県立中央病院神経内科　医長）
塩田　由利（島根大学医学部附属病院検査部　助教）
小黒　浩明（島根大学医学部神経内科　講師）
岡田　和悟（大田市立病院　参与／神経内科）
福田　準（益田赤十字病院神経内科　部長）
三瀧　真悟（島根大学医学部神経内科）
長井　篤（島根大学医学部臨床検査医学　准教授）
門田　勝彦（島根大学医学部神経内科）
今岡かおる（島根大学医学部皮膚科）
近藤　正宏（島根大学医学部膠原病内科　助教）
村川　洋子（島根大学医学部膠原病内科　准教授）
濱田智津子（島根県立中央病院神経内科）
角田　佳子（島根大学医学部膠原病内科　助教）
安部　哲史（島根大学医学部神経内科）
渡邊　達三（出雲市民リハビリテーション病院）
松井　龍吉（島根大学医学部神経内科　助教）
河野　直人（島根県立中央病院神経内科　医長）
髙吉　宏幸（大田市立病院神経内科）
秋山　恭彦（島根大学医学部脳神経外科　教授）
杉本　圭司（島根大学医学部脳神経外科　助教）
大洲　光裕（島根大学医学部脳神経外科　助教）
上村　岳士（大阪南脳神経外科病院脳神経外科　医長）
高田　大慶（島根大学医学部脳神経外科　助教）
永井　秀政（島根大学医学部脳神経外科　准教授）

目 次

序　文 ……………………………………………………………………………… iii
執筆者一覧 ………………………………………………………………………… v

1. ラクナ梗塞 ………………………………………………… 山形真吾 ……… 2
2. アテローム血栓性梗塞 …………………………………… 木谷光博ほか … 6
3. 一過性脳虚血発作 ………………………………………… 中川知憲 ……… 10
4. Branch atheromatous disease ……………………………… 足立智英 ……… 14
5. 心原性脳塞栓症，NVAF …………………………………… 雑賀玲子ほか … 18
6. 悪性腫瘍による脳塞栓 …………………………………… 山口拓也 ……… 22
7. 卵円孔開存による奇異性脳塞栓 ………………………… 永山正雄 ……… 26
8. 感染性心内膜炎 …………………………………………… 青山淳夫 ……… 31
9. 無症候性脳梗塞 …………………………………………… 卜蔵浩和 ……… 36
10. 脳血管性認知症 …………………………………………… 豊田元哉 ……… 40
11. Binswanger 病 ……………………………………………… 塩田由利 ……… 44
12. MELAS ……………………………………………………… 小黒浩明 ……… 48
13. RPLS ………………………………………………………… 岡田和悟 ……… 52
14. 脳静脈洞血栓症 …………………………………………… 福田　準ほか … 56
15. 脳アミロイドアンギオパチー …………………………… 長井　篤 ……… 60
16. 頸動脈解離 ………………………………………………… 門田勝彦 ……… 64
17. 線維筋性形成異常症 ……………………………………… 今岡かおる …… 68

18.	遺残原始舌下動脈	三瀧真悟	72
19.	抗リン脂質抗体症候群	近藤正宏ほか	75
20.	原発性脳血管炎	濱田智津子	78
21.	大動脈炎症候群（高安動脈炎）	角田佳子	82
22.	神経ベーチェット	安部哲史	87
23.	ANCA 関連肥厚性硬膜炎	渡邊達三	91
24.	CADASIL	長井　篤	95
25.	内包膝部梗塞による自発性低下	松井龍吉	99
26.	一過性全健忘	小黒浩明	103
27.	視床内側梗塞	河野直人	106
28.	Wallenberg 症候群	高吉宏幸	109
29.	破裂脳動脈瘤	秋山恭彦ほか	112
30.	未破裂脳動脈瘤	秋山恭彦ほか	116
31.	高血圧性脳出血	杉本圭司ほか	120
32.	脳動静脈奇形	大洲光裕ほか	124
33.	もやもや病：STA-MCA バイパス	上村岳士ほか	128
34.	特発性正常圧水頭症	高田大慶ほか	132
35.	海綿状血管腫	永井秀政	136
36.	内頸動脈狭窄症	杉本圭司ほか	140

索　引 ……………………………………………………………… 144

脳血管障害
ケーススタディ

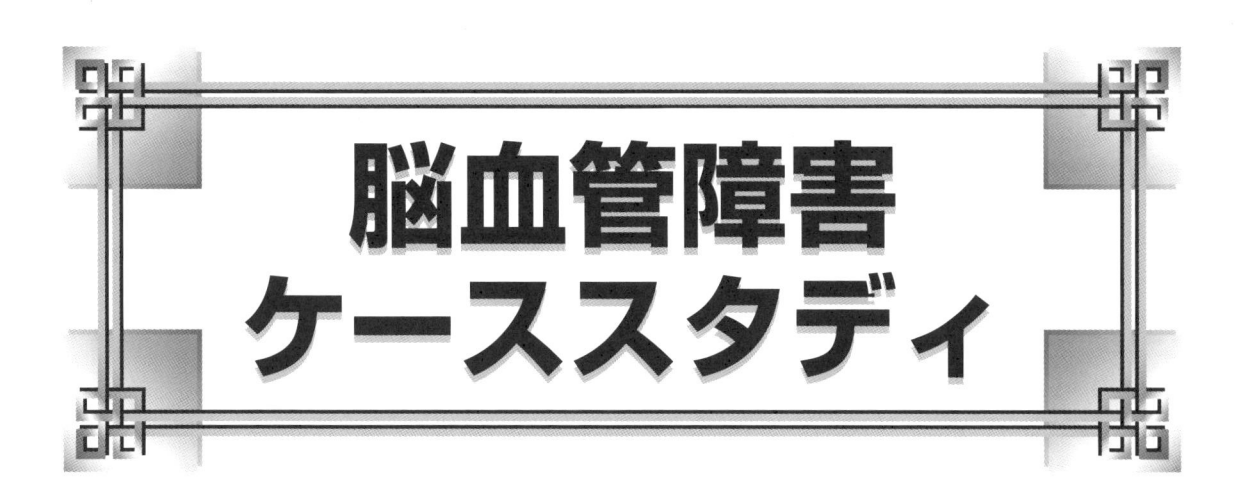

1. ラクナ梗塞

東京都済生会向島病院神経内科　山形真吾

めまいとふらつきで受診した糖尿病を有する 50 歳女性

患者：50 歳，女性

主訴：めまい，歩行時のふらつき．

家族歴：母が糖尿病．

既往歴：3 年前に健診で糖尿病を指摘されるも放置．

病歴：9 月某日朝，起床時にめまい感を自覚した．また，歩いているとふらつく感じを生じたが，なんとなく軽快した．翌日朝からは，めまい感は持続性となった．首すじのこりあり．その翌日も症状は続き，ろれつがまわりにくい感じを自覚，歩行時左下肢に力が入りにくく左へ傾くようであった．当院救急外来を受診した．

身体所見：身長 160 cm，体重 64.7 kg，血圧 152/64 mmHg，脈拍 61 回/分・整，心音純，心雑音 (-)，呼吸音清．

神経学的所見：意識は清明，眼球運動は正常，ホルネル徴候 (-)，軽度の構音障害あり．軽度の左片麻痺あり．指鼻指試験は左で拙劣．知覚障害なし．

検査所見：尿検査：糖 (1+)，血算・凝固系：正常，T-Cho 264 mg/dL，HDL-Cho 40，LDL-

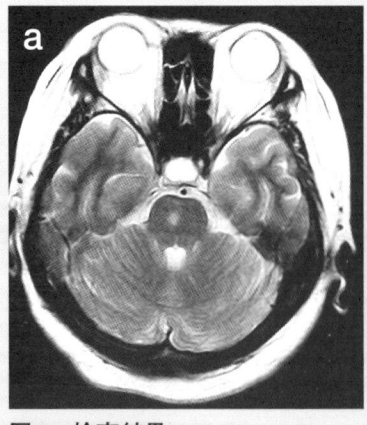

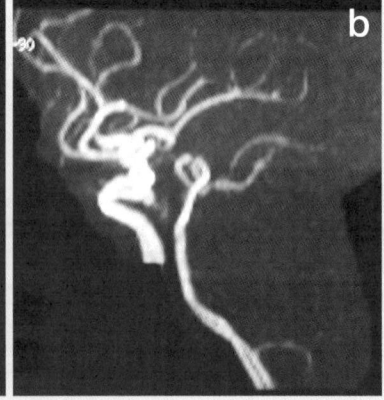

図 1　検査結果
a：橋中位の水平断，1.0 テスラ MRI T2 強調画像．
b：MR angiography．
橋底部右側に高信号域を認める．MRA では主幹動脈の狭窄性病変はなし．

Cho 169 mg/dL, TG 277 mg/dL, HbA1c 6.7%, FPG 186 mg/dL, 肝機能・腎機能・電解質：正常．頭部 MRI 検査の結果を図1に，頸部動脈超音波検査を図2に示す．

本例は，めまいと歩行時のふらつきにて発症．当初の症状は一過性で一時軽快．翌日起床時より再び症状を認めるも比較的軽度であったため，患者本人は，重大事とは思わずいったん会社へ出勤した．調子の悪い状況が続くためさらに翌日になり救急外来を受診している．発症時よりは，症状は悪化している．来院時，高血圧を認め，検査所見よりは高コレステロール血症と糖尿病の合併を認める．起床時の発症である．

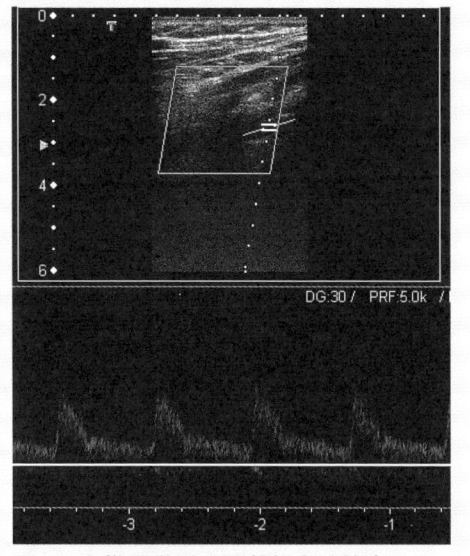

図2 右椎骨動脈の頸部超音波検査
特に異常所見は認めず．

Q1 どのような病態・病型が考えられるか？

虚血性脳血管障害には，脳血栓症，脳塞栓症，一過性脳虚血発作があり，病態から脳血栓症は，アテローム血栓性梗塞とラクナ梗塞に分類される．脳卒中データベース2009[1]では，急性期脳梗塞の病型別頻度は，ラクナ梗塞32%，アテローム血栓性脳梗塞34%（血栓性27%，塞栓性7%），心原性脳塞栓28%，その他の脳梗塞7%と記されている．

頭蓋内あるいは頭蓋外の動脈主幹部の硬化性病変に基づくアテローム血栓性脳梗塞とは異なり，ラクナ梗塞は単一の穿通枝の閉塞によってもたらされる小梗塞である．主幹動脈から約90度で分枝する穿通枝の閉塞によって深部に小さな梗塞を生じる病型である．ラクナ梗塞を生じる主な穿通枝には線条体動脈群（外側線条体動脈，内側線条体動脈，前脈絡層動脈など），視床動脈群（視床穿通動脈や視床膝状体動脈など），椎骨動脈・脳底動脈からの穿通枝（傍正中橋動脈など）があり，病巣部位によって特徴的な症状を呈する．

Miller Fisher らは，穿通枝領域の小梗塞に多く認められる症状を表1のような4つの症候群にまとめている．その後，表1以外にも，ラクナ梗塞に特徴的な多くの症候群が提唱された．責任病巣は，大脳皮質下の基底核領域や放線冠，橋などであり，皮質症状を伴わないことが特徴である．また，生命予後は良好な一群と位置づけられている．

振り返って本例では，ataxic hemiparesis 様の左不全麻痺と軽度の構音障害を伴っており，MRIでは，橋に拡散強調画像で高信号域を呈する．高信号域は，橋右側正中よりの底部で辺縁より離れ

表1 古典的ラクナ症候群

Pure motor hemiparesis（純粋運動性片麻痺）
Pure sensory stroke（純粋感覚障害性梗塞）
Ataxic hemiparesis（運動失調不全片麻痺）
Dysarthria-clumsy hand syndrome（構音障害・不器用な手症候群）

て約5mm径に描出される．病変の大きさは15mm以下と小さく，ラクナ梗塞の病型と考えられる．頸部超音波検査では，椎骨動脈，頸動脈とも特に異常を認めなかった．

Q2　急性期の治療法の選択は？

虚血性脳血管障害の急性期，特に発症3時間以内の脳梗塞に対しては，recombinant tissue plasminogen activator (rt-PA) 静注療法が推奨されており，ラクナ梗塞においても良好な適応がある．しかしながら，本例では，脳梗塞発症からすでに24時間以上経過しており，血栓溶解療法の適応となる時間帯は超過している．

アルガトロバンによる抗凝固療法やオザグレルナトリウムによる抗血症板療法などが選択肢となる．脳卒中ガイドライン2009[2]によれば，発症48時間以内で病変最大径が15mmを超すような脳梗塞（心原性脳塞栓症を除く）には，選択的トロンビン阻害薬のアルガトロバンが推奨される（グレードB）．また，オザグレルナトリウムは，発症5日以内の脳血栓症の転帰改善に有効である（グレードB）．また，アスピリン160～300mg/日の経口投与は，発症早期（48時間以内）の脳梗塞患者の治療法として推奨されている（グレードA）．

当例では，アスピリン200mg経口投与の後，オザグレルナトリウム80mg×2回/日とエダラボン30mg×2回/日の投与を開始した．エダラボンは，抗酸化薬として脳保護作用が期待され，脳梗塞（血栓症・塞栓症）患者の治療法として推奨される（グレードB）薬剤である．

ラクナ梗塞は単一の穿通枝の閉塞によってもたらされると考えられる．しかし，穿通枝領域の梗塞の発生機序については，脂肪硝子変性の病理像で代表される小血管病変以外にも，アテローム硬化性病変や塞栓性機序によるものも含まれている可能性がある[3]（表2）．①脂肪硝子変性を主体とする変化は，ラクナ梗塞を生じる穿通枝病変の主たる原因病変である．直径200μm以下の穿通枝末梢にみられる血管病変で，高血圧などによる内皮障害が原因と考えられている．②穿通枝近位部の直径200～400μmと比較的径の太めの部分では，アテローム硬化性病変である微小粥腫も関与している．また，③主幹動脈側の壁在血栓が伸張し，穿通枝をその分岐部から閉塞して，穿通枝領域に梗塞を生じる場合がある．主幹動脈の分枝粥腫による穿通枝領域梗塞は，branch atheromatous disease[4] と呼ばれている．通常のラクナ梗塞と異なり，15mmを超える大き目の病巣を作ることが多く，発症から症状の進行する例も認められる．梗塞を生じるのは穿通枝領域ではあるが，機序としてはアテローム血栓性であり，その診断の難しさとともにどのように分類すべきか迷う場合も少なくない．その他にも，④微小栓子が穿通枝に流入し梗塞を生じる場合も考えられる．

病態・発症機序を重視する立場でみれば，分枝粥腫はアテローム血栓性梗塞に，微小塞栓は心原性脳塞栓やアテローム血栓性梗塞等に含まれるべきものであり，病変分布や大きさからラクナ梗塞と診断されるもののなかにも多様な病態が含まれている可能性があり，治療法の選択をするうえでも留意すべき事項である．特に初期の病像においては発症機序を確定できないこともあり，異なる病態の可能性も念頭において経過をみていく必要がある．

穿通枝領域の硬化性病変に起因する一過性脳虚血発作（transient ischemic attack：TIA）は，高率に脳梗塞に移行するといわれ，また，発症初期において症状の進行するラクナ梗塞も20％前後と少なからず存在する．実際，本例においても，TIAを伴い，その翌日より24～48時間かけてやや進行している．一般に，ラクナ梗塞の生命予後は良好であるが，後遺症を生じてしまえばその後

表2　穿通枝領域梗塞の発生機序・血管病理変化

1) lipohyalinosis（脂肪硝子変性）
2) microatheroma（微小粥腫）
3) mural plaque（壁在血栓）
4) microembolism（微小塞栓）

の人生において大きな重荷を背負うことになるのには変わりがなく、初期の対応の重要性は他の病型と変わるところはない。

Q3 再発の予防のためには何をすべきか。また、注意すべきことがあれば述べよ。

ラクナ梗塞の再発予防には、抗血小板療法と危険因子に対する治療が主軸となる。ラクナ梗塞の再発予防には、十分な血圧のコントロールと抗血小板薬の使用が奨められる（グレードB）。ガイドライン上は、非心原性脳梗塞の再発予防上、もっとも有効な抗血小板療法（本邦で使用可能なもの）はアスピリン75～150 mg/日、クロピドグレル75 mg/日（以上、グレードA）、シロスタゾール200 mg/日、チクロピジン200 mg/日（以上、グレードB）である。そのなかで、シロスタゾールは、Cilostazol Stroke Prevention Study（CSPS）の層別解析[5]で、ラクナ梗塞の再発予防に有効であった。

しかし、一方では、ラクナ梗塞で主体をなす病理変化である脂肪硝子変性やフィブリノイド変性は、脳深部の出血性病変の原因ともなりうる共通の変化でもある。gradient echo（T2*weighted）MRIで低信号に描出される小領域はmicrobleeds（微小脳出血）といわれ、血管周囲へのヘモジデリンの沈着によるもので、ラクナ梗塞や脳出血と関連のある小血管病変を描出したものと考えられている（図3）。

microbleedsを有するラクナ梗塞に抗血症板薬を投与することによって新たな出血のリスクを高めるとした報告はないが[2]、注意を要する所見であり、また、症候性脳出血の予防のため積極的な血圧管理を行う必要がある。

本例では、microbleedsは認めなかった。急性期の治療に引き続いて、シロスタゾール200 mg/

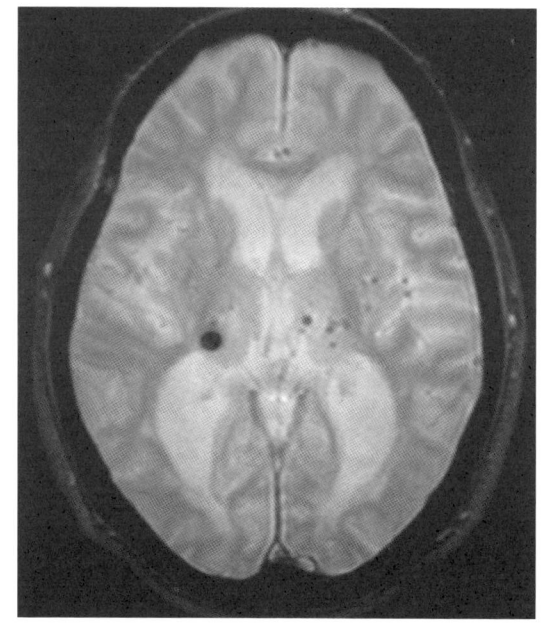

図3 microbleedsのT2* weighted MRI
両側視床、左被殻に低信号で描出されるmicrobleedsを認める。

日の投与を行った。また、合併する糖尿病に対して、食事指導を含めた糖尿病教育を行った。退院後外来にて高血圧の治療も開始している。

文献

1) 小林祥泰（編）：脳卒中データバンク2009. 中山書店, 東京, 2009
2) 篠原幸人, 小川彰, 鈴木則宏, 他：脳卒中治療ガイドライン2009. 協和企画, 東京, 2009
3) Minematsu K：Lacunar stroke. Clinical atlas of cerebrovascular disorders.Fisher M（edit）. Wolfe, England, 1994
4) Caplan LR：Intracranial branch atheromatous disease：A neglected, understudied, and underused concept. Neurology 39：1246, 1989
5) Tohgi H, Hirai S, Terashi A, et al：Antiplatelet cilostazol is benifical in diabetic and/or hypertensive ischemic stroke patients. subgroup analysis of the cilostazol stroke prevention study. Cerebrovasc Dis 26：63-70, 2008

2. アテローム血栓性梗塞

益田赤十字病院神経内科　木谷光博，雑賀玲子

段階的に意識障害および右片麻痺を呈した 69 歳男性

患者：69 歳，男性

主訴：右手足が動きにくい．

既往歴：高血圧，高尿酸血症．2 年前に小脳梗塞を指摘されたことがある．

生活歴：〔飲酒〕日本酒 1 日 2 合以上，〔喫煙〕1 日に 40〜60 本を 40 年間．

家族歴：特記事項なし．

病歴：以前から高血圧，高尿酸血症を指摘され近医で内服加療を受けていた．陳旧性小脳梗塞を指摘されたことがあり，バイアスピリンを内服していた．入院 4 日前から軽度の右手足の動かしにくさを感じていたが，放置していた．入院前日から脱力が強くなり，歩けなくなった．応答も鈍く，ぼんやりしているため，入院当日家族がかかりつけ医に連れて行ったところ脳卒中を疑われ，当院救急外来に紹介となり受診した．

身体所見：体温 36.5℃，血圧 155/80 mmHg，脈拍 66/分・整，SpO$_2$ 98％（room air）．

神経学的所見：意識レベル JCS-2，開眼しているが応答は鈍く，見当識障害あり．瞳孔は正円同大，対抗反射速．右顔面筋麻痺あり，舌偏倚ははっきりしない．中等度の構音障害あり．右上下肢はともに挙上できるが保持は困難．起立は何とか介助なく可能だが，歩行は右膝が崩れ不可能であった．深部腱反射は右上下肢で亢進，病的反射ははっきりしなかった．

検査所見：心電図は正常洞調律，左室肥大あり．白血球 6,100/μL，Hb 18.5 mg/dL，血小板 15.0 万/μL，PT 12.8 秒，APTT 40.3 秒，総蛋白 7.2 mg/dL，アルブミン 4.5 mg/dL，AST 45 IU/L，ALT 55 IU/L，LDH 271 IU/L，BUN 14 mg/dL，クレアチニン 0.7 mg/dL，Na 143 mEq/L，K 3.8 mEq/L，Cl 109 mEq/L，糖 152 mg/dL，HbA1c 5.0％，総コレステロール 234 mg/dL，LDL-コレステロール 152 mg/dL，中性脂肪 174 mg/dL，CRP 0.9 mg/dL．

Q1　本症例の病型は何か？

本症例の神経学的所見をまとめると，軽度の意識障害，構音障害および右半身の錐体路徴候である．来院時の頭部 MRI 画像を図 1，2 に示す．左中大脳動脈（middle cerebral artery：MCA）の境界領域に急性期梗塞巣があり，MR angiography で左 MCA の途絶がみられた．

2. アテローム血栓性梗塞

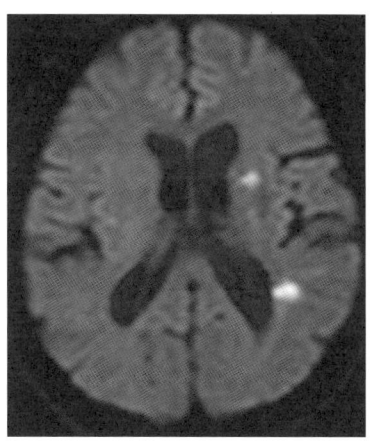

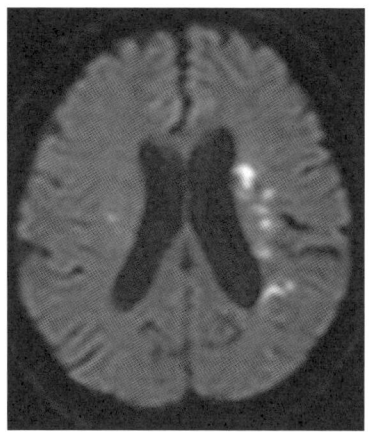

図1　入院当日の頭部MRI拡散強調画像
左中大脳動脈分水嶺域に急性期梗塞巣を認める．

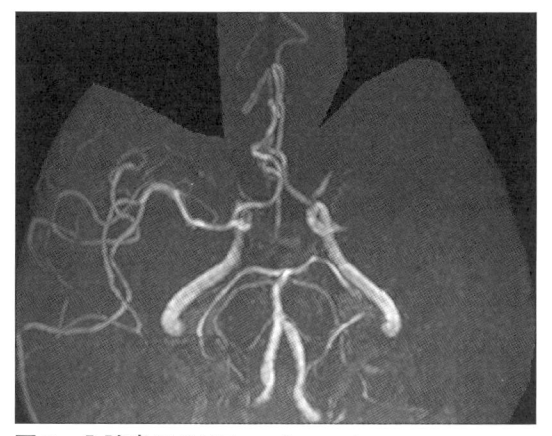

図2　入院当日のMR angiography
左中大脳動脈が途絶している．

　アテローム血栓性脳梗塞はNINDS-Ⅲの分類で発症機序により血栓性，塞栓性，血行力学性の3つに分類されている．血栓性機序は動脈硬化性プラーク上に血栓が形成され，血管を閉塞して支配領域の虚血を引き起こし脳梗塞へ至る．塞栓性機序はプラーク上に形成された血栓が塞栓源となり，より遠位血管に塞栓をきたす（動脈-動脈塞栓性梗塞；artery-to-artery embolism）．血行力学性機序は，脳動脈の主幹部に高度の狭窄病変を有し，急激な血圧低下や循環血漿量の低下により脳の灌流不全が生じ，脳動脈灌流領域の境界部に虚血を呈するものである（分水嶺域梗塞；watershed infarction）[1]．

　本症例は左MCAおよび前大脳動脈の境界領域に梗塞巣があり，左MCAの高度狭窄を認めたことから，血行力学性のアテローム血栓性脳梗塞と診断した．

Q2 この疾患の急性期治療にはどのようなものがあるか？

　発症3時間以内のアテローム血栓性脳梗塞には，遺伝子組み換え組織プラスミノーゲンアクチベーター（rt-PA）が適応となる．発症3時間以内のrt-PAの使用により，転帰が良好となる例は有意に増加するが，頭蓋内出血の頻度も有意に増加させる．本症例は初期症状の出現から4日経過しており，rt-PAの適応ではなかった．

　発症48時間以内のアテローム血栓性脳梗塞には，選択的トロンビン阻害薬のアルガトロバンが推奨される．アルガトロバンは発症48時間以内のアテローム血栓性梗塞に有用であり，出血性合併症が少ないとの報告がある．また抗血小板作用を有するオザグレルナトリウム160 mg/日の投与は発症5日以内の脳血栓症患者の転帰改善に有効である．アスピリン160～300 mg/日の内服も発症48時間以内の患者の治療として推奨されている[2]．

　また，抗酸化作用を有するエダラボンの投与は脳梗塞急性期患者の予後改善に有効性が示されて

いる．しかし感染症の合併，高度な意識障害，脱水状態では致命的な転帰をたどったり，腎機能障害や肝機能障害など複数の臓器機能障害が発現する症例が報告されており，投与中に血液検査を頻回に実施することが必要とされている．

本症例では発症自体は入院4日前であるが，入院前日から症状の悪化があり，発症早期としてアルガトロバンおよびエダラボンの併用で治療を行った．経過中症状の悪化は認めなかった．

Q3 この疾患の再発予防はどのように行うか，およびその注意点について述べよ．

アテローム血栓性脳梗塞の再発予防には，抗血小板薬の内服が推奨される．有効とされる抗血小板薬はアスピリン75～150 mg/日，クロピドグレル75 mg/日，シロスタゾール200 mg/日，チクロピジン200 mg/日である[2]．

アスピリンは脳梗塞およびTIA後の患者において，血管イベント（心筋梗塞，脳卒中，致死性血管障害）の発生を32％減少させる．血小板凝集抑制能の評価はcollagen凝集阻止で評価される．

クロピドグレル，チクロピジンは同一機序で作用する薬剤で，アスピリンと同等の効果が証明されている．チクロピジンは好中球減少，血栓性血小板減少性紫斑病，肝障害などの副作用があり，クロピドグレルのほうが安全性に優れている．クロピドグレルは糖尿病や脂質異常症，血管イベントの既往がある患者において，再発予防効果がアスピリンよりも優れている．これらの両剤の血小板凝集抑制評価はADP凝集阻止で評価される．

上記の抗血小板薬は薬剤に対する不応性の患者がいることが問題となっており，最近ではチエノピリジンとプロトンポンプインヒビターの併用で前者の効果が減弱することが話題となっている．

シロスタゾールの脳梗塞再発低減効果はアスピリンと同等であり，脳出血合併率はアスピリンよりも有意に少なかったという報告がある．また発症後2週間以内の脳梗塞患者において，シロスタ

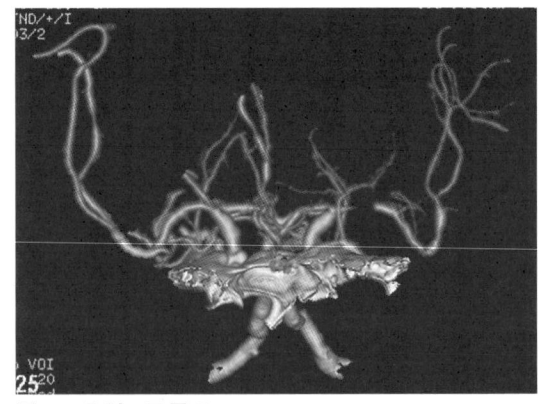

図3 入院3日目のCT angiography
左中大脳動脈は狭窄しているが，遠位部が描出されている．

ゾールとアスピリンの併用により中大脳動脈あるいは脳底動脈の症候性狭窄性病変の進行が有意に抑制された．

抗血小板薬の選択にあたっては脳梗塞発症のリスク，期待される利益，治療にかかる費用，薬物の副作用とのバランスを考えなければならない．リスクについて十分なインフォームドコンセントのもとで決定されることが望ましい．

本症例はMR angiography上左MCAの血流が途絶しているが，梗塞範囲から考えると完全閉塞ではないと推測される．CT angiography（図3）では強い狭窄の先に左MCAが描出されている．再発予防のためにプラビックス®・プレタール®の2剤を併用とした．抗血小板薬の併用については，特にアスピリンとクロピドグレルで出血性合併症が増加するという報告があり，注意が必要である．

抗血小板薬を内服中の患者に出血を伴う処置を行う場合，止血が容易な小手術（抜歯など）施行時は抗血小板薬の内服は続行してよい．生検を含む消化管内視鏡検査を行う場合，アスピリンは3日前，クロピドグレルやチクロピジンは5日前，シロスタゾールは2日前を目安に中止する．出血時の対応が容易でない処置（ポリペクトミー，開腹手術など）の施行時にはアスピリンは7日前，クロピドグレルは14日前，チクロピジンは10～

14日前,シロスタゾールは3日前を目安に中止する.休薬期間中の血栓症や塞栓症の危険が高い例では,補液,ヘパリン投与などを適宜考慮する必要がある.

脳梗塞の既往がある患者の周術期に抗血小板薬を中止し,脳梗塞が再発することはたびたび経験される.抗血小板薬を中止する際には患者および家族に脳梗塞再発の危険について十分説明し,必要であれば専門医の指示を仰ぐべきである.

Q4 本疾患の危険因子のコントロールはどのように行えばよいか?

アテローム血栓性脳梗塞の再発予防には,抗血小板薬の内服とともに,危険因子の管理が重要である.アテローム血栓性梗塞の危険因子としては①高血圧,②糖尿病,③脂質異常症,④飲酒・喫煙が挙げられる.それぞれの管理について以下に記す.

①高血圧については収縮期血圧140未満,拡張期血圧90未満にコントロールすることが推奨されている.降圧剤としてはAngiotensin II receptor blocker (ARB), Angiotensin converting enzyme (ACE) 阻害薬,カルシウム拮抗薬,β阻害薬,利尿薬が用いられている.ARBがカルシウム拮抗薬に比べて脳卒中の再発を予防するとの報告もあるが,プラセボに比してARBの有意差が認められなかったという報告もあり,現時点では脳卒中再発予防に他と比べて有効であるというエビデンスのある降圧剤はない.

②糖尿病は脳梗塞発症の危険を2~3倍高くする独立した危険因子であり,血糖コントロールが推奨される.インスリン抵抗性改善薬のピオグリタゾンによる糖尿病の治療は全死亡および脳卒中発症を有意に抑制することが証明されている.しかし厳格な血糖コントロールは低血糖により死亡率を増加させるという報告があり,注意が必要である.

③脂質異常症は脳梗塞発症の危険因子であり,総コレステロール310mg/dL以上で脳卒中発症,240mg/dL以上で脳卒中死亡の危険が高くなることが報告されている.脂質異常症治療薬であるスタチンが脳卒中の発症予防に有効である.脳梗塞の既往のある患者への二次予防としては,LDL-コレステロール120mg/dL未満,HDL-コレステロール40mg/dL以上,中性脂肪150mg/dL未満のコントロールが推奨されている.スタチンに加えエイコサペンタエン酸製剤の併用により脳卒中再発が20%抑制できることが示された.

④飲酒については,脳梗塞の発症率は少量から適量のアルコールで低下し,大量では発症率が増加する.1日3合以上の飲酒は脳梗塞の危険を1.7倍に増大させる.禁煙が脳梗塞発症率を低下させることは明らかであるが,再発率を低下させるかどうかについてはまだ十分な検討がなされていない.

--- 文 献 ---

1) 卜部貴夫:脳脊髄血管障害.神経内科ハンドブック(第3版).水野美邦(編集).医学書院,東京,p499-567,2002
2) 篠原幸人,小川 彰,鈴木則宏,他:脳卒中治療ガイドライン2009.協和企画,東京,2009

3. 一過性脳虚血発作

島根大学医学部神経内科　中川知憲

左手の脱力と構音障害を主訴に来院した 80 歳男性

患者：80歳，男性

主訴：左手の脱力，言葉が出にくい．

既往歴：10年前より検診で高血圧を指摘．

家族歴：兄が脳卒中．

現病歴：20時半ごろ，左手に持った茶碗を落とし，左手を閉じたり開いたりと気にする様子．数分後，再び茶碗を落とした．言葉に詰まり，歩きにくそうであった．21時過ぎに家族に伴われ救急外来を受診．症状は軽減していたが，当直医の診察でBarré signは左上肢で回内があり陽性，口唇音で構音障害を認めた．頭部CTでは明らかな異常はなかったが，脳血管障害が疑われ，神経内科医へコンサルトとなった．

嗜好歴：〔飲酒〕日本酒1合/日，〔喫煙〕(-)

身体所見：血圧146/70 mmHg，体温36.6℃，脈拍78/分・整，胸腹部異常なし．

神経学的所見：意識清明，構音障害 (-)，脳神経系に異常なし，Barré sign (-)，筋トーヌス正常，MMT 5/5，握力左右差なし，深部腱反射正常，感覚異常なし，協調運動異常なし，Romberg sign (-)，歩行正常，髄膜刺激症状 (-)，皮質症状 (-)．

検査所見：心電図異常なし．頭部MRI：拡散強調画像で急性期脳梗塞を示唆する異常高信号病変 (-)．慢性虚血病巣と思われる小斑状のT2高信号域が散見．MR Angiography：右後大脳動脈のP2以遠で描出欠損を認める．

Q1　一過性脳虚血発作の定義・特徴・発生機序について説明せよ．

一過性脳虚血発作（transient ischemic attack：TIA）はNational Institute of Neurological Disorder and Stroke（NINDS）の脳血管障害の分類第3版（1990年）で「24時間以内に消失する一過性の脳局所症状であり，画像上の異常所見の有無は問わない」と定義されている．

発症は突発もしくは急性であり，症状の持続は1時間以内，多くは15分以内であることが多い．内頸動脈系か椎骨動脈系のいずれかに限局する神経症候を呈することが特徴である．責任血管ごとの典型的な症状を**表1**に示す．これに対し，①感覚障害の進行，②回転性めまいのみ，③浮動性めまいのみ，④嚥下障害のみ，⑤構音障害のみ，⑥複視のみ，⑦尿便失禁，⑧意識レベルの変化に関

表1　責任血管によるTIAの症状

頸動脈系	椎骨脳底動脈系
①運動障害：同側上下肢（or単肢），顔面	①運動障害：四肢，顔面の組み合わせ
②感覚障害：同側上下肢（or単肢），顔面	②感覚障害：四肢，顔面の組み合わせ
③一過性黒内障：片眼の視力消失	③同名性半盲
④同名性半盲	④両側性同名性半盲
⑤失語，構音障害	⑤失調，回転性めまい，複視，嚥下障害，構音障害の組み合わせ（or単独の場合＋①〜④の症状）

表2　TIAの発生機序

動脈由来微小血栓	アテローム血栓による動脈閉塞
血行力学性血流不全	主幹動脈の高度狭窄，血圧低下
心原性塞栓	心房細動，弁膜症，心筋症
ラクナTIA	ラクナ梗塞の前駆症状
その他	卵円孔開存，肺動静脈奇形

連した視力障害，⑨片頭痛に関連した局所症状，⑩精神錯乱のみ，⑪健忘のみ，⑫転倒発作のみ，といった症状はTIAと考えにくいとされ，他の疾患を検討する必要がある[1]．近年ではMRIの普及や画像解析の向上に伴い臨床症状が消失しても画像所見で梗塞像を認めるケースが多い．特に症状が1時間以上持続する症例では高率にMRI拡散強調画像で高信号となることが明らかになっている．これを踏まえてTIAを，時間とは無関係に「画像所見で新たな梗塞像を認めない，脳局所または脊髄または網膜の虚血に基づく一過性の神経学的機能異常」と組織障害の有無に基づいて定義することが，新たな米国のガイドラインでは提唱されている[2]．実際，超急性期の脳梗塞に血栓溶解療法としてrt-PA（recombinant tissue plasminogen activator）を使用する機会も増え，臨床症状が改善しても溶解した血栓が末梢に飛散し，画像上は梗塞像を残すケースも目にするようになった．画像技術や治療法が進歩した現在ではこのようにTIAを解釈することが理にかなっているといえよう．

TIAの発生機序を理解することは治療方針を考えるうえで重要である（表2）．その成因として微小血栓説が重要視されている．脳内の主幹動脈や大動脈弓部といった動脈由来の血小板血栓はフィブリン血栓に比較すると脆いため，動脈閉鎖後も短時間で断片化して流れ去り，再開通することでTIAを生じやすいといわれている[3]．その他，血行力学性血流不全，また心原性塞栓やラクナTIAといった成因も念頭に治療にあたる必要がある．

Q2　初診時の対応，必要な検査について述べよ．

初発TIAから脳梗塞への移行は3ヵ月で10％程度とされ，その半数が2日以内に発症するとされている．TIAの迅速な評価および予防的な治療の開始が，脳梗塞の発症リスクを80％以上減少させるとの報告もあり見逃さないことが重要となる．入院の適応を考えるうえでABCD^{2}スコアは有用である（表3）．これは①年齢，②血圧，③臨床的特徴，④TIAの持続時間，⑤糖尿病の有無，といった5つの項目について7点満点でスコア化し，点数が高いほど脳梗塞発症の頻度が高くなるとの報告に基づいている．American Heart Association/American Stroke Association（AHA/ASA）では，入院の適応として発症72時間以内のTIA患者で，①ABCD^{2}スコアが3以上，②ABCD^{2}スコアが0〜2で外来患者として診断に必要な検査を2日以内に完了させることができない，③ABCD^{2}スコアが0〜2で局所脳虚血により発症したイベントであることを示す他の証拠があること，を提唱している[4]．本症例では年齢，血圧，左片側の脱力，症状の持続が60分以内であることからABCD^{2}スコア5点となり入院の適

3. 一過性脳虚血発作

表3 ABCD²スコア

A（Age）	60歳以上	1 point
B（Blood pressure）	収縮期血圧 > 140 mmHg or 拡張期血圧 > 90 mmHg	1 point
C（Clinical features）	片側の脱力	2 point
	構音障害のみ	1 point
	その他	0 point
D（Duration）	60分以上	2 point
	10～59分	1 point
	10分未満	0 point
D（Diabetes）	糖尿病あり	1 point

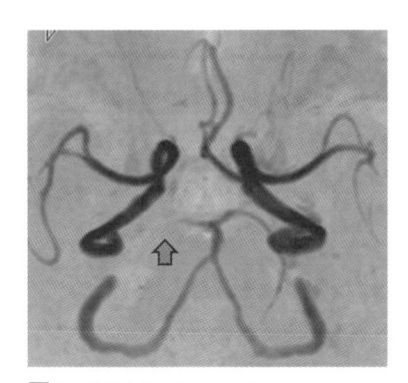

図1 MR Angiography
右後大脳動脈の描出不良．

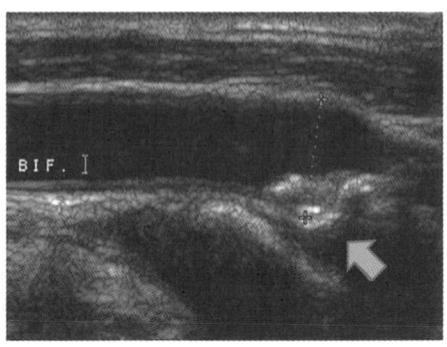

図2 頸動脈エコー（長軸像）
総頸動脈分岐部に高輝度プラーク．

応と判断した．その他，脳梗塞の一般的なリスクファクターとしては，①喫煙，②アルコールの大量飲酒，③脂質異常症，④心房細動，⑤メタボリックシンドローム・肥満，⑥慢性腎不全などが挙げられ，患者，家族からの十分な病歴聴取も重要である．初期評価に必要な検査としては，①血小板数を含む血算，②血糖，脂質を含む生化学，③PT-INR，APTTを含む凝固系，④心電図，⑤胸部X線，⑥頭部MRIがある．また，MR Angiographyでの主幹動脈の狭窄や頸動脈エコーでのプラークの有無もハイリスク患者の判断材料となりうるため，できるだけ早期に施行したい検査である．本症例では右後大脳動脈の描出が悪く（図1），総頸動脈分岐部にも狭窄率50％程度のプラークを認め（図2），高度の動脈硬化性病変が示唆された．

Q3 治療と再発予防について述べよ．

治療方針は疑われるTIAの成因によって決定されるが，検査と並行して十分な補液と必要に応じヘパリンの持続点滴（10,000単位/日程度）で開始されることが多い．ただし，短期間に症状を繰り返しているもの，明らかにハイリスクと考えられる症例については脳梗塞に準じて治療を開始する場合もある．TIAはアテローム血栓性脳梗塞の25～50％，ラクナ梗塞の10～15％，心原性脳塞栓症の10～30％程度に先行するとの報告もあり，発生機序に応じた進行および再発予防が肝要である．

脳卒中治療ガイドライン2009では，非心原性TIAの脳梗塞発症予防には抗血小板療法が推奨され，アスピリン75～150 mg/日，クロピドグレル75 mg/日がグレードA，シロスタゾール200

mg/日，チクロピジン 200 mg/日がグレード B である．特に発症 48 時間以内の急性期にはアスピリン 160〜300 mg/日の投与が推奨されている（グレード A）．本症例ではアスピリン 200 mg/日の内服から開始し，途中でクロピドグレル 75 mg/日へ変更した．筆者は主幹動脈の狭窄が目立つ症例にはクロピドグレルを，ラクナ TIA が疑われる症例や MRI の T2* 画像などを参考に出血のリスクも危惧される症例では，心機能も加味してシロスタゾールを使用することが多いが，この限りではない．必要に応じてプラークの安定化も期待しスタチン製剤の投与も推奨されている（グレード A）．降圧剤を適宜使用することも推奨されているが，急性期にはあまり降圧をはからないほうがよい印象である．非弁膜症性心房細動を主とする心原性 TIA の再発防止にはワルファリンによる抗凝固療法が第一選択であり，INR 2.0〜3.0 を目標にコントロールする（グレード A）．ただし，70 歳以上では INR 1.6〜2.6 を目標にする（グレード B）[5]．診断が確定しない場合には，経胸壁および経食道心エコー，ホルター心電図，経頭蓋ドップラー，脳血管造影，抗リン脂質抗体，凝固能異常（プロテイン C，プロテイン S，アンチトロンビン III など）の検索も考慮される．狭窄率 70％以上の頸動脈病変による TIA に対しては頸動脈内膜剥離術（carotid endarterectomy：CEA）の適応が，また心臓疾患合併などの CEA ハイリスク症例には頸動脈ステント留置術（carotid artery stenting：CAS）の適応があり，内科的加療単独よりも再発予防に優れていると報告されている（CEA では相対リスク減少率 65％）．適応例については専門医へのコンサルトも必要である．

本症例は再発もなく退院，血圧コントロール，頸動脈エコーのフォローアップも含め外来通院となった．

―――― 文　献 ――――

1) 粕谷潤二：一過性脳虚血発作．脳卒中急性期管理 Q & A．橋本洋一郎（編集）．総合医学社，東京，pp1076-1081，2008
2) Furie KL, Kasner SE, Adams RJ, et al：Guideline for the prevention of stroke in patients with stroke or transient ischemic attack. A guideline for healthcare professionals from the American Heart Association/American Stroke Association. Stroke, online Oct 21, 2010［Epub ahead of print］
3) 大星博明：一過性脳虚血発作．ファーマナビゲーター脳卒中編．井林雪郎（編集）．メディカルレビュー社，東京，pp100-106，2006
4) Easton JD, Saver JL, Albers GW, et al：Definition and Evaluation of Transient Ischemic Attack. Stroke 40：2276-2293, 2009
5) 篠原幸人，小川　彰，鈴木則宏，他：脳卒中ガイドライン 2009．協和企画，東京，pp78-84，2009

4. Branch atheromatous disease

東京都済生会中央病院神経内科　足立智英

片麻痺で発症，症状進行を認めた 55 歳男性

患者：55 歳，男性

主訴：右上下肢脱力．

既往歴：糖尿病，変形性腰椎症．

病歴：某日，昼ごろ，右上下肢脱力，歩きにくさを自覚した．自宅で様子をみていたが症状に変化はなかった．翌日起床時，右上下肢の脱力は進行しており，右手で物が持てなくなっていた．歩行は可能だったため救急外来を受診，脳梗塞と診断され入院した．

入院時現症：血圧 160/86 mmHg，脈拍 78/分・整．頸動脈 Bruit は聴取せず，心雑音なし．その他の一般身体所見に特記すべき異常所見なし．

神経学的所見：意識清明，見当識正常．脳神経：眼位正中，眼球運動正常，眼振なし．顔面の知覚は左右差なく正常，顔面神経麻痺は認めず，構音障害，嚥下障害なし．運動系：右不全片麻痺があり，右上肢は Barre 徴候で 90 度回内し，5 cm 程度落下．手指の巧緻運動は拙劣，右下肢は伸展挙上保持可能．知覚系：右半身で表在知覚の鈍麻を認めた．

入院時検査所見：血糖値 151 mg/dL，HbA1c 7.2 %，LDL コレステロール 105 mg/dL，HDL コレステロール 32 mg/dL，中性脂肪 468 mg/dL，心電図正常．

Q1 診断確定のために行う検査と診断上重要な点は何か？

急性の右片麻痺という局所神経症状での発症と糖尿病，脂質異常症があることから脳血管障害がもっとも考えられる．脳血管障害の診断では神経学的所見とともに画像診断が重要である．まず，脳出血と脳梗塞鑑別のため頭部 CT を施行する．頭部 CT で脳出血がみられない場合には脳梗塞と考えられるため，頭部 MRI を行い，診断を確定する．この際，同時に MR アンギオも行い，頭蓋内主幹動脈病変の有無を確認することが脳梗塞の病型診断上重要である．頸動脈超音波検査による頭蓋外内頸動脈の評価，経胸壁・経食道心臓超音波検査による塞栓源検索，高血圧，糖尿病，脂質異常症など心血管疾患の危険因子検索を行い，脳梗塞の臨床病型を確定する．臨床病型により治療方針が大きく異なるため，病型確定は非常に重要である．

Q2 頭部 MRI 所見と本症例における臨床病型にはどのような特徴があるか？

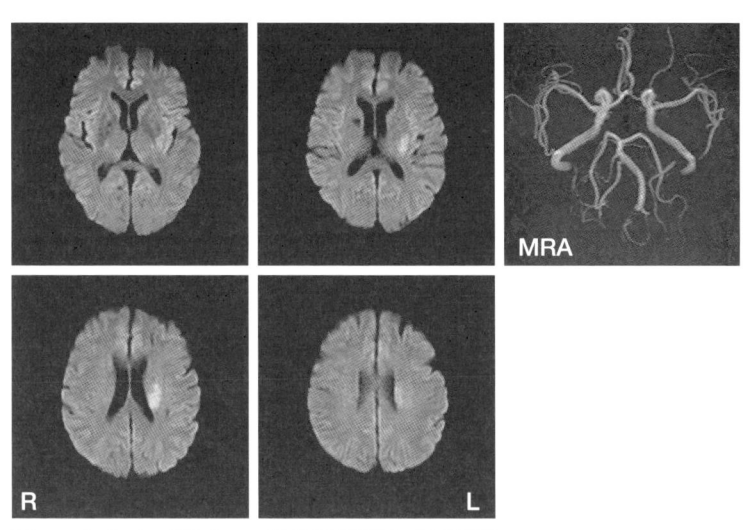

図1 入院時の頭部MRI拡散強調画像水平断像
大脳基底核下部から放線冠にかけて4スライスにわたる高信号域を認める.

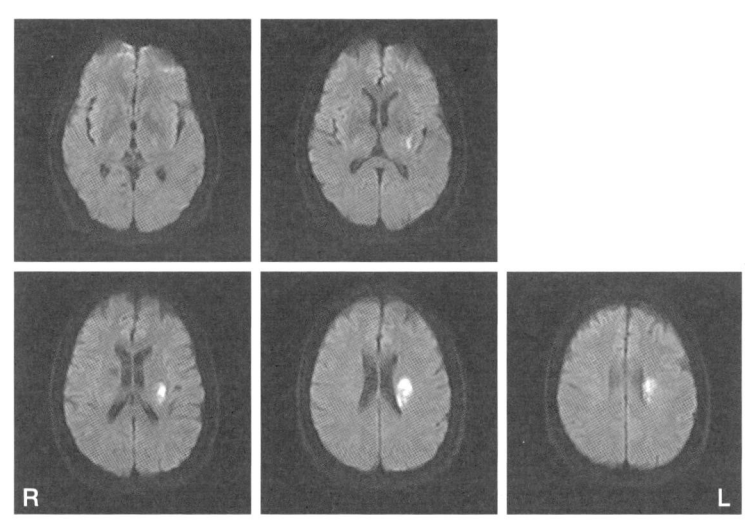

図2 第8病日の頭部MRI拡散強調画像水平断像
大脳基底核下部から放線冠にかけて高信号域を認める.入院時(図1)と比較して梗塞巣の拡大を認める.

　図1に入院時の頭部MRI画像を示す.頭部MRI拡散強調像では左被殻から放線冠にかけて4スライスにわたる上下方向に縦長で,前後にも比較的大型の高信号域を認める.同時に施行したMRAでは頭蓋内主幹動脈に明らかな狭窄はなかった.第8病日に再検した頭部MRI拡散強調像(図2)では,入院時の梗塞巣が上下方向,前後径ともに拡大し,高信号が明瞭になっている.頭部MRIでは,このように大型で,上下方向に縦長に伸びた梗塞巣が大きな特徴である.その他に施行した頸動脈超音波検査では明らかな異常所見はなかった.本症例では入院時から,頭部MRI上の梗塞巣拡大が確認されるまでの間に次に示すような入院経過を示した.

入院後経過:入院時頭部MRIから branch atheromatous disease(BAD)と考えられたためアルガ

トロバン，エダラボンによる治療を開始した．

第2病日：右上肢Barre徴候は90度回内し，ゆっくり落下，手指の分離運動不能，右下肢の伸展挙上保持は不可．右不全片麻痺は明らかに進行しておりアルガトロバン，エダラボンに加えアスピリン100mg/日の内服を開始した．

第3病日：右上肢Barre徴候では90度回内し落下，右下肢の麻痺は変化なし．症状はまだ進行しており，アルガトロバンでの治療継続．

第4病日：症状に変化はなく，進行は停止したと判断し，ベットアップ，リハビリテーションを開始した．

第5病日：再び，症状の進行があり，右上肢挙上不能，手指の粗大運動不能，右下肢は屈曲挙上可能．以後，症状の進行はなく，リハビリテーション継続により症状は徐々に改善へと向かった．

以上の入院後経過のように本例では発症当初，右不全片麻痺は軽度だったが，翌日にかけて神経症状が進行していることが重要な特徴である．意識障害，皮質症状はなく，ラクナ梗塞が考えられるが，症状が長時間にわたり進行している点が典型的なラクナ梗塞とは異なる．前述したように，入院時の頭部MRIからBADと診断した．

BADは1989年にCaplanが提唱した病理学的観察を基盤とする概念である[1]．ラクナ梗塞は穿通枝末梢の細動脈硬化が主因となり発症するが，BADは図3にも示すように穿通枝入口部のmicroatheroma, junctional plaque, plaque within the parent artery などにより，穿通枝が根本から閉塞し脳梗塞を発症する．元々は病理学的概念であり，臨床的に取り上げられることは少なかった．本邦ではラクナ梗塞に混じってBADと考えられる症例が比較的多くみられ，本症例のようにラクナ梗塞類似の画像所見を取りながら長時間進行し，かつ治療抵抗性であることが多いため臨床的に大きな問題となってきている．BADが臨床的によくみられるのは外側レンズ核線条体動脈領域と傍正中橋動脈領域の2ヵ所である．外側レンズ核線条体動脈領域は本症例で梗塞巣を認めている部位で，穿通枝入口部での閉塞を反映して基底核下部から放線冠にかけて最低3スライス以上にわたり上下に長い梗塞巣を呈する．最大径もラクナ梗塞より大型で2cm前後あることが多い．傍正中橋動脈領域では図4に示すように橋底部腹側に接して，橋被蓋近くまで伸びる梗塞巣を呈する．どちらも主幹動脈病変はないことが原則である．臨床症状は意識障害，皮質症状などはなく，進行性の片麻痺を呈することが多い．傍正中橋動脈領域は麻痺に加えて構音障害が強い場合が多くみられる．前述しているように高率に進行し，しかも長時間にわたり進行する傾向があるため，機能予後もラクナ梗塞に比べて悪い．注意が必要なのは，BADはまだ脳梗塞の臨床病型として確立されておらず，病理学的概念が基盤となっているため，画像診断など臨床的な診断基準は確立されていない．現在，本邦では便宜的に，外側レンズ核線条体領域では第3脳室レベルから3スライス以上にわたり縦に伸びる梗塞巣を呈する症例，傍正中橋動脈領域では橋腹側に接して，橋被蓋に向かって伸びる梗塞巣をBADと診断していることが多い．

Q3 BADにはどのような治療が有効と考えられているか？

脳梗塞急性期の治療で有効性について十分なエビデンスのある方法は少ないが，脳卒中治療ガイドライン2009[2]では①発症3時間以内に治療開始可能な症例での遺伝子組換え組織プラスミノーゲ

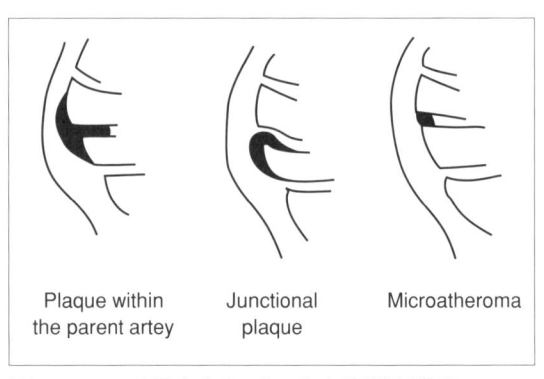

図3 BADで想定されている血管閉塞機転
Caplan LR. Neurology 39 : 1246-1250, 1989[1] より引用．

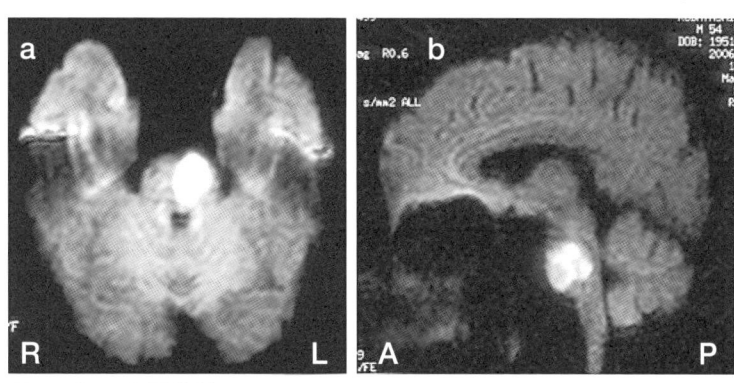

図4 傍正中橋動脈のBAD
a：頭部MRI拡散強調像水平断，b：矢状断像．橋底部腹側から被蓋にかけて伸びる梗塞巣．

ンアクチベーター（rt-PA），②発症48時間以内で病変最大径が1.5 cmを超すような脳梗塞に対するアルガトロバンの投与，③急性期（発症5日以内）のオザグレルナトリウム投与，④発症早期（48時間以内）の脳梗塞に対するアスピリン160〜300 mg/日の内服，⑤脳梗塞に対する脳保護作用が期待されるエダラボン投与が挙げられる．BADにおいても発症3時間以内の超急性期にはrt-PA投与が第1選択になるが，発症当初は神経症状が軽微でrt-PA投与の対象にならない症例がある．また，前述したように長時間にわたり進行する症例が多いためrt-PA投与により改善した後，再び症状が悪化する場合もあり，その際に投与後24時間は治療手段が非常に限定されることが問題である．rt-PA対象でない場合，BADの病態は穿通枝入口部のmicroatheromaなどアテローム血栓性脳梗塞に近い病態であり，選択的抗トロンビン薬であるアルガトロバンで治療を開始するのがよいと考えられるが，BADは治療抵抗性の症例が多く，本例のように当初からアルガトロバンを使用しても症状進行が持続する症例も多く，急性期脳梗塞に使用されている薬剤で十分に有効なものはない．近年，アルガトロバンをベースとして，エダラボン，アスピリン，クロピドグレル，シロスタゾールなどを併用した治療成績が報告されているが，いずれも進行予防，機能予後改善に対して目立った有効性を示しているものはなく，BADに対する有効な治療法は確立されていない．明確なエビデンスではないが，筆者の検討ではオザグレルナトリウムでは本症例のような進行性脳梗塞の症状進行を防止することが難しいという結果を得ている．まとめると，後療法が問題であるがrt-PA投与可能な症例では，まずrt-PA投与，それ以外の症例ではアルガトロバンをベースとしてエダラボン併用，抗血小板薬としてアスピリン，クロピドグレル，シロスタゾールなども併用するような治療法がよいのではないかと考えられる．保険適応で認められているアルガトロバンの投与方法は始めの2日間は60 mg/日を持続点滴，3日目から1回10 mgを点滴静注で1日2回間歇投与となる．持続点滴の期間には症状が安定している症例でも3日目以降に再び症状が進行する場合もしばしば経験され，この点には注意を要する

―――――― 文　献 ――――――

1) Caplan LR：Intracranial branch atheromatous disease：A neglected, understudied, and underused concept. Neurology 39：1246-1250, 1989
2) 篠原幸人，小川　彰，鈴木則宏，他：脳卒中治療ガイドライン2009. 協和企画，東京，p46-59, 2009

5. 心原性脳塞栓症, NVAF

益田赤十字病院神経内科　雑賀玲子, 木谷光博

突然の意識障害, 右完全麻痺をきたした80歳男性

患者: 80歳, 男性

主訴: 呼びかけに答えない.

既往歴: 20年前から高血圧, 13年前に被殻出血.

家族歴: 特記事項なし.

病歴: 66歳のとき左被殻出血を発症するも後遺症なく改善, activities of daily living (ADL) は自立していた. その後高血圧, 高尿酸血症に対し内服治療を受けていた. 不整脈は指摘されたことがなかった. 第1病日早朝に家族が起こしに行ったところ呼びかけに反応がなく, いびき様の呼吸をしていたため救急車を要請し来院した.

身体所見: 血圧179/83 mmHg, 脈拍79/分・不整, SpO$_2$ 98% (room air), 心音 I 音→・II音→, 僧帽弁領域に収縮期雑音聴取.

神経学的所見: 意識レベルJCS-200, 左への眼球共同偏倚あり, 瞳孔は両側とも3 mm, 正円同大, 対光反射遅い. 右顔面筋麻痺あり, 右上肢および下肢は弛緩性完全麻痺, 左上下肢にも自発運動はみられない. 深部腱反射は右上下肢で亢進, 病的反射ははっきりせず.

検査所見: 心電図検査で心房細動. 白血球 9,500/μL, Hb 17.8 mg/dL, 血小板 20.3万/μL, PT 13.2秒, APTT 38.3秒, 総蛋白 9.1 mg/dL, アルブミン 5.3 mg/dL, AST 27 IU/L, ALT 19 IU/L, LDH 260 IU/L, BUN 22 mg/dL, クレアチニン 0.9 mg/dL, Na 141 mEq/L, K 4.8 mEq/L, Cl 102 mEq/L, 糖 138 mg/dL, 総コレステロール 228 mg/dL, LDL-コレステロール 173 mg/dL, CRP 0.9 mg/dL.

Q1 本例の病変部位はどこか. また診断のためにまず行うべき検査は何か？

本症例は突然発症の左への眼球共同偏倚, 右片麻痺を伴う意識障害患者である. 眼球共同偏倚とは両眼が持続して一側に偏倚していることをいい, 大脳半球や橋の病変で起こる. 一般に脳出血や外傷などで, テント上の脳に病変があれば眼球は障害側に向き, 橋に病変があれば病変の反対側に向く[1]. 本症例では右片麻痺および深部腱反射亢進の右錐体路徴候を伴っていることから, 左テント上の病変があると推測された.

突然発症の経過からは脳血管障害が疑われた. 脳血管障害は虚血性脳卒中 (脳梗塞) と出血性脳

5. 心原性脳塞栓症，NVAF

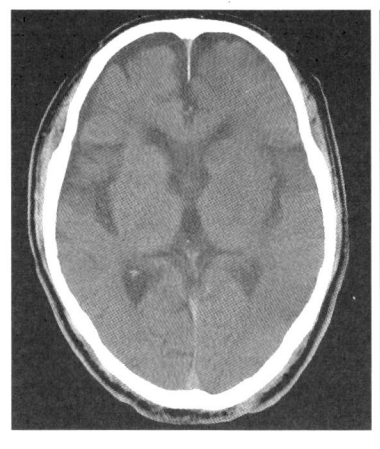

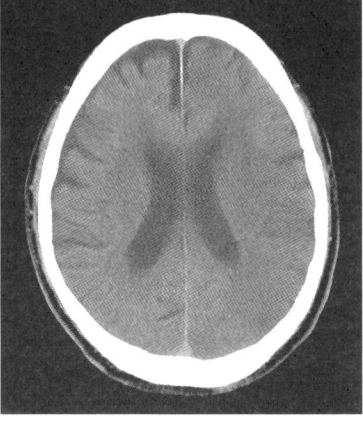

図1 入院当日の頭部CT
左内頸動脈領域全体に低吸収域，灰白質・白質境界の不明瞭化，脳溝の狭小化がみられる．

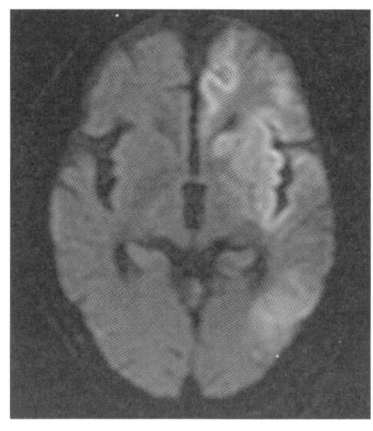

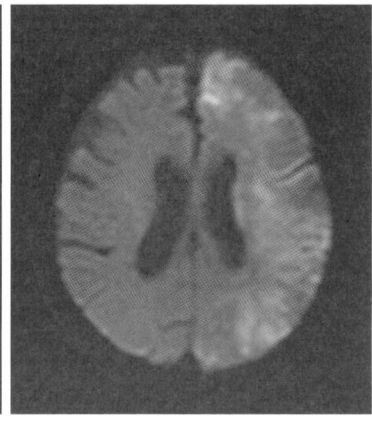

図2 入院当日の頭部MRI拡散強調画像
左内頸動脈領域が高信号になっている．

卒中（脳出血）に大きく分けられるが，両者の鑑別は治療方針を検討するうえで非常に重要である．両者の鑑別にまず行うべき検査は頭部CT検査である．CTでは急性期出血性変化の検出率が高く，またMRI検査に比べて短時間で施行できる利点がある．

本症例の頭部CT検査を図1に示す．頭蓋内に明らかな出血性変化は認めなかった．左内頸動脈領域に灰白質・白質境界の不明瞭化，脳溝の狭小化がみられた．これらは急性期脳梗塞を示唆するearly CT signに含まれる所見である．本症例ではearly CT signに加えて，左前頭葉や後頭葉で右大脳半球に比べて脳実質が低吸収に変化しており，発症から3時間以上経過していると考えられた．左内頸動脈領域の広範な脳梗塞であり，心電図検査で心房細動があることから，心原性脳塞栓症が疑われた．病型の確定診断のために頭部MRI検査を行った．

頭部MRI（図2）では左内頸動脈領域全体が拡散強調画像で高信号となっており，MR angiography（図3）では左内頸動脈が起始部から抽出不良であった．頸動脈超音波検査を施行したところ左内頸動脈分岐部に心拍に一致して動揺する塞栓があり，心原性脳塞栓症と確定診断した．

心原性脳塞栓症は全脳塞栓患者の20％を占める[2]．心原性脳塞栓症のもっとも重要な原因は非弁膜症性心房細動（non valvular atrial fibrillation：NVAF），心筋梗塞，人工弁，リウマチ性心疾患，拡張型心筋症である．中でもNVAFは65歳以上の高齢者の有病率が5％と高く，もっとも一般的な心原性脳塞栓症の原因である．細動を起こしている心房やその付属物に血栓が形成

され，それが後に塞栓を生じる機序が考えられている．心房細動を有する患者の脳梗塞発症頻度は年間約5％であり，他の危険因子（高齢，高血圧，糖尿病，心原性塞栓の既往，左室機能低下）の有無によってその頻度は0.5〜15％に変化する[3]．

Q2 本症例の治療方法および予想される経過を述べよ．

脳梗塞は発症3時間以内であれば遺伝子組み換え組織プラスミノーゲンアクチベーター（rt-PA）使用により有意に予後を改善させることができる．しかし，症候性頭蓋内出血の頻度も有意に増加させるため，プロトコールに則り適切に使用する必要がある．本症例は頭蓋内出血の既往があること，発症時間が不明であること，高齢，症状が重篤であることなど多数の非適応項目があり，rt-PAを使用しなかった．

rt-PAが適応とならない心原性脳塞栓症の治療において重要なことは，再梗塞の予防である．しかし早期の抗凝固療法は脳塞栓の再発・死亡・重症患者を有意には減少させず，頭蓋内出血を有意に増加させることがわかっている．NVAFの急性期14日以内の再発率は4.9％であり，脳塞栓発症後いつ抗凝固療法を開始するかについては答えが出ていない．

脳卒中患者の5〜10％は脳浮腫から意識障害や脳ヘルニアをきたす[2]．脳浮腫は第2〜3病日に最大となり，10日程度持続する．梗塞が大きいほど致命的な脳浮腫となる可能性が高い．

本症例のように頭蓋内圧亢進を伴う大きな脳梗塞の急性期には高張グリセロール（10％）の静脈内投与が推奨されている[4]．グリセロールの静脈内投与は脳浮腫を改善し，脳血流量を増加させ，脳代謝を改善させ，頭蓋内圧亢進を伴う大きな脳梗塞での救命に有効であるが，長期的な転帰に関しては改善しないとされている．投与量は年齢・重症度により10〜12 mL/kgを数回に分けて投与する．

①年齢が18〜60歳，②NIHSS scoreが15より高い症例，NIHSS scoreの1aが1以上の症例，

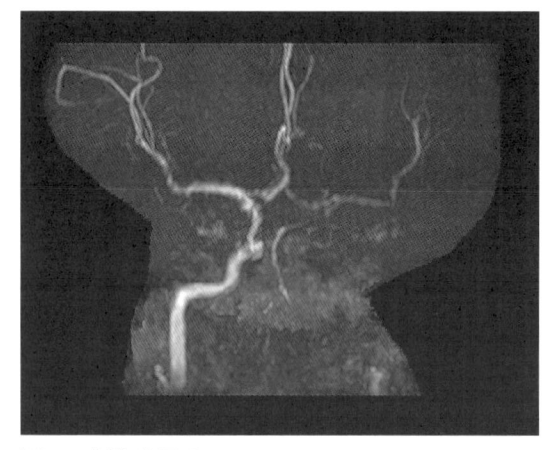

図3 入院当日のMR angiography
左内頸動脈の完全閉塞，左中大脳動脈へは前交通動脈を介して血流がみられる．

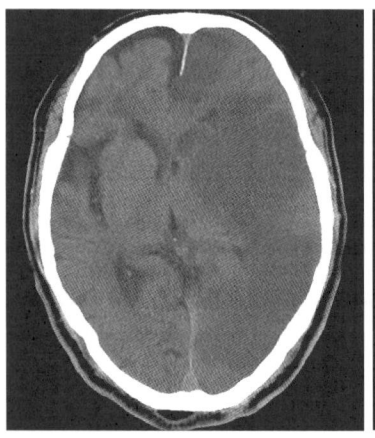

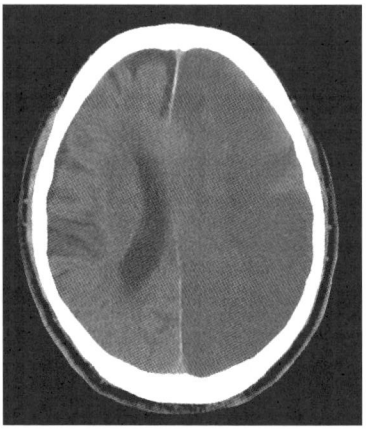

図4 入院翌日の頭部CT
左内頸動脈領域が全体に低吸収化し，腫脹している．

③CTにて前大脳動脈もしくは後大脳動脈領域の脳梗塞の有無は問わないが，中大脳動脈領域の脳梗塞が少なくとも50％以上あるか，MRI拡散強調画像で脳梗塞の範囲が145cm³以上ある症例，④症状発現後48時間以内の症例では硬膜形成を伴う外減圧術が推奨されている[4]．外減圧術により患者の1年後の生存率と modified ranking scale が改善されたという報告がある．

本症例は80歳と高齢であり，全身状態も悪く開頭減圧術は施行せず，全身管理およびグリセロールの投与で治療を行った．第2病日の頭部CT（図4）では梗塞部が明瞭化しており，脳浮腫に伴う midline shift がみられた．脳ヘルニアに伴う呼吸停止により第3病日に永眠された．

Q3 本疾患の予防はどのように行えばよいか？

NVAFの患者の塞栓症予防のために，ワルファリンが第一選択である．

ワルファリンの使用はCHADS₂スコアを参考に危険因子の有無に従って決定する．CHADS₂スコアとはうっ血性心不全（chronic heart failure），高血圧（hypertension），75歳以上（age），糖尿病（diabetes mellitus）をそれぞれ1点，脳卒中またはTIAの既往（stroke/TIA）を2点とし，これらを合計した点数のことである．1年あたりの脳卒中発症率はCHADS₂スコア0点で1％，1点で1.5％，2点で2.5％，3点で5％，4点以上で>7％となり[4]，出血性合併症のリスクと総合してワルファリンの使用を検討する必要がある．

適切な量のワルファリンを用いれば，脳卒中発症をプラセボ群に対して66％低下させることがわかっている．ワルファリンの至適投与量はINR 2.0～3.0が推奨されているが，70歳以上の高齢者では出血性合併症の予防のためにINR 1.6～2.6が望ましい[4]．出血性合併症はINR 3.0を超えると急増する．ワルファリン投与中は，薬剤アドヒアランスの評価と対応，食生活や服薬指導，INRモニタリングを十分に行う必要がある．また頭部MRI T2*画像は脳微小出血の検出に有効で，潜在的な出血性病変合併の評価に有用である．

出血時の対応が容易な処置・小手術（抜歯など）の施行時には，ワルファリンの内服続行が望ましい．消化管内視鏡検査・治療施行時は，ワルファリンを3～4日休薬する．血栓症や塞栓症のリスクが高い例では，脱水回避のための補液，ヘパリン投与などを症例に応じて考慮する．

ワルファリン禁忌の例にはアスピリンが適応となるが，ワルファリンと比べてその効果は明らかに劣る．アスピリン 300 mg/日内服は心原性脳塞栓症の発症をプラセボに比べて15％低減するが，この効果は有意ではない．

文献

1) 田崎義昭，斎藤佳雄，坂井文彦：ベッドサイドの神経の診かた 改訂16版．南山堂，東京，1966
2) Dennis L. Kasper, Anthony S. Fauci, Dan L. Longo, et al：ハリソン内科学（第2版）．メディカル・サイエンス・インターナショナル，東京，第15章349
3) Sacco RL, Adams R, Albers G, et al：Guidelines for Prevention of Stroke in Patients With Ischemic Stroke or Transient Ischemic Attack：A Statement for Healthcare Professionals From the American Heart Association/American Stroke Association Council on Stroke：Co-Sponsored by the Council on Cardiovascular Radiology and intervention：The American Academy of Neurology affirms the value of this guideline. Stroke 37：577-617, 2006
4) 篠原幸人，小川 彰，鈴木則宏，他：脳卒中治療ガイドライン2009．協和企画，東京，2009

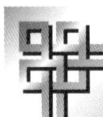

6. 悪性腫瘍による脳塞栓

島根大学医学部神経内科　山口拓也

構音障害にて発症した多発性脳梗塞

患者：64歳，男性

主訴：構音障害．

既往歴，アレルギー歴：特記事項なし．

生活歴：〔喫煙〕15本/日・44年間，〔飲酒〕2合/日

現病歴：生来健康で健診は毎年受けていたが異常を指摘されたことはなく，かかりつけ医に定期的に受診することはなかった．

　200X年12月9日夕方，犬の散歩中に突然，呂律が回らなくなったため，近医を受診．診察時に右顔面神経麻痺を認めたため，12月11日当院外来を紹介受診し，内服処方を受け帰宅．ところが，その後も症状が改善しないため，12月16日精査加療目的にて当科入院となった．

身体所見：身長170cm，体重55kg，BMI=19.0，血圧150/90mmHg，脈拍68/分・整，体温36.7℃．頸部血管雑音なし．胸部：肺音清，心雑音聴取せず．腹部：平坦かつ軟，圧痛なし，筋性防御なし，右肋骨弓下に肝を3横指触知する．全身に浮腫なし，皮膚に黄染なし，その他異常所見なし．

神経学的所見：意識清明，精神正常，構音障害あり，失語なし．脳神経系：眼球運動障害なし，眼振・複視なし，右三叉神経（V1～3）領域に知覚障害あり，右上部・下部顔筋に麻痺あり，聴覚過敏なし，味覚異常なし．運動：四肢に明らかな麻痺なし，握力左右差なく30kg，筋トーヌス正常，四肢の深部腱反射正常，病的反射なし，筋萎縮なし，線維束性攣縮なし，四肢に知覚障害なし，四肢に運動失調なし，髄膜刺激症状なし，膀胱直腸障害なし，皮質症状なし，NIHSS 4点．

検査所見：WBC 1万2,580/μL↑，RBC 481万/μL，Hg 14.2g/dL，Ht 44.4%，PLT 30.7万/μL，PT 11.4sec，PT 100.4%，INR 1.01，APTT 28.1sec，Fib 669mg/dL↑，FDP 57.5μg/mL↑，D dimer 67.0μg/mL↑，TAT 19.4ng/mL [<3.0]↑，PIC 10.0μg/mL [<0.8]↑，β-TG 92ng/mL [<50]↑，プロテインC活性 100% [70-150]，プロテインS活性 120% [65-135]，TP 8.0g/dL，Alb 3.6g/dL，T-Bil 0.5mg/dL，AST 26IU/L，ALT 15IU/L，LDH 340IU/L↑，Alp 429IU/L↑，γ-GTP 113IU/L↑，ChE 315IU/L，CK 65IU/L，Amylase

134 IU/L↑, T.Cho 162 mg/dL, TG 96 mg/dL, HDL-C 41 mg/dL, LDL-C 97 mg/dL, BUN 9.4 mg/dL, Crea 0.67 mg/dL, Na 142 mEq/L, K 4.8 mEq/L, Cl 104 mEq/L, Ca 9.3 mg/dL, CRP 10.46 mg/dL↑, Glu 123 mg/dL↑, HbA1c 5.8%.

心電図：洞調律．経胸壁心臓超音波検査：左房の拡大なし，左房内血栓なし，左室心尖部に血栓様エコーなし．Holtor心電図：総拍数8万2,933拍，心室性期外収縮13拍，上室性期外収縮43拍，心房細動なし．頸動脈超音波検査：右頸動脈では分岐部に等輝度の1.4 mmのプラークを認める．左内頸動脈には明らかなプラークを認めず．頭部MRI：図1参照．

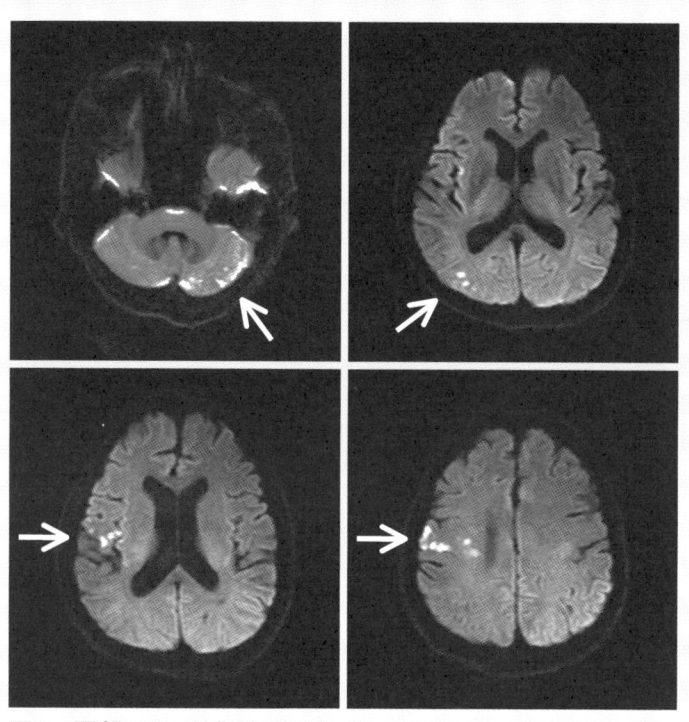

図1 頭部MRI 拡散強調画像
左小脳半球，右前頭葉から側頭葉，右後頭葉に散在性に高信号病巣を認める．

Q1 多発性脳梗塞の原因として考えられる病態を述べよ．

多発性脳梗塞や全身に多発する梗塞を認めた際に，心原性脳塞栓症を念頭に治療を開始し，それと並行して塞栓源となりうる心疾患などの検索が必要となる．原因となる心疾患としては，非弁膜症性心房細動の頻度が高く，その他，リウマチ性心臓病（特に僧帽弁狭窄症），急性心筋梗塞，心室瘤，人工弁，左房粘液腫などがある．また，静脈系・右心系の血栓が右左シャントにより動脈系に流れ，脳塞栓症をきたす，奇異性脳塞栓症も心原性脳塞栓症の原因となる．

一方，非心原性の脳塞栓症の原因としては，大動脈弓や総頸動脈など頭蓋内外主幹動脈の動脈硬化性病変より遊離した血栓が塞栓源となるartery to artery embolismの頻度が高い．またAT-Ⅲ欠

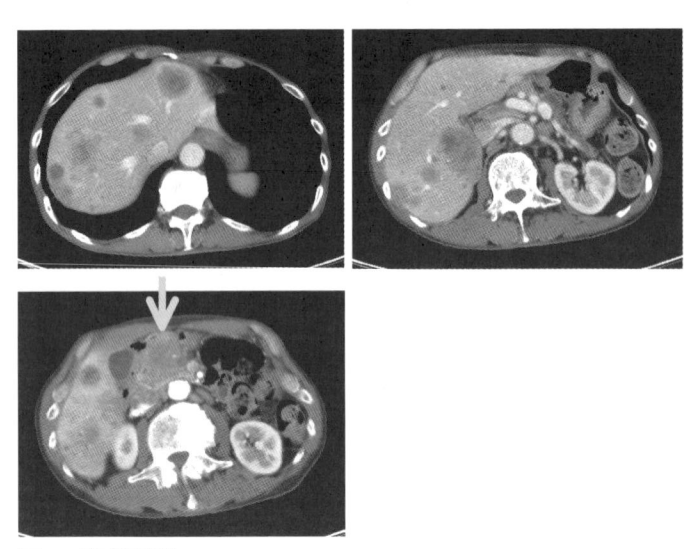

図2　腹部造影CT
膵頭部に35×38mm大の腫瘤を認める．また，肝内には転移と思われる腫瘤が多発している．

乏症，プロテインC欠乏症，プロテインS欠乏症などの先天性凝固異常症や抗リン脂質抗体症候群，播種性血管内凝固症候群などの後天性凝固異常症が原因となることもある．

また，後天性凝固異常症の一つとして，悪性腫瘍の遠隔効果による血液凝固異常により脳塞栓症をきたすことがあり，担癌患者に合併する脳梗塞をTrousseau症候群と呼ぶ．

本症例でも心原性脳塞栓症の他に非心原性脳塞栓症の可能性も念頭に精査を進めたところ，入院後の血液検査でCEA 12.4 ng/mL（正常値：＜5.0），CA 19-9 2848U/mL（正常値：＜37）と腫瘍マーカーの上昇を認め，腹部造影CT（図2）にて膵頭部癌，多発肝転移，リンパ節転移を認め，悪性腫瘍に伴う脳梗塞であるTrousseau症候群と診断された．

Trousseau症候群の原因となる悪性腫瘍として頻度の高いものは固形癌であり，腺癌，特にムチン産生腫瘍が多いといわれている．固形癌のなかでは乳癌や子宮癌などの婦人科的腫瘍がもっとも多く，その他の癌としては，肺癌，消化器癌，腎臓癌，前立腺癌などが挙げられる．

ムチン産生腫瘍が多いことに関しては，癌由来のムチンが巨大なシアル酸などの糖鎖を含む物質であり，白血球，血小板に発現しているP-セレクチンやL-セレクチンにリガンドとして結合し，血栓形成に関与することが報告されている．

悪性腫瘍における脳血管障害合併の頻度としては，中枢神経原発を除く悪性腫瘍患者の剖検例3,426例のうち，256例（7.5％）に脳梗塞を認めたという報告がある．

Q2　悪性腫瘍に伴う血液凝固異常の特徴を述べよ．

提示症例では二次線溶系の典型的分子マーカーであるD-dimer，FDP，PIC（plasmin-α2-plasmin inhibitor complex）が高値を示している．悪性腫瘍に伴う血液凝固異常では，これら二次線溶系のマーカーが異常高値を呈することが多い．その他，二次線溶系が高値を呈するものとしては，胸腹部大動脈瘤，重度の深部静脈血栓症などがあり，鑑別する必要がある．一方，心原性脳塞栓症や奇異性脳塞栓症ではD-dimerは高くても5.0 ng/mL程度であり，FDPやPICは正常範囲にとどまることが多い．

また，担癌状態における脳梗塞の成因の多くは

DICに併発した非細菌性血栓性心内膜炎（non-bacterial thrombotic endocarditis：NBTE）による心原性脳塞栓症がもっとも多く，次いで血管内凝固による微小血栓・塞栓であり，その他，細菌性塞栓，腫瘍塞栓，脳静脈・静脈洞血栓症などが挙げられる．

Q3 Trousseau症候群の治療について述べよ．

Trousseau症候群に対する治療としては低分子ヘパリンがもっとも有効とされているが，予後を左右するのは原疾患の治療の成否であり，早期診断，早期治療が重要である．

Trousseau症候群における悪性腫瘍は潜在性のことが多いといわれているため，原因不明の多発性脳梗塞をみたときには本症候群を念頭に，ヘパリンを用いた抗凝固療法で神経症状の悪化を防ぎながら，並行して原因の検索に努めることが必要となる．

---- 文 献 ----

1) 内山真一郎：某腫瘍性神経症候群：診断と治療の進歩，トルーソー症候群．日本内科学会雑誌 **97**：1805-1808，2008
2) 長尾毅彦，片山泰朗，田久保秀樹：虚血性脳卒中：診断と治療の進歩，血液・凝血学的診断．日本内科学会雑誌 **98**：1249-1254，2009
3) 菊井祥二，柳本真市：胆管細胞癌に伴ったTrousseau症候群の1例．神経内科 **64**：276-279，2006
4) 濱﨑景子，中﨑隆行，清水香里，他：大腸癌術後に認めたTrousseau症候群の1例．日本臨床外科学会雑誌 **70**：613-617，2009
5) Cestari DM, Weine DM, Panageas KS, et al：Stroke in patients with cancer：Neurology **62**：2025-2030，2004

7. 卵円孔開存による奇異性脳塞栓

国際医療福祉大学熱海病院神経内科　永山正雄

一過性脳虚血発作を呈した 62 歳女性

患者：62 歳，女性
主訴：右上肢脱力，右視野障害．
現病歴：某日，朝起床時から 2 時間ほど，右上肢の脱力感と右視野障害を自覚し来院され緊急入院．
既往歴：特になし．
個人歴：軽度飲酒のみ，喫煙なし．
家族歴：特になし．
身体所見：一般身体所見異常なし．神経学的所見は，来院時のみ右第 5 指徴候が軽度陽性であったが，ほか異常なし．
検査所見：血算・生化学・PT・APTT：正常．D-dimer 2.5 μg/mL（基準値≦ 1.5 μg/mL），ほか基準値範囲内，心電図異常なし．
画像所見：胸部単純 X 線異常なし．頭部 CT・MRI・MRA：異常なし．

Q1 本例の特徴と臨床診断について述べよ．

本例の特徴は，明らかな動脈硬化性危険因子を欠くにもかかわらず，一過性の右上肢脱力感と右視野障害を呈し，頭部画像上異常がないにもかかわらず D-dimer 高値であることである．部位診断は病歴から左テント上病変，質的診断は病歴と検査所見から血管障害をまず疑う．

本例の臨床診断は，病歴と画像所見から一過性脳虚血発作（transient ischemic attack：TIA）と考えられる．欧米では TIA の定義は 2002 年以降見直され，発作持続時間よりも画像上，急性期脳梗塞所見がないという脳組織の状態を重視した定義に公式に変わった．米国心臓協会（AHA）/米国脳卒中協会（ASA）の共同声明（2009）では，TIA は「脳，脊髄，あるいは網膜の局所性虚血による一過性の神経機能障害で急性期脳梗塞を伴わないもの」とされ，神経症候の持続時間を全く問わないものとなった[1]．一方，本邦の TIA の定義は，1990 年の旧厚生省研究班の診断基準「神経症状持続時間が 24 時間以内で，画像上脳梗塞病巣を認めない」が最終である．

転帰に関するメタ解析では，TIA 発症後 90 日以内の脳卒中発症率は 15 〜 20 ％で，発症例の半数は 48 時間以内に発症していた．発症後 1 日以内の治療開始例は，20 日後の治療開始例よりも

90日以内の大きな脳卒中の発症率が80％少ない．したがって，TIAと急性期脳梗塞は同一のスペクトラムでとらえ，TIAが疑われる場合は直ちに入院とし，急性期治療を開始する．

Q2 本例のTIAの成因として鑑別すべきものは何か？

本例は明らかな動脈硬化性危険因子を欠くにもかかわらず，検査上，血栓傾向が疑われるので，十分な成因の鑑別が必要である．

TIA発症時には，診察上，不整脈，心雑音，血管雑音bruit聴取，血圧・脈拍の左右差，頸部や咽頭部での内頸動脈拍動減弱，眼底所見（網膜血管閉塞），患側網膜中心動脈血圧低下に留意する．血管雑音に関しては，頸部bruitでは内頸and/or総頸動脈狭窄，鎖骨上窩では椎骨動脈起始部狭窄，眼窩では内頸動脈サイフォン部狭窄，内頸動脈海綿静脈洞瘻の可能性がある．高度動脈硬化例や高安病ではより末梢の動脈でもbruitを聴取しうる．Valsalva法などの増強法も有用である．しかしbruit聴取は必ずしも器質的狭窄や血管屈曲を意味せず，例えば血液透析，血圧上昇，血流増加に伴う機能的bruitがある．

TIA発症機序の評価にあたっては，塞栓源検索のために心電図持続モニタリング，頸動脈超音波，経胸壁心エコー図，下肢超音波の検査を緊急に行うことが望ましい．可能であればコントラスト経食道心エコー図検査，コントラスト経頭蓋超音波Doppler検査を行う．なお，脳微小出血（microbleeds）がTIA様あるいは小梗塞様の症候を呈し得るので，CTやMRI拡散強調像のみならずMRI T2*像も撮像することが望ましい．血管外からの脳血管圧迫の有無も検討する．

虚血性脳血管障害例では若年発症例（通常15〜45歳または40歳まで），経過や病変が非定型的な例，相応の危険因子を欠く例，血縁者に脳血管障害が多発している例がしばしばみられる．このような例で鑑別すべき病態とwork-upを**表1，2**に示す[2]．

Q3 本例で塞栓源検索結果から考えられる病態は何か？

本例では，塞栓源検索のために行った頸動脈超音波検査と経胸壁心エコー図検査では責任病変を認めなかった．しかし下肢超音波検査では，著明な血管拡張に加えて左ひらめ筋静脈外側枝にやや低輝度の血栓（厚さ2.9 mm，長さ17.5 mm）を認め，コントラスト経食道心エコー図検査にて卵円孔開存（patent foramen ovale：PFO）に伴う左→右シャントを確認した（**図**）．入院後，下肢深部静脈血栓はやや高輝度化し，退縮傾向を認めた．したがって，本例の病態はPFOを介した下肢深部静脈血栓の波及による奇異性脳塞栓によるTIAと考えられた．

奇異性脳塞栓の名称は，静脈由来の塞栓子がPFOを介した右→左シャントにより全身循環に入る結果生じる状態として，1877年に初めて用いられた[3]．PFOは健常成人の24％，原因不明の脳梗塞例の38〜57％でみられる．剖検報告では，正常心臓例の17〜29％，脳卒中例の16〜73％にみられる．右→左シャントの95％はPFOにより，奇異性脳塞栓の原因としてもPFOがもっとも多いが，PFO診断の基準，方法や技術の差異により頻度は大きく異なる．

PFOがあっても，下肢などの静脈血栓が形成され，かつ右→左シャントが生じなければ奇異性脳塞栓は生じ得ないので，PFOが検出された脳梗塞のすべてが奇異性脳塞栓によるものではない．したがって，奇異性脳塞栓の診断は①塞栓源（長時間の坐位，臥床や手術などに伴う下肢や骨盤の深部静脈血栓症など）の有無，②腹圧のかかる状況下（排尿・排便，咳嗽，蹲踞からの立上がり，性交，運動，耳の減圧など）での突然発症の有無，③脳塞栓症を示唆する神経放射線学的特徴，④血栓傾向の有無，を考慮して総合的に判断する必要がある．

PFOに伴う奇異性脳塞栓は，心原性脳塞栓症に比して軽症で転帰が良い傾向とされるが[4]，PFO例は治療の種類にかかわらず，原因不明の脳血管障害発症後12ヵ月以内の心房細動出現率

表1　若年・非定型・原因不明・家族発症の虚血性脳血管障害例の原因（下線は比較的頻度の高いもの）

Ⅰ．<u>Cerebrovascular atherosclerosis</u>
　　（thrombotic or embolic）
Ⅱ．Cerebral embolism
　　A．Cardiac source
　　　1．<u>心臓弁膜症</u>：僧帽弁狭窄症，弁置換術後，心内膜炎（感染症，消耗性，Libman-Sacks症候群），僧帽弁輪石灰化，calcific aortic stenosis
　　　2．<u>心房細動（持続性，発作性）</u>，
　　　3．sick sinus症候群
　　　4．<u>急性心筋梗塞 and/or 左室瘤</u>
　　　5．左房粘液腫
　　　6．心筋症（特に拡張型）
　　B．Paradoxical embolism and pulmonary source
　　　1．肺動静脈奇形（Rendu-Osler-Weber症候群など）
　　　2．<u>心内右→左シャント〔心房中隔欠損症（ASD），心室中隔欠損症（VSD），卵円孔開存，一過性〕</u>
　　　3．肺静脈血栓症
　　　4．肺および縦隔腫瘍
　　C．その他
　　　1．atherosclerotic plaques in the aortic arch
　　　2．transient embologenic aortitis
　　　3．emboli distal to unruptured aneurysm
　　　4．脂肪，腫瘍，空気など
Ⅲ．Non-atherosclerotic vasculopathy
　　A．炎症性
　　　1．高安病
　　　2．アレルギー性（Churg-Strauss症候群），肉芽腫性
　　　3．感染症（特異的）クラミジア，梅毒，ムコール，ophthalmic zoster，結核，マラリア，（非特異的）重症扁桃炎 or リンパ節炎，ウイルス感染症
　　　4．側頭動脈炎
　　　5．<u>全身系統の疾患〔全身性エリテマトーデス（SLE）</u>，結節性動脈周囲炎，Wegener肉芽腫症，慢性関節リウマチ（RA），Sjögren症候群，強皮症，皮膚筋炎，Behçet症候群，急性リウマチ熱，炎症性腸疾患，サルコイドーシスなど〕
　　　6．primary angiitis of the central nervous system
　　B．非炎症性
　　　1．<u>dissections</u>（特発性，外傷性）
　　　2．放射線照射
　　　3．線維筋性異形成
　　　4．amyloid angiopathy
　　　5．Buerger病
　　　6．家族性：homocystinuria, Fabry's pseudoxanthoma elasticum
　　　7．intravascular malignant lymphomatosis（neoplastic angioendotheliosis）
　　　8．amyloidosis
　　C．その他
　　　1．reversible cerebral vasoconstriction syndrome
　　　2．Sneddon症候群（抗リン脂質抗体症候群），Dego症候群，Cogan症候群
　　　3．アンフェタミン，ヘロイン，コカインなど
　　　4．cerebral autosomal dominant arteriopathy with subcortial infarcts and leucoencephalopathy（CADASIL），CARASIL
　　　5．hereditary endotheliopathy with retinopathy, nephropathy, and stroke（HERNS）
Ⅳ．Coaguiopathy and systemic intlammation
　　A．Hyperviscosity
　　　1．<u>多血症</u>，骨髄増殖性疾患
　　　2．dysproteinemia（Waldenström骨髄腫，クリオグロブリン血症）
　　B．血小板異常
　　　1．血小板増加症
　　　2．<u>血小板機能（凝集能，粘着能など）亢進</u>
　　　3．血栓性血小板減少性紫斑病（TTP）
　　C．coagulopathy（持続性，一過性）
　　　1．DIC
　　　2．発作性夜間血色素尿症
　　　3．sickle cell病，HbC病
　　　4．β-thalassemia/HbE病
　　　5．ネフローゼ症候群
　　　6．第Ⅷ因子など凝固因子の増加
　　　7．AT Ⅲ欠乏症（異常症）
　　　8．HC Ⅱ欠乏症
　　　9．protein C欠乏症（異常症）
　　　10．protein S欠乏症（異常症）
　　　11．t-PA放出障害
　　　12．plasminogen異常症（欠乏症）
　　　13．PAI-Ⅰ増加
　　　14．activated protein C resistance
　　　15．Vit K投与，抗線溶療法
　　　16．C₂欠乏症（家族性）
　　　17．悪性腫瘍
　　　18．その他
　　D．<u>抗リン脂質抗体出現（持続性，一過性）</u>
　　　1．lupus anticoagulant
　　　2．抗cardiolipin抗体
　　　3．その他
Ⅴ．<u>Peripartum</u>
Ⅵ．その他
　　1．<u>Willis動脈輪閉塞症</u>
　　2．片頭痛
　　3．女性ホルモン含有薬（経口避妊薬，抗癌薬など），ほか
　　4．僧帽弁逸脱症候群？
　　5．急性アルコール中毒
　　6．ミトコンドリア異常症〔mitochondrial encephalomyopathy, lactic acidosis, and stroke-like episodes（MELAS）など〕
　　7．外傷（含 pencil injury）
　　8．機械的圧迫（頸肋，環軸椎亜脱臼など）
　　9．全身性低血圧
　　10．医原性
　　11．脳静脈（洞）閉鎖症
　　12．くも膜下出血，高血圧性脳症
　　13．nasal decongestants
　　14．<u>高 lipoprotein（a）血症</u>
　　15．<u>高 homocysteine 血症</u>
　　16．特発性

永山正雄：第3章 重症神経疾患とその管理 1.脳梗塞．神経救急・集中治療ハンドブック．篠原幸人（監修），永山正雄，濱田潤一（編集），医学書院，東京，p121，2006[2]より一部改変．

表2 若年・非定型・原因不明・家族発症の虚血性脳血管障害例におけるチェックポイント

History
- 高血圧, 糖尿病, 喫煙歴などの動脈硬化の risk factor の既往, 合併
- 心疾患, 手術, 血圧低下, 低酸素血症の既往, 合併
- 結合組織疾患(膠原病)の既往, 合併
- 外傷(頸部伸展, 屈曲, 口腔内など)
  (→ dissection, pencil injury など)
- 頸部痛, 後頭部痛の前駆 or 随伴
  (→ dissection)
- 片頭痛の増悪, 一過性神経症候の随伴
  (→ migrainous infarction)
- 習慣性流産, 動静脈血栓症の既往, 血小板減少症
  (→抗リン脂質抗体症候群)
- 服薬中の薬剤など(経口避妊薬, ホルモン薬, amphetamineなど)
- 一過性心内右→左シャントをきたす誘因
  (持続性咳嗽, 努責, 性交, スポーツなど)
- 前駆感染(→ transient coagulopathy?)
- 認知症, 禿頭の有無
  (→若年性 Binswanger 病, CADASIL, ほか)

Physical examination
- 血圧, 脈拍の左右差, 上下肢差
- 発熱(→前駆感染)
- 眼底検査
- 頸動脈視診, 触診
- bruit(鎖骨上, 頸部, 眼窩, 腹部など)
- 甲状腺腫
- 心雑音, 不整脈
  (→心臓弁膜症, 心内膜炎, 先天性心疾患, 僧帽弁逸脱症候群など)
- 足背動脈触診
- 脳腱黄色腫(→脳腱黄色腫症)
- 皮疹
  (→血管内悪性リンパ腫症, Sneddon症候群, Dego症候群, Cogan症候群など)

Work-up
- 血沈亢進, CRP増加(→血管炎など)
- 自己抗体(抗核抗体, 抗DNA抗体など)
- 血清梅毒反応(偽)陽性(→梅毒, 抗リン脂質抗体症候群)
- 血清蛋白分画
- 脂質検査
- HbA1c
- 妊娠反応
- 心電図(適宜:Holter心電図)
- 心エコー(UCG)(適宜:造影エコー, Valsalva法, 経食道)
- 頸動脈エコー
- 経頭蓋エコー
- 下肢エコー
- CT(頭部, 適宜:心臓)
- MRI(頭部, 適宜:拡散強調画像, T_2^*強調画像, Gd造影, cisterno-graphy)
- MR angiography(頭部, 頸部)
- CT angiography(頭部, 頸部)
- 脳血管撮影〔選択的 angiography or digital subtraction angiography(DSA)〕
- 脳波
- 血小板数減少, APTT延長, 抗リン脂質抗体出現(→抗リン脂質抗体症候群)
- 血小板凝集能, 粘着能
- lipoprotein(a)〔Lp(a)〕
- 凝固線溶系(fibrinogen, ATⅢ抗原量・活性, protein C活性, free protein S抗原量, plasminogen活性など)
- 腫瘍検索
- 好酸球増加(→ Churg-Strauss症候群, 結節性多発動脈周囲炎など)
- 副腎腫大, LDH増加, sIL-2増加(→血管内悪性リンパ腫症)

検体保存

適宜
- 甲状腺機能検査, 髄液検査, ウイルス学的検査, クラミジア抗体価, 血液培養, drug screen, 乳酸, ピルビン酸, angiotensin転換酵素, HIV, 心臓カテーテル検査, FDP, thrombin・ATⅢ複合体, D-dimer, 第Ⅷ因子活性, protein C抗原量, protein S活性, plasminogen抗原量, t-PA抗原量, PAI-Ⅰ抗原量, 活性化protein C resistance, cholestanol, homocysteine, insulin, 補体価, 遺伝子診断(血栓症, MELAS, CADASILほか), など

永山正雄:第3章 重症神経疾患とその管理 1.脳梗塞. 神経救急・集中治療ハンドブック. 篠原幸人(監修), 永山正雄, 濱田潤一(編集), 医学書院, 東京, p123, 2006[2] より一部改変.

が高いことが最近示された. PFOを有する例の脳梗塞やTIAの再発率は, 年間3.4～5.5%とされる. なお, PFOに伴いやすい心房中隔瘤は脳梗塞の独立した危険因子である.

Q4 本例にもっとも適した高度の根拠ある治療は何か？

PFOに伴う脳梗塞の急性期には, 抗凝固療法を行うことが望ましいと考えられるが, 高度のエビデンスはまだない.

再発予防に関して脳卒中治療ガイドライン2009(事務局責任者;筆者)は, 限られた高度のエビデンスを踏まえて以下のように推奨している[5].

①奇異性脳塞栓症の栓子となり得る深部静脈血栓症の再発予防に抗凝固療法が有効であり,

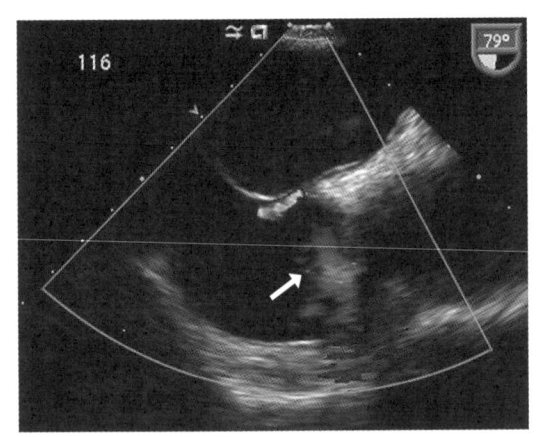

図 コントラスト経食道心エコー図検査所見
卵円孔開存に伴い左→右シャントがみられる．Valsalva負荷による右→左シャントは認めなかったが，腹圧負荷による右→左シャントの可能性が疑われた．

PT-INR 2.0〜3.0の範囲でコントロールすることが推奨される（グレードA）．

②PFOを有する脳梗塞症例で深部静脈血栓症がある場合は，①に準じ，抗凝固療法（PT-INR 2.0〜3.0）の適応と考えられる（グレードA）．深部静脈血栓症がない場合は，抗血小板療法（アスピリン325mg/日）でも抗凝固療法と同等の再発予防効果が期待される（グレードB）．

③PFO例への脳梗塞一次予防としての抗血栓療法は勧められない（グレードC2）．

④PFOを介する奇異性脳塞栓症の再発予防に外科的閉鎖術や経皮的カテーテル卵円孔閉鎖術を考慮してもよい（グレードC1）．

⑤肺動静脈瘻による奇異性脳塞栓症の再発予防に経皮的カテーテル塞栓術を考慮してもよい（グレードC1）．

PFOに関しては，主要な治療ガイドラインに記載されている虚血性脳血管障害合併後の急性期管理や再発予防は勿論，重要であるが，実際にはPFO自体の早期認識，深部静脈血栓症の予防，過剰な腹圧を回避することが肝要であり，これらの予防策の徹底について十分な患者指導が必要であることを強調したい．

謝 辞

本例のコントラスト経食道心エコー図検査を施行し，優れた画像を記録された横浜市立脳血管医療センター医療サービス部検査科生理機能検査室の石川清子氏に深く感謝致します．

文 献

1) Easton JD, Saver JL, Albers GW, et al：Definition and Evaluation of Transient Ischemic Attack. a Scientific Statement for Healthcare Professionals. Stroke 40：2276, 2009
2) 篠原幸人（監修），永山正雄，濱田潤一（編集）：神経救急・集中治療ハンドブック，医学書院，2006（改訂中）
3) Cohnheim J：Thrombose und Embolie. Vorlesung über allgemeine Pathologie. Berlin, Hirschwald, p134, 1877
4) 上床武史，豊田一則，藤本 茂，他：卵円孔開存による奇異性脳塞栓症の発症時状況―診断根拠としてのワルサルバ負荷・長期座位の重要性―．臨床神経 44：503-507, 2004
5) 篠原幸人，小川 彰，片山泰朗，他：5学会合同脳卒中合同ガイドライン委員会：脳卒中治療ガイドライン2009．協和企画，東京，2009

8. 感染性心内膜炎

大田市立病院神経内科　青山淳夫

全身倦怠感，脱力，発熱で受診した 69 歳男性

患者：69歳，男性．
主訴：全身倦怠感，脱力，発熱．
既往歴：胃癌にて胃2/3切除，糖尿病，肺気腫，L5腰椎圧迫骨折（入院1ヵ月前の腰椎MRIで指摘あり），腰部椎間板ヘルニア．
病歴：近医で糖尿病治療中．受診2ヵ月前に腰痛があり，L5腰椎椎間板ヘルニアと圧迫骨折疑いで整形外科にもかかっている．受診1ヵ月前に左肘部に蜂刺傷．入院4日前に足関節痛，3日前に腹背部痛で当院内科，整形外科も受診．発熱あるも白血球上昇なくCRPも2.30 mg/dLと軽度上昇にとどまり，左肘部蜂窩織炎が原因と診断した．抗生剤治療をかりつけの整形外科，内科でしてもらうよう指示したが本人は受診せず．発熱に続く全身倦怠感，全身脱力，食事摂取不良となり動けなくなったため救急車で受診し，そのまま入院となった．
身体所見：意識清明，体温38.7℃，血圧103/56mmHg，心拍数120回/分，酸素飽和度98％（酸素8L/分投与），心雑音なし，肺副雑音なし，腹部軟，下肢浮腫軽度，播種性血管内凝固または敗血症に伴う紫斑を主体とした紅斑・腫脹・びらん・膿疱・水疱が左上肢・左頬部・手指・下腿にあり．
神経学的所見：見当識良好．言語：軽度の構音障害．けいれんなし，項部硬直なし，ケルニッヒ徴候なし，眼球運動正常，対抗反射左右とも鈍，その他脳神経正常．僧帽筋など筋肉に把握痛あり．筋力：上肢MMT 3/5・下肢MMT 2/5．感覚：四肢で触角・痛覚障害．協調運動：左右とも拙劣，病的反射なし．
検査所見：血液：WBC 6,500/μL（Neutro 87.1％），Hb 9.5g/dL，PLT 4.6万/μL．生化学：AST 84 IU/L，ALT 39 IU/L，LDH 315 IU/L，CK 990 IU/L，BUN 54.3 mg/dL，Cre 1.49 mg/dL，Na 147 mEq/L，Cl 113 mEq/L，K 3.7 mEq/L，CRP 27.73 mg/dL，Glu 72 mg/dL，HbA1c 5.5％，D-dimer 25.1 μg/mL．尿蛋白 30 mg/dL，糖 100 mg/dL，潜血 +3，赤血球 10-19/HPF，白血球 5-9/HPF．

8. 感染性心内膜炎

Q1 神経学的所見からどんな疾患を考えるか．またそれを鑑別するための必要な検査を挙げよ．

軽度の構音障害，僧帽筋把握痛，四肢筋力低下より筋疾患が疑われ，CPK上昇に，AST，LDHの上昇もみられることから，本症例は横紋筋融解症と考えられた．CPKは最高で1,439 IU/Lであった．

四肢運動麻痺を横紋筋融解症で説明したとして，四肢感覚障害は説明できていない．糖尿病性神経障害が鑑別に挙がるが，対光反射が左右とも鈍や構音障害も考えると中枢神経系の異常で急性から亜急性のものを考える必要がある．感染症を伴っていることから脳全体に感染が及ぶ髄膜炎/脳炎なども鑑別に挙がり，血管障害を含めた脳幹部の障害を考えてもよいが，意識障害がない点では矛盾もある．

検査としては，頭部MRI，頭部CT，髄液検査がもっとも一般的な検査として考えられる．本症例では，頭部CTで左放線冠に小出血を認めた（図1a）．頭部MRIでは，拡散強調画像に高信号域は存在せず，T2*強調画像で左放線冠に低信号領域が認められた（図1b）．髄液検査は意識状態がよく，頸部硬直，頭痛，嘔吐がみられないことから行われていない．

四肢の脱力からはさらに脊椎炎，頸椎症，脊椎および周囲の腫瘍なども鑑別しておいたほうがよい．腰椎MRIでは，圧迫骨折以外に椎体炎と周囲の筋炎が認められた．

紫斑は皮膚科で播種性血管内凝固（disseminated intravascular coagulation：DIC）によるものと診断されている．DICマーカーを含めた血液検査，尿検査，血液培養，皮膚浸出液培養などが診断に有用である．血液培養でMRSAが検出され，皮膚感染症から菌血症/敗血症を経由してDICにいたったと考えられる．感染源検索および波及状態の把握目的で，全身のCTやガリウムシンチグラフィーなどの画像検査も有用である．心雑音はなかったが経過から感染性心内膜炎（Infective endocarditis：IE）や無菌性血栓性心内膜炎（nonbacterial thrombogenic endocarditis：NBTE）を考える必要もある．診断には血液培養と心臓超音波検査，腫瘍の検索を行う必要がある．

Q2 左放線冠の出血の原因として何が考えられるか？

脳出血の好発部位は，被殻，視床，小脳，橋，大脳皮質下である．皮質下出血の場合，脳血管の異常が関与することが多く，本症例では微小動脈瘤などが存在した可能性が考えられる．

中枢神経系の感染症として髄膜炎，脳炎，脊髄炎，膿瘍などがあり，原因も急性なら細菌，ウイルス，亜急性なら結核，真菌症，慢性なら梅毒などが考えられる．他に感染性心内膜炎のように中枢神経系以外の臓器に起こる感染症も考える必要がある．いずれの感染症も感染性血管炎を引き起こす可能性がある[1]．血管炎自体は脳底部（大血管）に多く，多発性，節状の脳血管狭窄や閉塞像を呈することが多い．腫瘍，膠原病などによる二次性血管炎も同様である．また，感染性の新生動

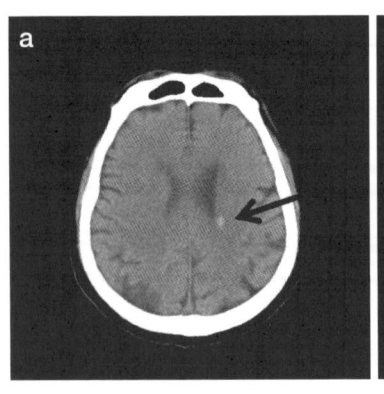

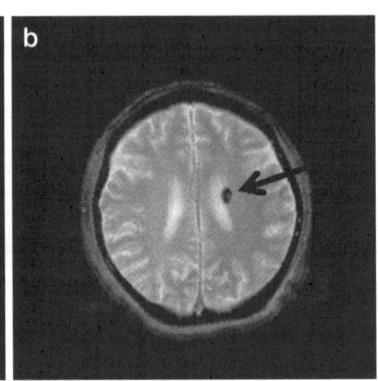

図1 感染性心内膜炎により生じた微小出血
a：頭部単純CT画像，b：頭部単純MRI T2*強調画像．
（それぞれの矢印が出血部位）

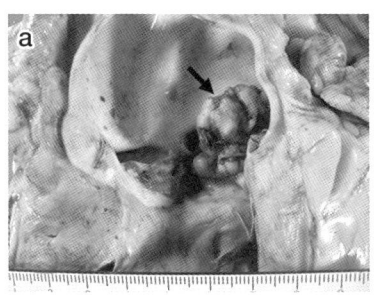

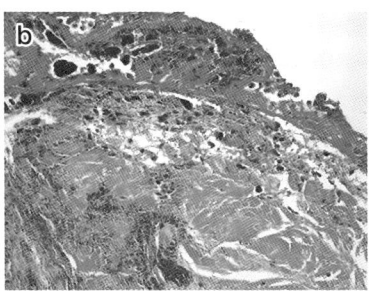

図2 感染性心内膜炎による大動脈弁疣贅
a：大動脈弁のマクロ写真．矢印は疣贅部分を示す．
b：疣贅部薄切切片のHE染色，細菌塊や浸潤した炎症細胞を認める．
（剖検の写真は島根大学医学部器官病理学教室 荒木亜寿香先生のご好意により掲載）

脈瘤が生じることもあり，細菌性動脈瘤をはじめとして末梢側に好発するが，結核性の場合は中大脳動脈水平部に多い[1]．動脈瘤は脳出血（脳内血腫）やくも膜下出血の原因となる．

本症例では，血液培養でMRSAが4回検出されており，剖検により大動脈弁無冠尖に2×2.5×1cmのポリープ状疣贅が証明された（図2）．疣贅には細菌塊が認められ，その内容は球菌であることから，MRSAによる感染性心内膜炎状態にあったと考えられる．感染性心内膜炎の中枢神経系合併症は30～40％で，特に脳卒中の頻度が高い．脳梗塞と脳出血の比は2：1（65％：32％）である[1~3]．感染性動脈瘤が感染性心内膜炎の1.2～5％に存在し，脳出血の原因となる[2]．この動脈瘤の破裂の他に血管炎や梗塞後出血もみられる．Patel FM等は感染性心内膜炎の78剖検例を検討し，脳標本が検討できた44例中35例に脳病変を見出している．病型の内訳は，脳梗塞68.57％，脳出血57.1％，小膿瘍31.4％，髄膜炎14.2％で，左の中大脳動脈領域が梗塞と出血のもっとも好発する部位であることも報告している[4]．黄色ブドウ球菌による感染性心内膜炎では脳梗塞のリスクが高く出血も起こしやすいこと，好発部位が中大脳動脈領域であることから，本症例の放線冠脳出血は感染性心内膜炎が原因と考えるのが妥当である[1]．感染動脈瘤では，頭部MRIのT2*強調像で不整形の低信号（black dot）が認められることが知られている[2]．本症例では周囲の浮腫や不整は明らかではなかった．

感染性心内膜炎に中枢神経系疾患を合併すると死亡率が高く，特に黄色ブドウ球菌による感染での致死率は高い[1]．中大脳動脈領域の合併症の改善率も悪い[5]．本症例は発症から約4ヵ月で死亡の転帰をとっており，菌血症に中枢神経系合併症が伴う場合には感染性心内膜炎を常に念頭に置く必要がある．特に人工弁置換術後の患者の感染症では注意が必要である[6]．

感染性心内膜炎に起因する急性虚血性脳卒中では1病変は22％程度で，多発病変が70％と頻度が高い[7]．感染性心内膜炎を疑う症状があり，多発病変をみつけたら，脳血管障害の成因として感染性心内膜炎も考える必要がある．しかしながら，本症例のように1病変でも疑問を持つことが大切である．Franck Thuny等は，画像上の病変が存在しても無症候性もしくは一過性脳虚血にとどまると予後は良好で，予後不良を予測させる因子として，人工弁置換患者，Glasgow Coma Scaleの点数が低いことを挙げている．手術療法に関しては保存的治療に比べ予後を改善するとも述べている[8]．感染性心内膜炎に脳血管障害を合併した場合には手術療法も考慮すべきである．

Q3 感染性心内膜炎による中枢神経系病変に対する治療法はどのようにしたらよいか？

感染性心内膜炎は心臓の弁膜や心内膜，大血管内膜の感染症で，菌血症，血管塞栓，心障害など多彩な臨床像を呈する疾患で，診断にはDukeの診断基準が多く用いられる（表）[3,6,9]．

治療の第一は原因菌を特定し感受性のある抗菌薬を投与することである．有効な血中濃度が得られる十分量の抗菌薬を長期間投与（平均4～6週）

表　感染性心内膜炎（IE）のDuke臨床的診断基準

【IE確診例】

Ⅰ．臨床的基準
　大基準2つ，または大基準1つと小基準3つ，または小基準5つ

（大基準）
1. IEに対する血液培養陽性
   A. 2回の血液培養で以下のいずれかが認められた場合
      （ⅰ）Streptococcus viridans（注1），*Streptococcus bovis*，HACKENグループ，*Staphylococcus aureus*
      （ⅱ）*Enterococcus*が検出され（市中感染），他に感染巣がない場合（注2）
   B. つぎのように定義される持続性のIEに合致する血液培養陽性
      （ⅰ）12時間以上間隔をあけて採取した血液検体の培養が2回以上陽性
      （ⅱ）3回の血液培養すべてあるいは4回以上の血液培養の大半が陽性（最初と最後の採血間隔が1時間以上）
   C. 1回の血液培養でも*Coxiella burnetti*が検出された場合，あるいは抗phase1 IgG抗体価800倍以上（注3）
2. 心内膜が侵されている所見でAまたはBの場合（注4）
   A. IEの心エコー図所見で以下のいずれかの場合
      （ⅰ）弁あるいはその支持組織の上，または逆流ジェット通路，または人工物の上にみられる解剖学的に説明のできない振動性の心臓内腫瘤
      （ⅱ）膿瘍
      （ⅲ）人工弁の新たな部分的裂開
   B. 新規の弁閉鎖不全（既存の雑音の悪化または変化のみでは十分ではない）

（小基準）（注5）
1. 素因：素因となる心疾患または静注薬物常用
2. 発熱：38.0℃以上
3. 血管現象：主要血管塞栓，敗血症性梗塞，感染性動脈瘤，頭蓋内出血，眼球結膜出血，Janeway発疹
4. 免疫学的現象：糸球体腎炎，Osler結節，Roth斑，リウマチ因子
5. 微生物学的所見：血液培養陽性であるが上記の大基準を満たさない場合，またはIEとして矛盾のない活動性炎症の血清学的証拠

Ⅱ．病理学的基準
　菌：培養または組織検査により疣腫，塞栓化した疣腫，心内膿瘍において証明，あるいは病変部位における検索：組織学的に活動性を呈する疣贅や心筋膿瘍を認める

【IE可能性】
大基準1つと小基準1つ，または小基準3つ（注6）

【否定的】
心内膜炎症状に対する別の確実な診断，または
心内膜炎症状が4日以内の抗菌薬により消退，または
4日以内の抗菌薬投与後の手術時または培検時にIEの病理学所見なし

注1）本ガイドラインでは菌種の名称についてはすべて英語表記とし通例に従ってStreptococcus viridans以外はイタリック体で表示した．
注2）*Staphylococcus aureus*は，改訂版では，ⅰ）に含まれるようになった．
注3）本項は改訂版で追加された．
注4）改訂版では，人工弁置換例，臨床的基準でIE可能性となる場合，弁輪部膿瘍などの合併症を伴うIE，については，経食道心エコー図の施行が推奨されている．
注5）改訂版では，"心エコー図所見：IEに一致するが，上記の大基準を満たさない場合"，は小基準から削除されている．
注6）改訂版では，"IE可能性"は，このように変更されている．

宮武邦夫，赤石　誠，石塚尚子，他：感染性心内膜炎の予防と治療に関するガイドライン（2008年改訂版）．循環器病の診断と治療に関するガイドライン（2007年度合同研究班報告）．日本循環器学会ホームページ（http://www.j-circ.or.jp/guideline/pdf/JCS2008_miyatake_h.pdf（2011年1月閲覧））より引用．

し，臓器障害や再発を予防することがもっとも重要である．感染性心内膜炎の初発症状が脳合併症であることもあり，疑った場合にはempiric therapyを開始する．その場合頻度の高い代表的菌種をカバーする薬剤を2剤以上選択する必要がある．頻用される抗生剤は，ゲンタマイシン，バンコマイシンまたはテイコプラニン，ペニシリンまたはセフェム系である．人工弁ではMRSAを含めブドウ球菌感染にリファンピシンも用いられる[6]．抗菌薬が有効な場合感染性動脈瘤が消失したり，

病巣の広がりが抑えられたりする可能性がある．

これらの感染症治療や心不全，腎不全などの全身管理を行いながら，脳梗塞に対しては安静，補液，脳保護薬，脳浮腫対策，早期リハビリテーションなどを，脳出血に対しても通常の脳浮腫対策や早期リハビリテーションを行う．ヘパリンやワーファリンなどの抗凝血薬は，感染性心内膜炎が出血も起こしやすいことから急性期から慢性期まで適応とならない[3]．弁膜の疣贅や脳動脈瘤に対して外科的手術療法も選択肢の一つだが，抗菌薬治療を十分行った後のほうが脳症状を増悪することがなく推奨される．

参考までに大動脈弁や僧帽弁に主に凝集した血小板やフィブリンからなる無菌性疣贅を生じる非細菌性血栓性心内膜炎（NBTE）も脳血管障害をもたらす．非細菌性血栓性心内膜炎は悪性腫瘍やエイズなどの消耗性疾患にみられることが多く，播種性血管内凝固のような血液凝固亢進が発症に関与すると考えられている．脳血管障害は疣贅からの塞栓子による塞栓性脳梗塞が多く，感染性心内膜炎に比べ栓子が砕けやすく多発梗塞が多い．塞栓症の治療は，従来の脳梗塞治療に従うため，非細菌性血栓性心内膜炎に合併した脳梗塞ではヘパリンを急性期に用いたりする[3]．

―――― 文　献 ――――

1) 窪田　惺：感染症・神経血管圧迫症候群を極める．脳神経外科バイブルⅦ．永井書店，大阪，pp161-174, 2010
2) 高橋昭喜：脳 MRI 3. 血管障害・腫瘍・感染症・他．秀潤社，東京，pp139-143, 2010
3) 豊田一則：心内膜炎による脳卒中．脳と循環 10 (1)：27-31, 2005
4) Patel FM, Das A, Banerjee AK：Neuropathological complications of infective endocarditis：study of autopsy material. Neurology India 49：41-46, 2001
5) Elfriede R, Johann W, Hanno U, et al：Neurological Outcome of Septic Cardioembolic Stroke After Infective Endocarditis. Stroke 37：2094-2099, 2006
6) 谷本京美：人工弁感染性心内膜炎．日本臨牀別冊　循環器症候群（第2版）Ⅱ．日本臨牀社，大阪，pp328-333, 2009
7) Aneesh BS, Mehmet AT, Ferdinando SB：Acute Ischemic Stroke Patterns in Infective and Nonbacterial Thrombotic Endcarditis：A Diffusion-Weighted Magnetic Resonance Imeging Study. Stroke 33：1267-1273, 2002
8) Franck T, Jean-François A, Christophe T, et al：Impact of cerebrovascular complications on mortality and neurologic outcome during infective endocarditis：a prospective multicenter study. Eur Heart J 28：1155-1161, 2007
9) 宮武邦夫，赤石　誠，石塚尚子，他：感染性心内膜炎の予防と治療に関するガイドライン（2008年改訂版）．循環器病の診断と治療に関するガイドライン（2007年度合同研究班報告）．日本循環器学会ホームページ（http://www.j-circ.or.jp/guideline/pdf/JCS2008_miyatake_h.pdf）

9. 無症候性脳梗塞

島根県立中央病院神経内科　卜蔵浩和

脳ドックで異常所見を指摘された 64 歳男性

症例：64 歳，男性

主訴：脳の健診希望．

家族歴：母親が高血圧，脳卒中で死亡．

病歴：生来健康であったが，昨年から健診で血圧がやや高いといわれ，今回の健診ではコレステロールも高めといわれた．最近有名人が脳卒中になったことをテレビでみて，自分も心配になり脳ドックを受診した．

生活歴：〔飲酒〕ビール 1 本／日，〔喫煙〕20 本／日．

身体所見：身長 170 cm，体重 75 kg，血圧 150/95 mmHg，脈拍 72 回・整，頸部血管雑音なし，胸部心雑音なし．

神経学的所見：脳神経・筋力・知覚・歩行・深部腱反射など神経学的に異常を認めない．頭部 MRI・MRA を図 1 に示す．

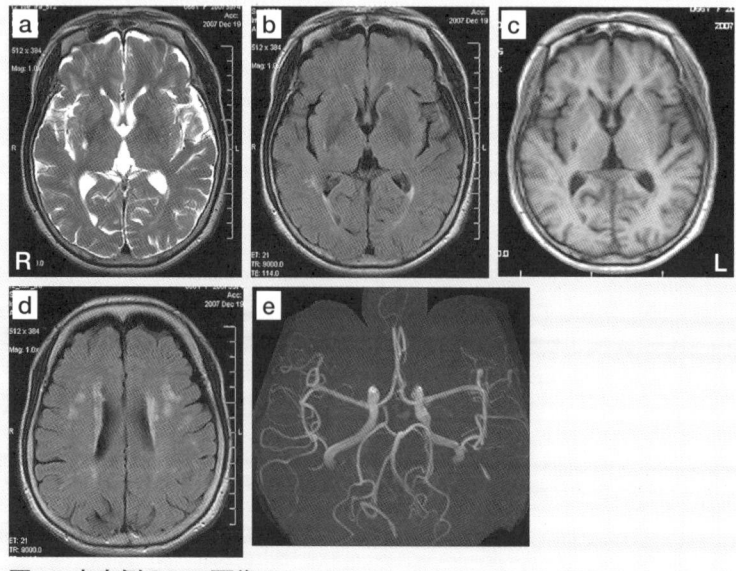

図 1　本症例のMRI画像
a：T2 強調画像，b：FLAIR 画像，c：T1 強調画像，d：FLAIR 画像，e：MR angiography.

9. 無症候性脳梗塞

Q1 本例のMRI, MRA所見を説明せよ．

図1のaは，T2強調画像である．右被殻後部に辺縁不整な高信号が認められ，同部位はbのFLAIR画像では等信号となっているが，よくみると病変の周辺は高信号である．cはT1強調画像であり，病変部は低信号となっている．脳ドックガイドライン2008[1]によると，ラクナ梗塞は，T2強調画像やプロトン密度強調画像で，辺縁が不明瞭で不規則な形をした最大径3mm以上の明瞭な高信号を呈し，T1強調画像で低信号を呈する．FLAIR画像では等〜高信号を呈する．プロトン密度強調画像やFLAIR画像では時に中央部に低信号がみられるとしている．これらのMRIにおける特徴から，a〜cで認められた病変は，ラクナ梗塞であろうと推定できる．dはFLAIR画像であるが，脳室周囲や，大脳白質に辺縁不明瞭な高信号の病変が散在している．これは大脳白質病変であり，脳梗塞とは区別される．大脳白質病変は，T2強調画像やプロトン密度強調画像で脳室周囲白質や深部・皮質下白質に淡い高信号病変を呈し，FLAIR画像では明瞭な高信号を呈する．T1強調画像では等信号あるいは大脳灰白質と同程度の軽度低信号を示すとされている．eはMR angiographyである．この例では脳の主幹動脈に明らかな狭窄は認められない．

Q2 適切な指導，治療などのために必要な血液検査，その他の検査を挙げよ．

無症候性脳梗塞は，その機序に動脈硬化が関与すると考えられており，無症候性脳梗塞がみつかった場合，その原因として脳卒中の危険因子を検索する必要がある．脳卒中の危険因子は，遺伝的なものを除けば，高血圧，糖尿病，脂質異常症，心房細動，喫煙，多量飲酒，慢性腎臓病（CKD），メタボリックシンドロームなどが挙げられる．これらの危険因子がみつかった場合，速やかに是正するよう指導することが，症候性脳卒中を防ぐ第1歩である．したがって，血液検査では，血糖，

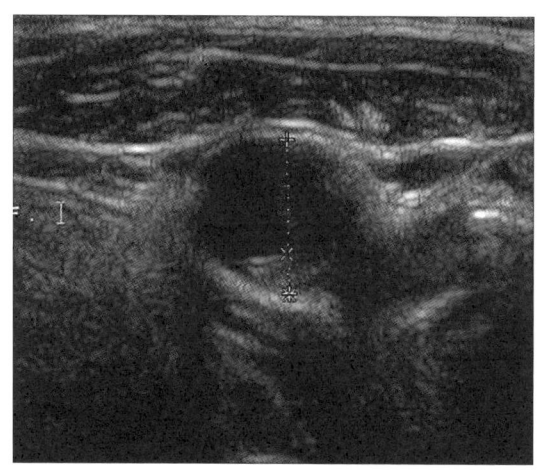

図2 本例の頸部超音波
右内頸動脈分岐部付近．

HbA1c，総コレステロール，中性脂肪，LDLコレステロール，HDLコレステロール，BUN，Cr，eGFR（推算糸球体濾過量）などを測定する必要がある．また頸部超音波検査によるプラークの評価は，無侵襲で検査でき，有用な情報が得られるため，是非やっておきたい検査である．その他は，心電図による心房細動などの不整脈の検出，PWV（脈波伝播速度）／ABI（足関節上腕血圧比）検査も動脈硬化の評価に有用と思われる．

本例では，FBS 98 mg/dL，HbA1c 5.8%，Tcho 260 mg/dL，TG 150 mg/dL，HDL-C 50 mg/dL，LDL-C 148 mg/dL，BUN 21 mg/dL，Cr 0.9 mg/dL，eGFR 66.0 mL/min/1.73m^2であった．心電図は正常範囲，PWVはやや動脈硬化所見ありであったが，ABIは正常であった．頸部超音波検査を，図2に示す．右内頸動脈分岐部にやや高輝度なプラークが認められ，面積狭窄率は45%であった．

Q3 無症候性脳梗塞の頻度，その意義，みつかったときの対応について述べよ．

無症候性脳梗塞は，健常成人の10〜17%程度に認められるとされている[2]．無症候性脳梗塞は将来の脳卒中の危険因子となることが知られており，Rotterdam Scan Studyによると60〜90歳の

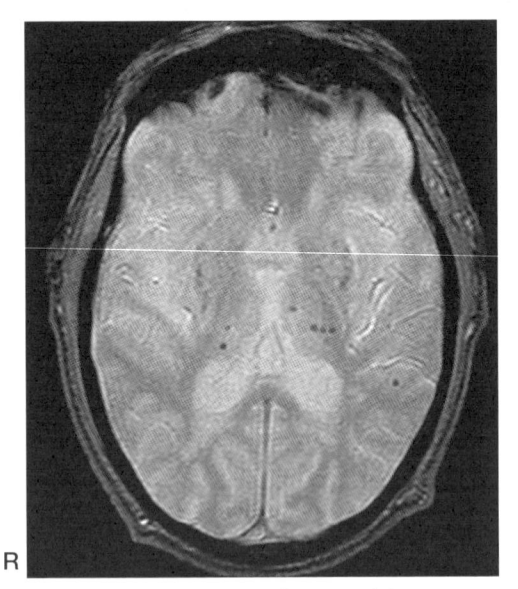

図3　T2*強調画像での微小出血の例

住民1,077名を，平均4.2年追跡調査したところ，57名（6％）が脳卒中を起こした．そのなかで無症候性脳梗塞がある群では3倍以上の発生率であったとしている（ハザード比3.9，95％CI＝2.3〜6.8）[3]．また同じ研究グループから無症候性脳梗塞は，認知機能低下の危険因子でもあると報告されており[4]，現在は無症候であっても放置するのではなく，今後の生活指導などの対応はきちんとすべきであると考えられている．しかし，脳卒中の危険因子として，重要な所見であることは説明すべきであるが，いたずらに不安感を与えるだけにならないように配慮することも重要である．

MRIなどで病変を発見した場合，まずその病変が無症候性脳梗塞かどうかきちんと診断することが重要となる．白質病変や血管周囲腔との鑑別は難しいことがよくあるが，軽度の白質病変や血管周囲腔は加齢性の変化であり，病的意義は少ない．これらを鑑別するためには，MRIでは，T1強調画像，T2強調画像，FLAIR画像（またはプロトン密度画像）の3つの撮影法を用いて診断すべきである[5]．無症候性脳梗塞が認められた場合，高血圧や糖尿病など，脳卒中の危険因子があればまずそれをきちんと管理することが必要である．

特に高血圧は，そのコントロールをきちんとすることが重要と考えられている．無症候性脳梗塞例を追跡調査した研究では，脳梗塞だけでなく脳出血も少なからず発症していることから，安易に抗血小板薬を投与することは望ましくない[6]．脳内の微小出血を高感度で検出できるGradient-echo T2*-weighted image（T2*強調画像）で，微小出血が認められた場合，抗血小板療法はさらに慎重になる必要がある[7]．本症例ではないが，微小出血の画像例を図3に示す．両側視床，左大脳白質に円形の低信号病変が認められる．なお，抗血小板療法が必要な場合は，MR angiographyなどで，脳内の主幹動脈に有意な狭窄があるか，頸動脈超音波検査で，不安定プラークや，高度の頸動脈狭窄があるときであり，そのような病変があれば，抗血小板療法を考慮するのが望ましいと考えられる．また，心房細動があり，心不全，高血圧，糖尿病，高齢（75歳以上），脳卒中（TIA含む）のうちいずれかがあれば，ワルファリンによる脳梗塞予防の適応がある．

Q4　本例ではどのような治療，生活指導が望ましいか述べよ．

本例は，脳ドックで行ったMRIで偶然無症候性脳梗塞がみつかったものである．しかし，背景に高血圧，脂質異常症，肥満，喫煙などの脳卒中の危険因子を比較的多く有する症例である．脳卒中の最大の危険因子は高血圧であることから，本例ではまず高血圧のコントロールをするべきと思われる．また脂質異常症については，頸動脈超音波で狭窄も認められていることから，プラーク進展予防のためにもスタチンを中心とした治療が望ましい．なお本例では，2回目の来院時も血圧154/94 mmHgと高値であったため，カルシウム拮抗薬とスタチンの処方を行った．生活指導としては，適度な運動を行い，喫煙者であるので禁煙を指導した．

──────　文　献　──────

1) 日本脳ドック学会：脳ドックのガイドライン2008（改訂第3版），響文社，札幌，2008

2) Vermeer SE, Den Heijer T, Koudstaal PJ, et al： Incidence and risk factors of silent brain infarcts in the population-based rotterdam scan study. Stroke 34： 392-396, 2003
3) Vermeer SE, Hollander M, van Dijk EJ, et al： Silent brain infarcts and white matter lesions increase stroke risk in the general population： The rotterdam scan study. Stroke 34： 1126-1129, 2003
4) Vermeer SE, Prins ND, den Heijer T, et al： Silent brain infarcts and the risk of dementia and cognitive decline. N Engl J Med 348： 1215-1222, 2003
5) Sasaki M, Hirai T, Taoka T, et al： Discriminating between silent cerebral infarction and deep white matter hyperintensity using combinations of three types of magnetic resonance images： A multicenter observer performance study. Neuroradiology 50： 753-758, 2008
6) Bokura H, Kobayashi S, Yamaguchi S, et al： Silent brain infarction and subcortical white matter lesions increase the risk of stroke and mortality： A prospective cohort study. J Stroke Cerebrovasc Dis 15： 57-63, 2006
7) Wong KS, Chan YL, Liu JY, et al： Asymptomatic microbleeds as a risk factor for aspirin-associated intracerebral hemorrhages. Neurology 60： 511-513, 2003

10. 脳血管性認知症

島根県立中央病院神経内科　豊田元哉

左片麻痺で受診し，入院後認知症が明らかとなった90歳男性

患者：90歳，男性

主訴：左片麻痺，自発性の低下．

家族歴：特記すべきことなし．

病歴：数年前より高血圧症と高コレステロール血症を指摘されていたが，放置していた．1年くらい前から，意欲低下が目立つようになり，動作が緩慢となってきた．半年くらい前から食事のときにむせることが増え，右足をひきずるようになった．日付や用事を忘れることが目立つようになっていたが，室内ではなんとか自立できていた．入院3日前ごろから左上下肢の脱力を認めるようになった．しばらく自宅で様子をみていたが，麻痺が進行するため当院受診した．来院時の頭部MRI上右被殻から放線冠にかけての急性期梗塞を認め入院となった．アテローム血栓性梗塞の診断で治療が開始された．入院翌日に自己点滴を抜去し，大声を出すなどせん妄状態がみられるようになった．

身体所見：身長163 cm，体重60 kg，血圧200/100 mmHg，脈拍85/分・整，心雑音なし，浮腫なし．

神経学的所見：意識清明，見当識：日付がいえない．精神：意欲低下が強く，抑うつ様．眼球運動：制限なし，saccadic，眼振なし．言語：小声，左下部顔筋麻痺あり，軟口蓋の動きがやや不良．左上肢痙性麻痺，左下肢弛緩性麻痺．深部腱反射：左上肢で亢進，下肢は低下，左Babinski（+），Chaddock（+），強制把握（+），失語なし，半側空間無視なし，失行なし．

検査所見：総コレステロール240 mg/dL，HDLコレステロール42 mg/dL，LDLコレステロール177 mg/dL，トリグリセライド105 mg/dL，血糖118 mg/dL，HbA1c 5.8％．

認知機能検査：HDS-R（長谷川式簡易知能検査改訂版）16点，MMSE（Mini mental state examination）17点，FAB（frontal accessment battery）8点，やる気スコア24点．

10. 脳血管性認知症

Q1 本例の認知症の特徴を挙げて、確定診断のために必要な検査について述べよ.

本例は左片麻痺で入院し，入院後認知症が顕著となった例である．本例の特徴としては，高血圧症と高コレステロール血症および高齢と脳血管障害の危険因子があり，1年くらいの経過で，意欲低下，動作緩慢，歩行障害が段階的に出現している．入院後の認知機能検査でHDS-R16点，MMSE17点，FAB8点と認知機能障害を認めた．さらにやる気スコア24点と強いアパシーを認めた．経過からは血管性認知症（vascular dementia：VD）がもっとも考えられる．VDは脳梗塞によるものがもっとも多いが，脳出血や低灌流状態によるものも含まれる．NINDS-AIRENの診断基準では，認知症と脳血管障害があり，両者に関連性が証明できることを条件として挙げている．臨床的には病早期から歩行障害があり，排尿障害，仮性球麻痺，意欲低下，抑うつ，情動失禁，偽性球麻痺などを認めることを特徴として挙げている．特に，歩行障害と排尿障害の早期からの出現はアルツハイマー病（Alzheimer disease：AD）との鑑別に役立つ．VDは大きく大脳皮質型，皮質下型，局在病変型の3群に分類される．大脳皮質型では，失語，失行，構成失行，失読失書，脱抑制，アパシー，記銘力低下などが認められることが多い．皮質下型では判断力低下，注意力低下，性格変化，アパシーなどが前景に立つ．局在病変型では急性発症の傾眠，健忘，無為，意欲低下・自発性低下などがみられることを特徴とする[1]．本例では意欲低下や動作緩慢が認められ，前頭葉や基底核の障害が示唆され，皮質下型認知症が疑われた．確定診断のためには頭部CTやMRIなど画像診断が必要である．NINDS-AIRENで掲

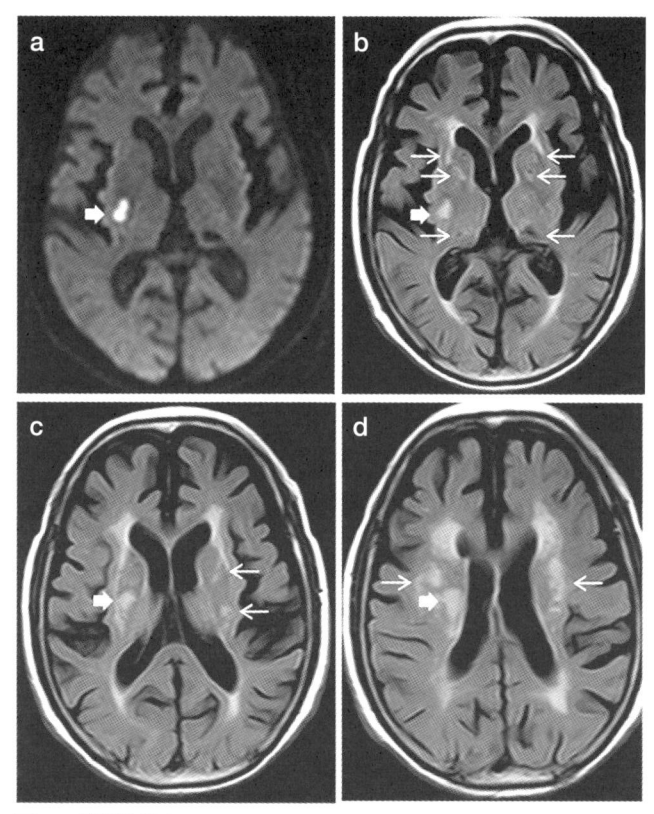

図1 頭部MRI
a：拡散強調画像，b〜d：FLAIR画像.

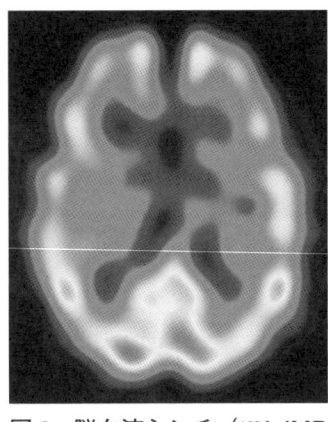

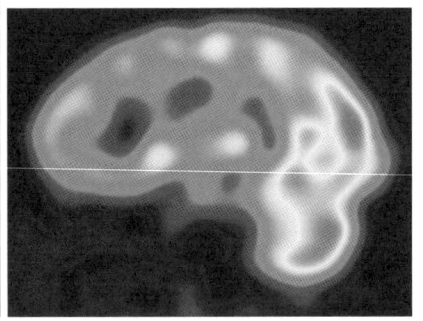

図2 脳血流シンチ（¹²³I-IMP）

げる画像診断では複数の皮質梗塞，角回，視床，前脳基底部，前大脳動脈領域，後大脳動脈の単一梗塞，基底核や深部白質の多発性ラクナ梗塞，側脳室周囲の広範な leuko-araiosis などが列挙されている[2]．本例の頭部 MRI を図1に示す．今回，入院のきっかけとなった病巣は右被殻から放線冠にかけての giant lacune（太い矢印）であった．他に FLAIR 画像で両側基底核，視床および放線冠に多発性の陳旧性ラクナ梗塞（細い矢印）と脳室周囲に広範な leuko-araiosis を認め，VD の皮質下型に特徴的な画像が得られた．

Q2 確定診断のためにさらに必要な検査について述べよ．

脳血流シンチは AD と他の認知症との鑑別に有用である．AD では側頭・頭頂連合野皮質の血流低下が認められる．ピック病では側頭葉および前頭葉皮質の血流低下が認められる．進行性核上性麻痺では，前頭葉皮質と尾状核の血流低下がみられる．VD では前頭葉を中心に血流低下部位が非対称性に散在することを特徴とする[3]．本例での脳血流シンチ（¹²³I-IMP）では両側前頭葉・基底核優位に血流低下を認め，AD でみられるような側頭頭頂連合野皮質の血流は相対的に保たれている．画像上は VD と考えられる．以上より本例は経過，臨床症状，画像所見から総合して VD と診断された．

Q3 VD の治療について述べよ．

VD の場合，認知症が明らかになってからの改善は一般的には望めない．随伴症状としての抑うつ，アパシー，不安，睡眠障害，せん妄，興奮などの精神症状に対しては，薬物療法やリハビリテーション，環境調整などで改善が期待でき，QOL の改善につなげられる．認知症の中核症状の改善は期待できないため，悪化させないことが何より重要である．そのためには，脳卒中の再発をいかに予防するかが重要である．危険因子である高血圧症，糖尿病，脂質異常症，心房細動などをコントロールし，喫煙や大量飲酒など生活習慣の改善に努めるとともに，VD でも脳梗塞が原因の場合は，抗血小板薬や抗凝固薬など抗血栓薬の投与が重要である．最近の報告では，VD の中核症状に対しコリンエステラーゼ阻害薬であるドネペジルが有効であったとする報告が散見する[4]．漢方薬では Terasawa らは 139 例の脳血管障害患者に対して，釣藤散群とプラセボ群の 2 群による二重盲検試験を行い，会話の自発性，表情の乏しさ，計算力低下，知的機能全般，睡眠障害，厳格・妄想，衣服の着脱などの項目で釣藤散群が有意にすぐれていたと報告している[5]．このように中核症状に対しては，一部の症例でコリンエステラーゼ阻害薬や釣藤散が有効との報告があるが，危険因子の管理を中心とした予防が重要であるこ

とに変わりはない.

———————— 文　献 ————————

1) 荒井啓行, 浦上克哉, 武田雅俊, 他：血管性認知症（痴呆）. 老年期認知症ナビゲーター. メディカルレビュー社, 東京, p100-101, 2006
2) 長田　乾：脳血管障害による痴呆. 見て診て学ぶ　痴呆の画像診断. 松田博史, 朝田　隆（編集）, 永井書店, 大阪, p152-181, 2004
3) 松田博史：SPECT画像で診るアルツハイマー病. 見て診て学ぶ　痴呆の画像診断. 松田博史, 朝田　隆（編集）, 永井書店, 大阪, p126-139, 2004
4) Román GC, Wilkinson DG, Doody RS, et al：Donepezil in vascular dementia：combined analysis of two large-scale clinical trials. Dement Geriatr Cogn Disord 20 (6)：338-344. Epub 2005 Sep 23
5) Terasawa K, Shimada Y, Kita T, et al：Choto-san in the treatment of vascular dementia：A double-blind, placebo-controlled study. Phytomedicine 4：15-22, 1997

11. Binswanger 病

島根大学医学部附属病院検査部　塩田由利

徐々に進行する歩行困難，物忘れを主訴に受診した 78 歳男性

患者：78 歳，男性

主訴：歩行障害，物忘れ．

家族歴：特記事項なし．

既往歴：64 歳時，脳梗塞．

病歴：64 歳のとき高血圧を指摘されたが，特に内服加療はされていなかった．元々 activities of daily living（ADL）は自立していた．77 歳ごろから徐々に物忘れ，意欲低下，動作緩慢が目立つようになり，78 歳時より歩行困難もみられるようになった．その後，徐々に進行し，歩行時に介助が必要になってきたため精査加療目的で受診．

身体所見：血圧 150/100 mmHg，脈拍 68/分・整，体温 36.7 ℃，貧血・黄疸なし，胸腹部異常なし．

神経学的所見：意識清明，見当識障害あり，言語緩慢，眼球運動正常，眼振なし，脳神経異常なし，前頭葉徴候陽性，下肢痙直，麻痺なし，知覚正常，深部腱反射正常，病的反射なし，立位保持困難，後方易転倒性，不随意運動なし，失調なし．

検査所見：尿・血液・生化学検査：異常なし．

神経心理検査：長谷川式簡易知能評価スケール（HDS-R）9 点，Mini mental state examination（MMSE）12 点．

Q1 本例の症状の特徴を挙げて，診断に必要な画像検査とその所見を述べよ．

ベースに高血圧があり，高齢者でパーキンソニズム，認知症，歩行障害が徐々に進行してきた症例である．本例の頭部 MRI は特徴的であり，T2 強調画像，FLAIR 画像で大脳白質にびまん性の高信号域を認めた（図1）．

白質病変を特徴とする脳血管性認知症として Binswanger 病がある．多発ラクナ梗塞性認知症とともに本邦の脳血管性認知症の約半数を占める皮質下血管性認知症に分類され，脳小血管病変を主因とする．

Binswanger 病は，1894 年 Otto Binswanger によって動脈硬化症に起因する認知症として初めて報告された[1]．その後 Bennett らが Binswanger 病の臨床診断基準をまとめ（表1）[2]，神経・精神症状に加えて脳画像所見の特徴を強調した．本例は

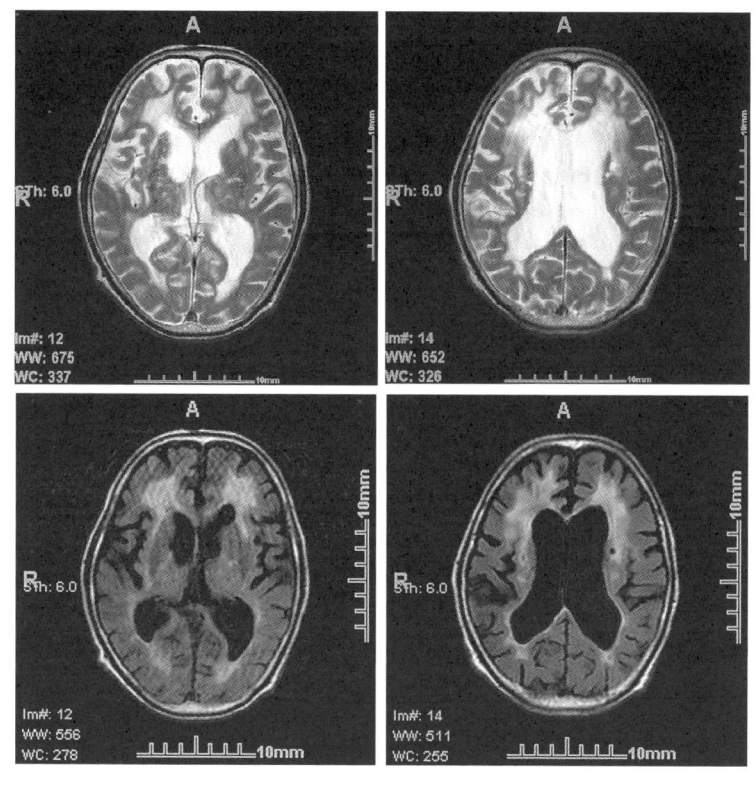

図1 頭部MRI
T2強調画像（上段）およびFLAIR画像（下段）において脳室周囲白質，深部白質にびまん性高信号域と基底核に点在するラクナを認める。
脳溝も目立ち，脳室周囲白質は萎縮し，脳室は拡大している。

表1 Binswanger病の臨床診断基準

1. 認知症があること
2. 次の3つのうち2つを満たすこと
   A) 高血圧，糖尿病，心筋梗塞の既往，不整脈，うっ血性心不全など，血管性の危険因子や全身の血管疾患を示す所見がある。
   B) 脳卒中の既往や局所性の錐体路症状，感覚障害など，局所性脳血管障害を示す所見がある。
   C) パーキンソン様歩行，筋硬直，Gegenhalten，失禁など，皮質下性の大脳機能障害の所見がある。
3. 画像上，CTで両側性のleukoaraiosisまたはMRIで2×2mm以上の大きさで皮質下に両側性で多発性あるいはびまん性のT2高信号域が認められること

Bennett DA, et al. J Neurol Neurosurg Psychiatry 53：961-965, 1990[2] より改変引用。

基準を満たしており，Binswanger病と考えられた。

一般にBinswanger病による認知症はメンタルスピードの低下，抽象思考力低下に伴う判断力・決断力低下などの実行機能低下，感情失禁，意欲・自発性低下などの前頭葉障害性認知症を示すことが多い。その他の神経症候としては，偽性球麻痺や動作緩慢などの脳血管性パーキンソニズム，不全片麻痺，尿失禁，前頭葉徴候，歩行障害（特に歩幅やバランスの障害）などがみられる。

画像所見は前述したように頭部MRIが特徴的であり，T2強調画像，FLAIR画像で大脳白質にびまん性高信号域を認める。一方，T1強調画像では等信号を呈することが多く，信号度の低下は軽度にとどまる。その他，白質を中心とした萎縮や程度差はあるものの脳溝の開大がみられ，結果として脳室の拡大が認められる。穿通枝領域のラクナ梗塞を合併している例も高率にみられる。脳血流シンチグラフィー（HM-PAO）では前頭葉を中心に血流低下が観察され，本例でも同様な所見が得られた（図2）。

また，鑑別すべき疾患としては大脳白質に広範な病変をきたす副腎白質ジストロフィーや異染性ジストロフィーなどの代謝異常症や，白質病変を伴うアルツハイマー病などが挙げられる。

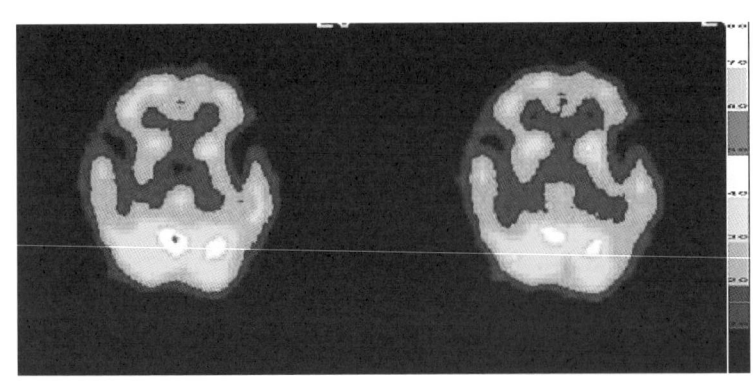

図2 脳血流シンチグラフィー（HMPAO）
両側前頭葉および基底核でも脳血流低下を認める．

Q2 Binswanger病の病態について述べよ．

大脳白質病変の危険因子には，高血圧や主幹脳動脈のアテローム硬化，加齢などによる調圧機構の障害，夜間高血圧などが挙げられる．白質病変の成立機序はまだ不明な点もあるが，白質を灌流する髄質動脈の硬化性病変と主幹脳動脈硬化や心疾患などによる慢性脳虚血が関係していると考えられている．本疾患の白質病変は一般に前頭葉で特に高度であるが，これは前頭葉白質の髄質動脈の壁肥厚がもっとも高度であるとの報告に一致している[3]．

Binswanger病の白質病変では，脱髄，グリオーシス，血管周囲腔の拡大，浮腫，不完全梗塞などの組織学的変化が観察される[4]．上記の慢性虚血の結果，リンパ球やミクログリア，アストロサイトといったグリア細胞の活性化が起こり，これらが炎症性サイトカインなどを産生しオリゴデンドログリアのアポトーシス，脱髄といった白質障害をもたらす可能性がある[5]．脱髄が進行すると軸索障害が生じてくる．その他，細胞外マトリックスの蛋白分解酵素であるマトリックスメタロプロテイナーゼ（MMP）の髄液中における増加[6]や血液脳関門（BBB）の機能障害[7]も報告されている．

Q3 白質病変の評価に有用な画像検査を述べよ．

磁気共鳴スペクトロスコピー（MRS）やMRI拡散テンソル画像が白質病変の機能評価に有用であるとの報告が近年みられるようになってきた[8]．前者はNAA/Cr（N-acetylaspartate/creatine）比が正常神経細胞・軸索障害，Cho/Cr（choline/creatine）比が髄鞘障害の指標と考えられることを利用したもので，認知機能正常の無症候性大脳白質病変群と比べてBinswanger病の白質では，NAA/Cr比が低下，Cho/Cr比が上昇している．白質病変の質的違いが示唆される所見である．Binswanger病では白質において，より高度の軸索障害，脱髄が生じており，神経軸索の障害が軽ければ認知機能は保たれ，障害が進行すると認知症が発生することを示している[9]．

MRI拡散テンソル画像では脳組織内の水分子の拡散異方性の程度を定量測定し，拡散異方性の低下をみることで白質病変の微細な変化を評価することができる．脱髄巣において軸索がどの程度障害されているかなどを評価するためのよい指標になると考えられ，T2強調画像に比較して運動機能・認知機能障害とよりよく相関することが示されている[10]．

Q4 Binswanger病の治療法について述べよ．

Binswanger病は緩徐進行性の経過を示し，認知症に加え歩行障害や仮性球麻痺による嚥下障害などでADLが制限されるため，末期には寝たきり状態となる．治療や予防法について今のところ確立されたものはないのが現状であり，対症療法

や全身管理が治療の中心となっている．

しかし，本疾患の病態機序には高血圧が強く関連し，高血圧性の動脈硬化が白質病変の背景にあるため，早期から血圧を適切にコントロールして動脈硬化の進行を防ぐことが重要である．よって血圧の他，動脈硬化の増悪因子となる糖尿病，脂質異常症などの生活習慣病をきちんと管理することも大事である．MRI が普及し，脳ドックなどでも認知機能正常者に大脳白質病変が認められることは少なくない．危険因子の管理とともに，白質病変の程度と認知機能をフォローアップしていくことが重要と思われる．

モデル動物での実験段階ではあるが，Binswanger 病の病態を考慮して抗炎症作用や抗炎症性サイトカイン活性化作用を目的にした，免疫抑制薬，COX2 阻害薬，ホスホジエステラーゼ阻害薬（シロスタゾール）の投与が有効であったとの報告もある[11]．また，白質病変はアセチルコリン神経の投射路を障害するため，アセチルコリンエステラーゼ阻害薬が有効である可能性がある．ドネペシルが血管性認知症における認知機能低下を抑制したとの臨床試験結果が報告されている[12]が，本邦では保険適用は認められていない．このように Binswanger 病の病態解明は新たな治療法開発につながると思われ，今後の更なる研究が期待される．

―――― 文　献 ――――

1) Binswanger O：Die Abgrenzung der allgemeinen progressive Paralyse. Berl Klin Wochenschr **31**：1103-1105, 1137-1139, 1180-1186, 1984
2) Bennett DA, Wilson RS, Gilley DW, et al：Clinical diagnosis of Binswanger's disease. J Neurol Neurosurg Psychiatry **53**：961-965, 1990
3) Furuta A, Ishii N, Nishihara Y, et al：Meddullary arteries in aging and dementia. Stroke **22**：442-446, 1991
4) Brun A：Pathology and pathophysiology of cerebrovascular dementia：pure subgroups of obstructive and hypoperfusive etiology. Dementia **5**：145-147, 1994
5) Tomimoto H, Ihara M, Wakita H, et al：Chronic cerebral hypoperfusion induces white matter lesions and loss of oligodendroglia with DNA fragmentation in the rat. Acta Neuropathol **106**：527-534, 2003
6) Adair JC, Charlie J, Dencoff JE, et al：Measurement of genatinase b (MMP-9) in the cerebrospinal fluid of patients with vascular dementia and Alzheimer disease. Stroke **35** (6)：e159-e162, 2004
7) Akiguchi I, Tomimoto H, Suenaga T, et al：Blood-brain barrier dysfunction in Binswanger's disease; an immunohistochemical study. Acta Neuropathol **95**：78-84, 1998
8) 猪原匡史，冨本秀和：Binswanger 病の画像診断．分子脳血管病 **3** (3)：321-327, 2004
9) Brooks WM, Wesley MH, Kodituwakku PW, et al：1H-MRS differentiates white matter hyperintensities in subcortical arteriosclerotic encephalopathy from those in normal elderly. Stroke **28**：1940-1943, 1997
10) Nave RD, Foresti S, Pratesi A, et al：Whole-brain histogram and voxel-based analyses of diffusion tensor imaging in patients with leukoaraiosis; Correlation with motor and cognitive impairment. AJNR Am J Neuroradiol **28**：1313-1319, 2007
11) 秋口一郎：Binswanger 病の病態と治療戦略．脳神経 **58** (4)：289-297, 2006
12) Wilkinson D, Doody R, Helme R, et al：Donepezil in vascular dementia. A randomized, placebo-controlled study. Neurology **61**：479-483, 2003

12. MELAS (mitochondrial myopathy, encephalopathy, lactic acidosis and stroke-like episode)

島根大学医学部神経内科　小黒浩明

けいれん，左片麻痺で受診した 27 歳男性[1]

患者：27歳，男性

主訴：けいれん発作．

家族歴：祖母，母，母の兄弟4人，姉が糖尿病．

病歴：12歳時，低身長のため下垂体性小人症と診断された．軽度のIQ低下も指摘されている．15歳時，糖尿病と診断され，インスリン治療を開始している．今回，突然左上肢から始まるけいれん発作をきたしたため来院した．

身体所見：身長152cm，体重35kg，血圧112/41mmHg，脈拍95/分・整，体格小，栄養やや不良，皮膚・体毛正常，胸郭小，心雑音なし．

神経学的所見：見当識良好．言語：軽度の構語障害あり．眼球運動：正常．眼底：乳頭不明瞭．聴力：左右共低下あり（感音性難聴）．左上下肢に弛緩性不全麻痺あり，筋萎縮・線維束性攣縮なし．握力：右28kg・左11kg．左上下肢にミオクローヌス様振戦あり．深部腱反射：左上肢で亢進，病的反射なし．起立歩行不可，小脳症状なし，知覚障害なし，髄膜刺激症状なし，半側無視なし．

検査所見：尿検査：糖（4+）．血液凝固系正常．生化学：γ-GTP 162 IU/L，CK 195 mg/dL，NH3 44 μg/dL，FBS 292 mg/dL，HbA1c 7.4％．脂質・腎機能・電解質：正常．

Q1 本例の特徴を挙げて，確定診断のためにさらに必要な検査について述べよ．

けいれん発作を伴った若年性の脳卒中様症状，低身長，家族歴を有する若年性糖尿病，難聴などが本例の特徴として挙げられる．これらの症状を呈しうるもっとも考えやすい疾患として，mitochondrial myopathy, encephalopathy, lactic acidosis and stroke-like episode（MELAS）がある．ミトコンドリア病は1984年にPavlakisらによって提唱されたミトコンドリアtRNA遺伝子の点突然変異によってミトコンドリア機能不全をきたして生じる疾患概念である[2,3]．MELASは血管壁ミトコンドリアの機能不全によりけいれん発作，不全片麻痺や半盲などの脳卒中様発作を繰り返すミトコンドリア脳筋症の一型である．電子伝達系酵素，ピルビン酸代謝，TCAサイクル関連代謝，脂肪酸代謝，核酸代謝，ATP転送など多岐にわたる障害が存在するため，症状は神経・筋のみでなく，循環器，腎，内分泌，消化器，感覚器，血

液など，多彩な症状を呈する．糖尿病，低身長，視床下部性下垂体機能障害，甲状腺機能低下，感音性難聴，知能低下などが頻度の高い合併症である．脳梗塞様病変は後頭葉と頭頂葉にしばしば認められる．病変分布は脳血管の支配領域に一致しないため，疾患名に脳卒中様（stroke-like）と名がある．脳卒中様発作時の血液および髄液で乳酸，ピルビン酸は上昇する．40歳以下の繰り返す脳卒中様発作では鑑別疾患の上位に挙がる．診断には，頭部MRI，脳血流シンチグラフィー，血清および髄液の乳酸・ピルビン酸，認知機能検査，筋生検などの検査が必要である．以下に本例での結果を示す．

頭部MRIでは拡散強調画像で右側頭後頭葉に高信号，T1強調画像で脳表の高信号（図1a），同部位は脳血流シンチグラフィー（HM-PAO）の血流が減少していた（図1b）．脳波はけいれんのみられた急性期に2Hz棘徐波複合（図2a），不随意運動の続いた亜急性期に多相性棘波を呈した（図2b）．MRIが画像診断に有効で，脳病変は急性期に拡散強調画像で高信号に描出されるが，脳血管支配域と一致しない．T1強調画像での大脳皮質の高信号はてんかん持続に伴う皮質層状壊死による．本例のように脳血流シンチグラフィーで病巣周辺がhot spotを呈することがあり，てんかん発作のfocusとわかる．

本例の血清乳酸値は12.6mg/dL（正常範囲：4～16），髄液乳酸値は46.2mg/dL（10～20）と上昇し，血清ピルビン酸0.64mg/dL（0.3～0.9），髄液ピルビン酸1.66mg/dL（<0.75）と共に髄液での上昇が認められた．本疾患ではミトコンドリアによる好気的エネルギー産生が障害されるため，嫌気的エネルギー産生機構が積極的に動員され，代謝産物の乳酸やピルビン酸の蓄積をきたす．認知機能検査でも低下が認められ，本例では長谷川式21点，コース・ブロック・デザイン・テス

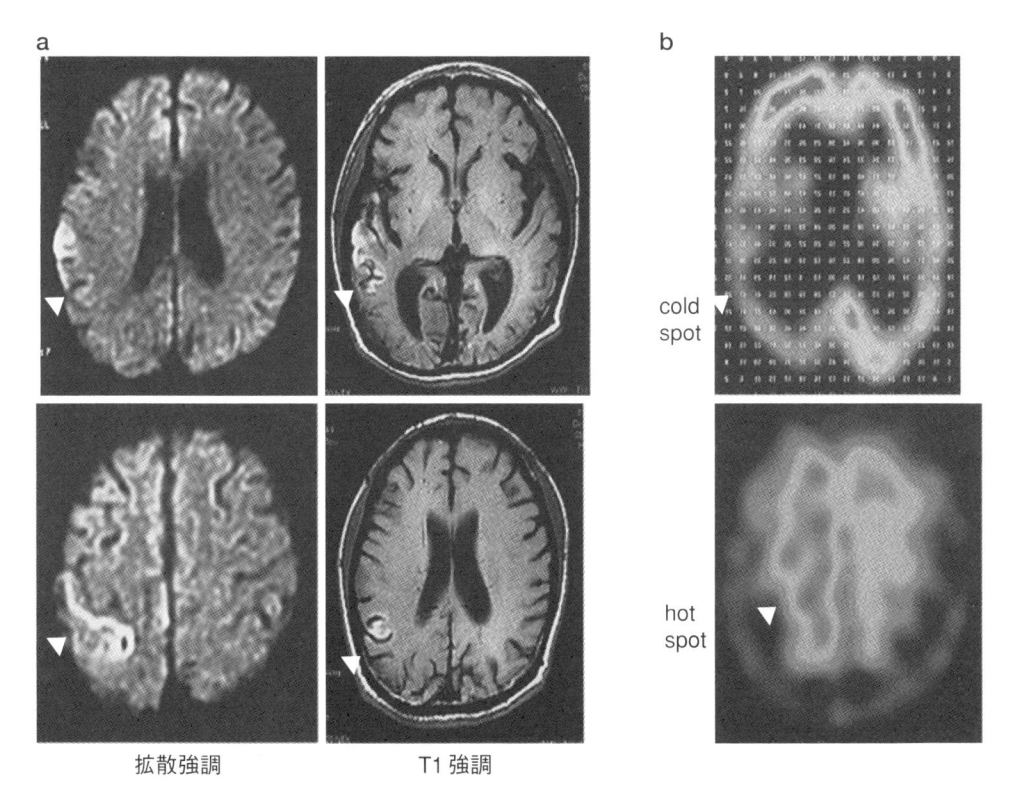

図1　a：頭部MRI（左：拡散強調，右：T1強調），b：脳血流シンチグラフィー

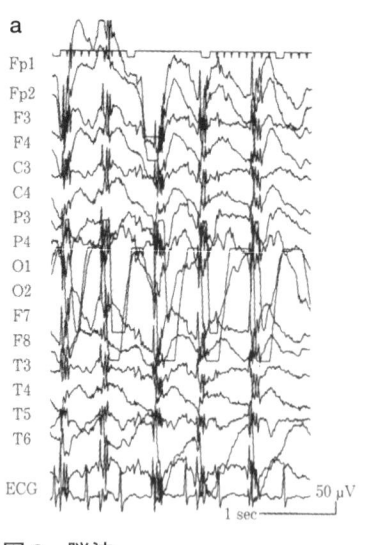

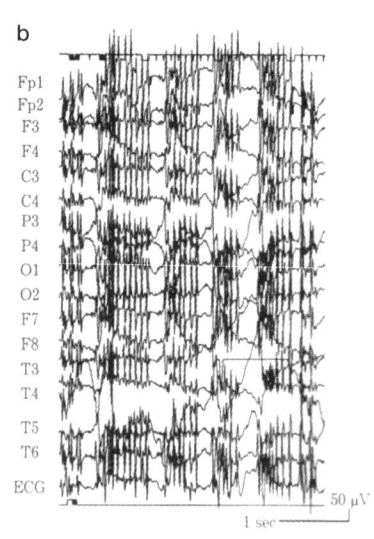

図2 脳波

ト IQ は 42 であった.

筋生検では Gomori トリクローム染色にて Ragged Red Fiber（RRF；赤色ぼろ線維），SDH 染色での陽性血管（strongly SDH reactive blood vessels：SSV）（図 3b）が典型的である．RRF は筋鞘膜下の変性ミトコンドリアの集積が赤色ふちどりのような像を呈したもので，一方 SSV は血管壁の変性ミトコンドリア集積を表わしている．本症例では SSV のみがみられ，RRF はみられなかった．他 MELAS 症例での RRF 像を提示する（図 3a）．

Q2 確定診断に必要なものは何か？

確定診断はミトコンドリア遺伝子変異，電子顕微鏡による巨大変形ミトコンドリアなどで行う．本例では，末梢血白血球および筋肉のミトコンドリア遺伝子 A3243G の変異を認めた．ミトコンドリア tRNA$^{Leu(UUR)}$ の A3243G 変異が 80％を占めもっとも頻度が高いが，その他 30 種以上の MELAS 関連遺伝子が報告されている．tRNA$^{Leu(UUR)}$ の転写タウリン修飾の欠損により ND6 蛋白の合成障害から Complex I 活性の低下が起きる．脳卒中様発作の発症機序としては，ミトコンドリアの機能不全による虚血性血管障害あるいは代謝性細胞障害がいわれている[4]．本例 MELAS の病巣において MRI 拡散強調で病変が高信号を呈したこと，脳血流シンチグラフィーで血流増加や欠損をきたしたことはこれらを支持しうる．

Q3 本例に対する最近の治療の試みについて述べよ．

本疾患に対する治療としては，対症療法と原因療法がある．対症療法としては，けいれんに対する抗けいれん薬，難聴に対する人工内耳や補聴器，低身長に対する成長ホルモン補充療法，糖尿病に対するインスリン治療など，各器官，臓器別の対応が必要である．一方，ミトコンドリアの機能不全そのものに対する原因療法として認可された特異的なものは現在のところない．世界中において臨床治験が行われている段階で，Coenzyme Q10, L-アルギニン，タウリン，コハク酸，ジクロロ酢酸などが有効である可能性が示唆さている（図 4：白文字が治療薬）．本症例では，左上下肢のけいれん発作（部分運動発作）および不全片麻痺に対して，脳圧降下剤，抗てんかん薬の Diazepam, Phenytoin, Clonazepam を投与した．しかし，1ヵ月後にけいれんが再発した．そこで

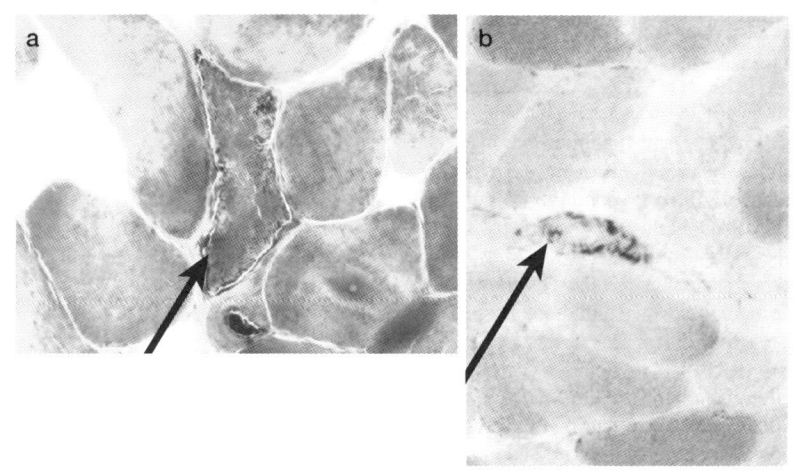

図3　a：Gomori染色におけるRRF，b：SDH染色におけるSSV

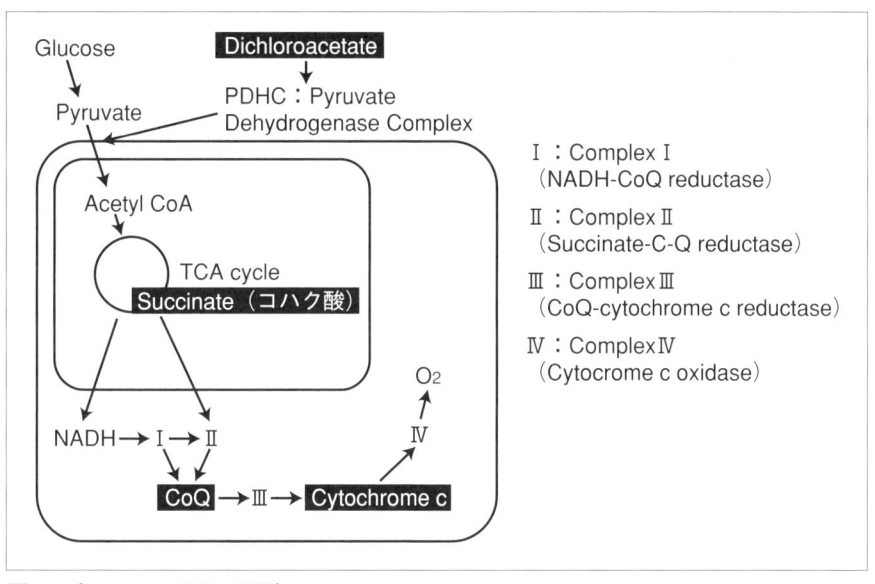

図4　ミトコンドリア回路

抗てんかん薬を増量し，コハク酸（食品用）6g（日）の内服を開始し，これにて症状の再発はなくなった．本症例でコハク酸が効果を生じたのはComplex IIの経路が代償的に働いたことが推測された（図4）．

─────── 文　献 ───────

1) Oguro H, Iijima K, Takahashi K, et al：Successful treatment with succinate in a patient with MELAS. Intern Med **43**（5）：427-431, 2004
2) 松井尚子（訳）：筋ジストロフィおよびその他の筋疾患．ハリソン内科学（日本語版）第3版．福井次矢，黒川　清（監修），メディカル・サイエンス・インターナショナル，東京，p2793, 2009
3) Pavlakis SG, Phillips PC, DiMauro S, et al：Mitochondrial myopathy, encephalopathy, lactic acidosis, and strokelike episodes：a distinctive clinical syndrome. Ann Neurol **16**（4）：481-488, 1984
4) 飯塚高浩：ミトコンドリア病治療の現状と将来　MELASの脳卒中様発作の病態と治療．臨床神経学 **48**（11）：1006-1009, 2008

13. RPLS (reversible posterior leukoencephalopathy syndrome)

大田市立病院神経内科　岡田和悟

頭痛で発症し，意識障害をきたした 35 歳女性

患者：35 歳，女性

主訴：頭痛，めまい，嘔気・嘔吐，意識障害．

家族歴：両親，兄，祖父母に高血圧あり．

既往歴：10 年前妊娠中毒症，2 年前脳梗塞．

現病歴：第 1 子妊娠中（24 歳時）に高血圧を指摘されたが出産後放置していた．30 歳時検診で再度高血圧を指摘され，2 年間内服したがコントロール不良であり，その後は治療中断となっていた．来院 3 日前より頭痛，嘔気が出現．次第に症状が増悪し，めまい・嘔吐も加わり，意識レベルの低下（傾眠状態）をみたため，当院救急外来受診となる．

身体所見：身長 154 cm，体重 66.5 kg（BMI＝28），血圧 230/150 mmHg（左右差なし），脈拍 72/分・整，体温 36.9 ℃，指尖酸素飽和度（SpO$_2$）98 ％，意識レベル傾眠状態，眼球結膜黄疸なし，眼瞼結膜貧血なし，眼球運動異常なし，胸腹部は血管雑音含めて異常なし，浮腫なし．

神経学的所見：頚部硬直認めず．両眼視力障害あり．立位・歩行はできないが，明らかな麻痺症状なし．その他の局所神経症状なし．はばたき振戦認めず．

Q1 本例の特徴を挙げて，救急外来において次に行うべき検査について述べよ．

頭痛，めまい，嘔気・嘔吐で発症し，意識障害を呈した症例である．身体所見からは，肥満，著明な高血圧，視力障害が認められるが，麻痺症状などの局在症状はみられていない．眼底所見では，出血，白斑，血管の蛇行が認められ，H3S3 の状態であった．本例の鑑別診断としては，高血圧に加えて，悪心・嘔吐，頭痛，意識障害などを呈する中枢神経疾患が鑑別に挙がる．血圧の上昇によって，脳，心，腎，大血管などの標的臓器に急性の障害が生じ進行している病態を高血圧緊急症と呼ぶ．救急外来では，まずバイタルサインの確認とルート確保，必要な血液，尿検査を実施するとともに，脳血管疾患を疑って，できるだけ早くCT（可能であればMRI）の画像診断を実施する．**表 1**[1)] に高血圧性緊急症の病態把握のためのチェック項目を挙げる．

本例の血液検査では，貧血なし，生化学検査で BUN 26.4，Creatinine 1.94 と軽度の腎障害あり．尿蛋白陽性（600 mg/dL），沈渣異常なし．血中

レニン活性81ng/mL/hrと上昇あり．腎血管性高血圧が疑われた．図に本例の頭部MRI画像を示す．左から拡散強調画像（Diffusion Weighted Image：DWI），Fluid Attenuated Inversion Recovery（FLAIR画像）および4週間後のFLAIR画像である．初診時のDWI（a）では，右頭頂葉の小さな高吸収域を除いて，血管支配に一致する病変は認められない．一方，初診時FLAIR画像（b）では，後頭葉から頭頂葉，前頭葉に及ぶ大脳皮質下白質の広範な高信号域が認められる．治療により1ヵ月後のFLAIR画像（c）では，入院時にみられた高信号域がほぼ消失している．これらの可逆性の白質病変の存在から本例は最終的にReversible Posterior Leukoencephalopathy Syndrome（RPLS）と診断された．

RPLSは1996年Hencheyらによって提唱された概念[2]であり，画像診断においてその名の通り後頭葉を中心とした白質脳症を呈し，頭痛や視覚障害や意識障害などの症状を呈し，その病変は可逆的なものである．高血圧性脳症，尿毒症，子癇・子癇前症，急性腎炎，膠原病，化学療法，免疫抑制剤投与等が原因となることが知られている．通常，収縮期血圧200～220 mmHg以上，拡張期血圧120 mmHg以上を示すことが多く，若年者では収縮期血圧150 mmHg程度以上で発症する場合もある．この診断名は画像診断の特徴から提唱されたものであり，臨床的には高血圧脳症を含む概念であるが，必ずしも高血圧を合併しない病態（子癇や免疫抑制剤投与など）もあり，これらの例では免疫抑制剤による内皮細胞障害，内皮細胞由来のプロスタサイクリンやNOの産生低下，トロンボキサンA2などの放出による血管攣縮，微少血栓形成などの関与が考えられている．最近Fugataらは，120例の本症患者を解析して，臨床症状としては，けいれん（74％），脳症（28％），頭痛（26％），視力障害（20％）の頻度であり，基礎疾患としては，高血圧（61％），抗がん剤を含む細胞毒性のある薬剤投与（19％），敗血症（7％），前子癇または子癇（6％），多臓器不全（1％）の頻度であり，自己免疫疾患が45％にみられたと報告している[3]．

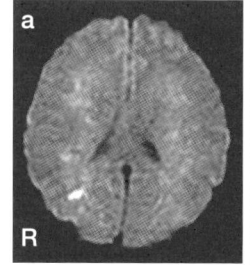

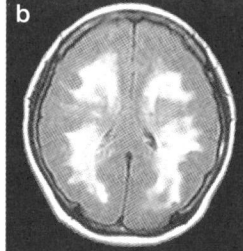

表1　高血圧性緊急症の病態把握のために必要なチェック項目

1) 病歴・症状
   高血圧の診断・治療歴，交感神経作動薬ほかの服薬の有無
   頭痛，視力障害，神経系症状，悪心・嘔吐，胸・背部痛，心・呼吸器症状，乏尿，体重変化など
2) 身体所見
   血圧：測定を反復，左右差．脈拍，呼吸，体温
   体液量の評価：頻脈，脱水，浮腫，立位血圧測定など
   中枢神経系：意識障害，けいれん，片麻痺など
   眼底：線状—火炎状出血，軟性白斑，網膜浮腫，乳頭浮腫など
   頸部：頸静脈怒張，血管雑音など
   胸部：心拡大，心雑音，心不全所見など
   腹部：肝腫大，血管雑音，（拍動性）腫瘤など
   四肢：浮腫，動脈拍動など
3) 緊急検査：（　）の項目は必要に応じ追加
   尿・血球検査，血液生化学，心電図，胸部X線，（動脈血ガス分析），（心・腹部エコー，頭部CTまたはMRI，胸部・腹部CT），（血漿レニン活性，アルドステロン，カテコールアミン，BNP）

日本高血圧学会高血圧治療ガイドライン作成委員会：高血圧治療ガイドライン2009．ライフサイエンス出版，東京，2009[1]，p92 表11-3より一部改変．

初診時DWI　　初診時FLAIR　　1ヵ月後FLAIR

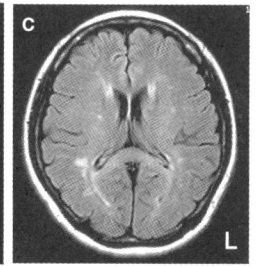

図　頭部MRI画像

本症の病態としては，血圧自動調節能（Autoregulation）の上限を超える血圧上昇により血液脳関門が破綻し，血管透過性の亢進に伴い血管性浮腫（vasogenic edema）が起こることが主体と考えられており，breakthrough 説と呼ばれる．一方，一部に MRI 拡散強調画像にて高吸収域を示し，cytotoxic edema と vasogenic edema の混在が示唆される症例も報告されている．病理学的には限局性あるいは広範な脳浮腫のほかに，微小梗塞，点状出血，血管壊死などが認められる．

Q2 脳血管障害を含めた鑑別点について説明せよ．

RPLSと鑑別を要する疾患としては，脳血管障害をはじめとした中枢神経疾患が挙げられる．局所神経症状を欠く点からは，くも膜下出血の鑑別が必要である．くも膜下出血では，激しい頭痛から意識障害を呈する場合までさまざまであるが，局所神経症状を欠くことが多く，また発症直後では項部硬直を示さないため臨床症状のみでは鑑別が困難な場合もある．頭部 CT でくも膜下腔が高吸収域を示すことが診断のポイントとなる．MRI 検査では，FLAIR 画像で急性期だけでなく亜急性期あるいは少量のくも膜下出血でも検出可能とされ，MRA により脳動脈瘤の同定ができる．脳梗塞は，臨床症状としては，片麻痺や皮質症状等の局所神経症状を呈することが多いが，小脳梗塞では頭痛・嘔吐が主体となり，歩行障害や片側失調症状を示すため本症との鑑別が必要となる場合がある．CTでは病変の検出に半日程度以上を要するため，MRI 検査が優先されるが，急性期には細胞性浮腫が主体であり，30 分以上経過した一定程度以上の梗塞巣があれば，拡散強調画像で高信号域を呈する．しかし，小病変や脳幹病変では遅れて出現する場合もあり，臨床症状との関連のなかで経過観察が必要な場合も存在する．脳静脈洞血栓症は，脳静脈洞に血栓が形成され頭蓋内圧が高くなるものであるが，血管性浮腫が主体であるために鑑別が困難なことがある．動脈灌流領域と一致しない病変分布やしばしば出血性変化を伴うことや造影 CT や MRI で脳静脈洞の閉塞を認めることから鑑別していく．慢性硬膜下出血でも軽度の意識障害のみで局所神経症状を認めない症例があるため，頭蓋内圧亢進のみで本症に類似した臨床上昇を呈しうる．CT や MRI の画像診断で鑑別が可能である．

脳血管障害以外の鑑別疾患として，肝性脳症や尿毒症，糖尿病性ケトアシドーシスなどの代謝性脳症が挙げられる．血液検査により，鑑別が可能であるが，腎機能障害を合併する場合もあり，降圧により改善しない場合は，血液透析が必要な例もある．髄膜炎や脳炎では，脳圧亢進症状に加えて，発熱や意識障害を生じ，血液検査や髄液検査で鑑別可能である．髄膜炎では，脳槽や脳溝のくも膜下腔ならびに髄膜の造影効果を認める．単純ヘルペス脳炎では，大脳辺縁系（海馬，島，前頭葉眼窩回や帯状回）を中心とする両側性病変が特徴的であり，MRI 画像でも同部の DWI での高信号が認められる．

また，てんかんの患者で発作が連続して起こるてんかん重積状態において，可逆性の MRI の異常所見を呈する場合があり，痙攣後脳症と呼ばれる．脳波検査でてんかん性放電がみられることから鑑別可能である．痙攣後脳症では，細胞性浮腫が主体のため FLAIR 画像よりも拡散強調画像における高信号域が目立ち ADC は低下する．これに対して RPLS では拡散強調像では，病変が血管性浮腫であることを反映して，拡散は上昇していることが多い．時に T2 の影響により，みかけの拡散係数が上昇する場合があり，ADC map を作成して評価することも必要となる[4]．

本症において白質の異常がもっとも起こりやすい部位は後頭葉であるとされている．Hinchey らによる最初の報告でも前頭葉に出現したものはわずか 1 例のみである．病変の好発部位の違いに関しては，文献的には脳内血管において血管作動性神経の神経支配の密度が局所で異なること，ノルアドレナリンをはじめとする血管作動性物質に対する感受性が部位により異なること，そして後大

表2 高血圧性脳症の一般的な降圧目標

開始1時間以内では平均血圧の25％以内，次の2～6時間で160/100～110 mmHgを目標とする．

降圧剤の処方例	副作用・注意点
1）ジルチアゼム（ヘルベッサー注®50 mg） 　5～15 μg/kg/分で持続静注	徐脈，房室ブロック，心不全に注意
2）ニカルジピン（ペルジピン注®10 mg） 　0.5～6 μg/kg/分で持続静注	頻脈，房室ブロック，洞停止等．頭蓋内圧亢進や心不全では要注意
3）ニトロプルシドナトリウム（ニトプロ注®6 mg） 　0.5～2.0 μg/kg/分で持続静注	悪心，嘔吐，頻脈．高濃度・長時間でシアン中毒．頭蓋内圧亢進や腎障害では要注意，遮光必要

日本高血圧学会高血圧治療ガイドライン作成委員会：高血圧治療ガイドライン2009．ライフサイエンス出版，東京，2009[1]より一部改変．

脳動脈でのautoregulationの傷害感受性が高いこと等が報告されている．このような因子により，本症の白質障害は後頭葉優位に出現すると想定されている．

Q3 本例の治療にあたっての指針および使用可能な薬剤について説明せよ．

本邦におけるRPLSの治療ガイドラインはみられないため，高血圧性脳症に関する治療ガイドライン[1]を紹介する．高血圧性脳症は1928年にOppenheimらにより報告され，急激な血圧上昇とともに頭痛，悪心，嘔吐が前駆して，意識障害，けいれん，視覚症状（霧視，皮質盲，半盲，幻覚）などを呈するものをいう．本症を含めた高血圧緊急症では，単に血圧が高いだけでなく，血圧の高度の上昇によって，脳，心，腎，大血管などの標的臓器に急性の障害が生じ進行している状態であり，迅速に診断し，直ちに降圧療法を始めなければならないとされている．

治療にあたっては，脳血流の自動調節能が障害されているため，急激で大きな降圧により脳虚血に陥りやすいため用量を調節しやすい静脈薬（持続静注）で治療を始める．具体的な目標として表2に示すように，血圧値と神経症状を監視しながら，降圧速度を調整し，最初の2～3時間で25％程度の降圧がみられるように降圧を行う．一般的な降圧目標は，はじめの1時間以内では平均血圧で25％以上は降圧させず，次の2～6時間では160／100～110 mmHgを目標とする．具体的な降圧剤選択にあたっては，ニカルジピン，ジルチアゼムやニトロプルシドが使用できる．細胞外液の増加を伴う例や耐性を生じた場合にはフロセミドを使用する．頭蓋内圧を上昇させるヒドララジンは使用しない．初期降圧目標に達したら，内服薬を開始し，注射薬は用量を漸減しながら中止する．

その他の治療法として，脳圧下降・脳保護薬として，グリセリン製剤（グリセオール®注）1回200 mL 2～4回／日併用し，けいれんを合併する場合は，発作の頓挫のためには，ジアゼパム（セルシン®またはホリゾン®注）10 mgを呼吸抑制に注意しながら静注する．本剤の作用は短時間であるため，予防的投与として，フェニトイン（アレビアチン®注）250 mgを生食100 mLに溶解して，単独ルートで点滴投与する．子癇発作に伴う場合は，硫酸マグネシウムの静脈内投与が有効とされている．

文献

1) 日本高血圧学会高血圧治療ガイドライン作成委員会：高血圧治療ガイドライン2009．ライフサイエンス出版，東京，2009
2) Hinchey J, Chaves C, Appignani B, et al：A reversible posterior leukoencephalopathy syndrome. N Engl J Med 334（8）：494-500, 1996
3) Fugate JE, Claassen DO, Cloft HJ, et al：Posterior reversible encephalopathy syndrome：associated clinical and radiologic findings. Mayo Clin Proc 85（5）：427-432, 2010
4) 熊井康敬，井林雪郎：高血圧性脳症．神経疾患最新の治療2009-2011．小林祥泰，水沢英洋（編），南江堂，東京，pp323-326, 2009

14. 脳静脈洞血栓症

益田赤十字病院神経内科　福田　準
島根大学医学部神経内科　三瀧真悟

「目がみえない」と訴えた後,左半身から始まり全身に及ぶ強直間代性けいれんを発症し救急搬送された62歳男性

患者:62歳,男性
主訴:目がみえない.全身性けいれん発作.
既往歴:200X年3月胃癌にて亜全摘(抗癌剤の使用,再発所見なし).てんかんなし.
家族歴:特記事項なし.
現病歴:200X年7月初旬より歯痛があり,鎮痛薬を使用していた.7月某日の朝5時起床時より「周りが真っ暗(光もわからず)でまったくみえない」と妻に訴えた.目がみえないため歩行には妻の介助が必要であったが四肢に麻痺はなく,頭痛の訴えはなく嘔吐もなかった.9時半ごろ左半身から始まり,全身に及ぶ強直間代性けいれんを起こしたため,救急搬送された.
身体所見:血圧150/90 mmHg,脈拍130/分・整,体温37.0℃,胸腹部など一般内科的所見に特記すべき異常認めず.
神経学的所見:けいれんなし,意識Ⅲ-200(けいれん後朦朧状態),易興奮性などの精神症状なし,両眼球は左へ共同偏倚,瞳孔正円同大,対光反射正常,うっ血乳頭なし,網膜病変なし,項部強直なし,四肢は弛緩状態であったが明らかな麻痺は認めず,病的反射なし.
検査所見:尿糖定性(4+),PT 14.8秒,aPTT 38.3秒,AT Ⅲ 85%,FDP 14.5 μg/mL(正常:0.0〜5.0),Dダイマー2.82 μg/mL(正常:0.00〜0.90),白血球2万1,700/μL,赤血球629万/μL,Ht 55%,CRP 0.9 mg/dL,HbA1c 4.6%,Glu 243 mg/dL,Alb 4.1 g/dL,GOT 27 IU/L,GPT 19 IU/L,γ-GTP 739 IU/L,NH3 96 μg/dL,クレアチニン0.6 mg/dL,Na 147 mEq/L,K 4.2 mEq/L,Cl 102 mEq/L,Ca 9.2 mg/dL.

Q1 本例で考えられる疾患と鑑別に必要な検査は何か?

上に記載した診察所見はけいれん発作後の朦朧状態にて診察したものであった.意識が回復してきた時点での診察では眼球の左への共同偏倚は消失し,顔面を含む運動麻痺,感覚障害はなく運動失調,失語も認めなかったが全盲状態であった.
けいれん発作を主体に考えれば脳血管障害,脳

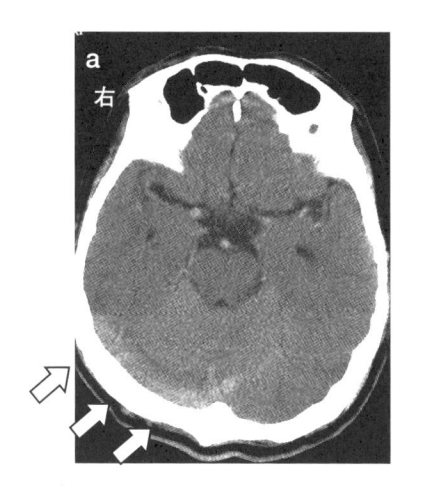

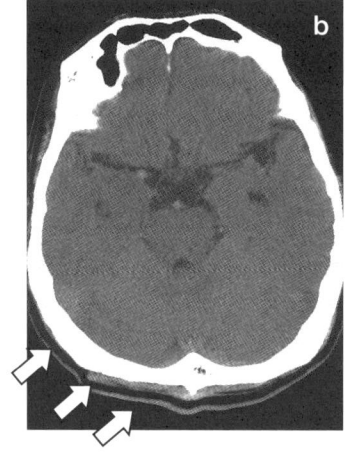

14. 脳静脈洞血栓症

図1 脳CT
a：入院当日．右横静脈洞に血栓を疑わせる高吸収域を認めた．
b：第2病日．入院日に認めた右横静脈洞の高吸収域が消失している．

腫瘍，脳感染症，代謝性脳症など広く鑑別すべき疾患が挙げられる．けいれんが局所けいれんの全般化した（左半身から始まり，全身に及ぶ強直間代性けいれん発作であり，来院時眼球の左への共同偏倚を示していた）状態であること，全盲（皮質盲）を認めたことから両側後頭葉で右半球に優位な障害があることがうかがわれ，脳CT，MRI検査が必要となる．

来院時の脳CT検査では後頭葉含め脳腫瘍，膿瘍，出血などの異常は認めなかったが右横静脈洞に血栓を疑わせる高吸収域を認めた（図1a）．Einhauplら[1]によれば，同様の所見はLateral sinus signと呼ばれ，脳静脈・静脈洞血栓症（cerebral venous and sinus thrombosis：CVST）患者の5％でみられるとしている．入院時の頭部MRI拡散強調像，T2強調像，FLAIR像（図2）では両側後頭葉（一次視覚野および一部皮質下の視放線），頭頂葉の皮質から皮質下および両側小脳半球，左視床，右海馬傍回，鈎，扁桃体にも高信号域を認めた．動脈支配では説明困難な分布を呈しており，CVSTによる虚血性病巣と診断した．

CVSTはまれな疾患で全脳卒中の1％未満といわれている．脳動脈に起因する脳卒中患者に比してより若年であり，子どもや女性に多いといわれている．症状も多彩で頭痛（90％程度）やけい

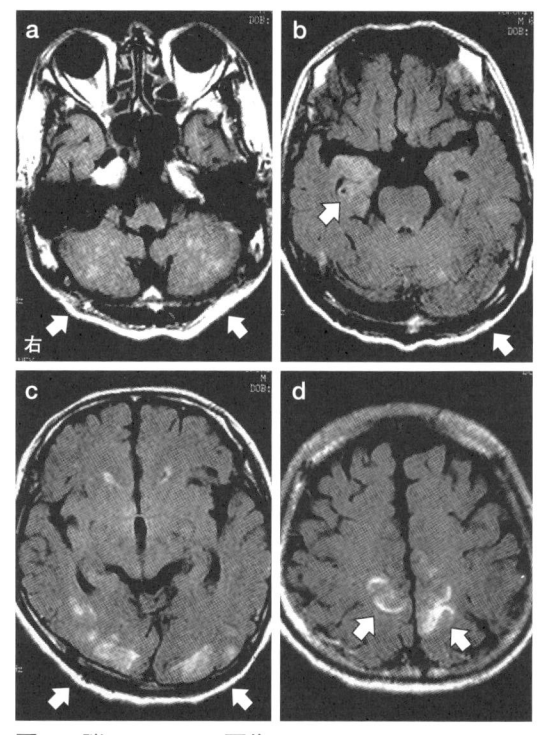

図2 脳MRI FLAIR画像

れん発作（40％程度）を伴いやすい．本症例は，視覚異常，全身性痙攣を呈したが，de Brujinら[2]は59例の検討により視覚異常は10％，全身性痙攣は37％の患者でみられたと報告している．しかし，視覚異常の大半は頭蓋内圧亢進による視神

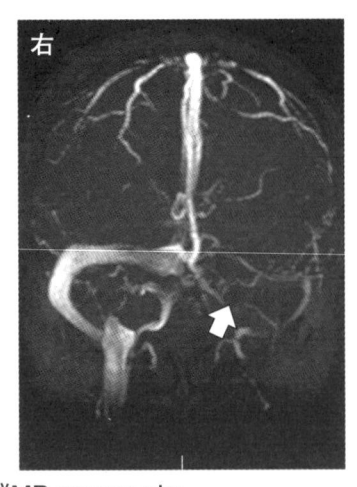

図3　脳MR venography
入院当日のCTで認めた右横静脈洞閉塞はMRV施行時は再開通している．左横静脈洞，S状静脈洞の描出が悪くももともと低形成であったものと推測された．

経障害によるものである．

　入院6時間後の頭部MR venography（MRV．図3）は左横静脈洞の描出は不良であったが，CTで高信号を呈した右横静脈洞は描出されていた．Ayanzenら[3]のMRVによる静脈洞の正常異型の検討では，本症例の左横静脈洞でみられたようなflow gapは31％の正常患者でみられ，診断時には注意が必要であると述べている．発症時CTにて左横静脈洞に血栓を疑わせる所見はなく，また発症15ヵ月後のMRVでも同様に左横静脈洞の描出は不良であり，本例の左横静脈洞は元来低形成であり，右横静脈洞が優位であったものと考えられる．今回，右横静脈洞に血栓形成が起こり，両側性に横静脈洞の環流が不良となったために，それより上流の静脈鬱血を生じた（両側後頭葉，頭頂葉皮質からの静脈は上矢状静脈洞から横静脈洞へ注ぎ，小脳系の静脈は直静脈洞か横静脈洞へ，また海馬静脈はRosenthal静脈からGalen静脈を経由して直静脈洞から横静脈洞へ注ぐことから，脳虚血病巣の分布は両側横静脈洞の閉塞により説明可能）が，入院後数時間で右横静脈洞は再開通したものと診断した．この時点で視覚異常も動く物はわかる程度まで改善しており，翌日には正常化した．入院翌日の頭部CT（図1b）では右横静脈洞内の高吸収域はほぼ消失していた．

　CVSTの画像診断においては従来の脳血管造影検査に代わり，近年ではMRIとMRVがよく用いられる．従来の造影CTではempty delta signが有名であるが，deoxyhemoglobinを含有した血栓が静脈洞内で形成されるとMRIのT2*強調画像では低信号域として描出される．

Q2　有効な治療法は何か？

　CVSTに対して抗凝固療法，血栓溶解療法，けいれんや頭蓋内圧亢進に対する治療がある．本症例では脱水に対し一般輸液，血栓の増大を予防するためヘパリン持続点滴（aPTTを約2倍に調整）を行い，脳虚血性病変に対しエダラボン，浮腫と脳圧亢進に対し浸透圧利尿薬にて加療を開始した．けいれんはフェニトイン点滴にて加療した．入院時炎症反応を認め，歯痛もあったことから，歯肉感染の静脈洞への進展も考慮し抗生剤投与も行った．

　抗凝固療法の有効性に関しては大規模なstudyで証明されたものはない．CVSTでは出血性梗塞を合併しやすく抗凝固療法による出血の増悪や発症が危惧されるため抗凝固治療を行うことに関しては議論がある．しかしながらヘパリン持続点滴により統計学的有意な差にはいたらなかったものの，死亡率の低下や機能予後の改善傾向を認めたこと，CVSTによる出血性梗塞が伴っていた場合でもヘパリン治療は安全であったとの報告例が多いことから，現時点ではaPTTが2倍程度を目標としてヘパリンの持続点滴を行うことが急性期治療の主体となっている[4,5]．

　本例でもヘパリン持続点滴（aPTTを約2倍に調整）を行い脳出血をきたすことなく症状は改善し，視野も自覚的には翌日には正常化し入院4日目の視野検査でも異常は認めなかった．入院3日後の血液検査では，白血球5,000/μL，赤血球488万/μL，Ht 42％，Na 140 mEq/Lと炎症反応，脱水ともに改善していた．

急性期のヘパリン治療後に経口での抗凝固療法をどのくらいの期間行うべきかについてもコンセンサスは得られていないが，CVST初発の場合はワーファリンでPT-INR 2.5を目標に6ヵ月程度，CVSTをきたしやすい危険因子が残っている場合は6ヵ月以上にわたり治療することが示唆されている[4,5]．

ウロキナーゼや組織プラスミノゲンアクチベーターのような血栓溶解剤を全身性にあるいは静脈洞内に直接注入する血栓溶解療法に関しては十分なエビデンスがなく一般的な治療法とは認められていない．十分な抗凝固療法を行っても症状が進行する場合は選択肢とはなりうるが投与法や投与量など不明な点が多い．

Q3 本例で静脈洞血栓症をきたした原因は何か？

CVSTは静脈洞に隣接する耳，乳突蜂巣，副鼻腔の感染，細菌性髄膜炎などから波及する場合と凝固亢進状態をきたす先天的あるいは後天的なさまざまの状態を基礎に発症する．本例では凝固系に異常はなく，抗核抗体，抗カルジオリピン抗体，プロテインC，プロテインS，総ホモシステイン値は正常範囲であった．う歯による歯肉感染からの波及を疑ったが歯科口腔外科での診察でも歯肉感染は限局性であった．しかし発症前2～3日は歯から下顎の痛みのため，食事摂取は不十分であり，入院時の血液検査上脱水所見を認めた．脱水はCVSTの危険因子の一つ（特に子ども）であり，本例における発症の誘引となったと考えられた．また悪性腫瘍に伴う凝固亢進状態が誘因ともなりうるが，本例における胃癌は再発所見もなく良好にコントロールされており，PT，aPTTも正常範囲であったことより，否定的と考えた．

--- 文 献 ---

1) Einhaupl KM, Masuhr F：Cerebral venous and sinus thrombosis-an update. Eur J Neurol 1：109-126, 1994
2) de Bruijn SF, de Haan RJ, Stam J：Clinical features and prognostic factors of cerebral venous sinus thrombosis in a prospective series of 59 patients. J Neurol Neurosurg Psychiatry 70：105-108, 2001
3) Ayanzen RH, Bird CR, Keller PJ, et al：Cerebral MR venography：normal anatomy and potential diagnostic pitfalls. Am J Neuroradiol 21：74-78, 2000
4) Stam J：Thrombosis of the cerebral veins and sinuses. N Engl J Med 352：1791-1798, 2005
5) Einhaupl K, Bousser MG, de Bruijn SF, et al：EFNS guideline on the treatment of cerebral venous and sinus thrombosis. Eur J Neurol 13：553-559, 2006

15. 脳アミロイドアンギオパチー

島根大学医学部臨床検査医学　長井　篤

意識障害，失語で発症し救急車で来院した 73 歳男性

患者：73歳，男性

主訴：もうろう状態，発語不能．

既往歴：数年前より，軽度糖尿病を指摘され，食事療法で経過観察中．7年前に脳出血の既往あり．症候性てんかんの既往があり，抗けいれん薬内服加療中．

病歴：特に日常生活に不自由なく暮らしていたが，入浴後よりもうろうとして部屋のなかを歩き回ったりするようになった．発語がなく，家族が話しかけても意味が通じないようであった．救急車で来院した．

身体所見：身長164cm，体重59kg，血圧126/70mmHg，脈拍90/分・整，体格中等度，結膜黄疸・貧血なし，頸動脈bruitなし，心雑音なし，その他一般身体所見に異常なし．

神経学的所見：意識レベル（Japan coma scale：JCS）2-30，瞳孔左右差なく，縮瞳傾向，対抗反射弱，左共同偏視あり，右上下肢不全麻痺．四肢深部腱反射は左右とも亢進，Babinski反射両側陽性．痛みに対する反応は顔面・四肢であり，髄膜刺激症状なし．

検査所見：血算：WBC 1万1,510/μL，Hb 10.6 g/dL，Ht 32.7%，Plt 24.6万/μL，PT 11.0 sec，APTT 26.5 sec，Fib 338 mg/dL．生化学：γ-GTP 61 IU/L，T.cho 181 mg/dL，TG 163 mg/dL，BUN 17.5 mg/dL，Cre 0.88 mg/dL，Na 139 mEq/L，K 4.1 mEq/L，Cl 100 mEq/L，CRP 0.5 mg/dL，BS 206 mg/dL，HbA1c 6.8%．

来院時の頭部CTを図1に示す．

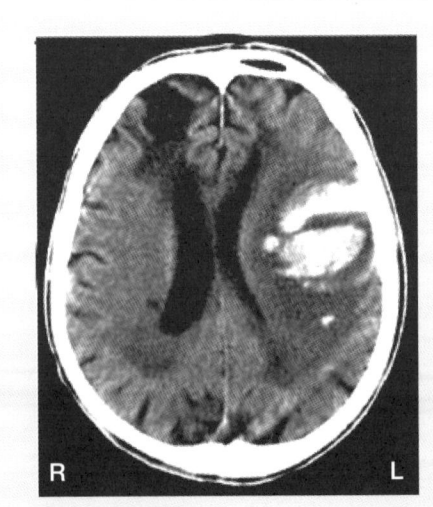

図1　来院時CT

Q1 本例を診断するうえで重要なポイントを述べよ．

脳アミロイドアンギオパチー（cerebral amyloid angiopathy：CAA）の特徴を把握し，発症様式から当疾患を疑うことが重要である．CAAは脳血管にアミロイドが沈着することにより，血管が脆弱化したり，内腔の狭窄・閉塞を生じ，その結果として脳出血や脳梗塞が発症する．ポイントの第一として，CAAが年齢と共に増加することを知ることが必要である．病理学的検討によると，健常成人で60歳代で10％程度から加齢により漸増し，90歳代では40〜50％にCAAが存在する[1]．第二にアミロイド沈着は大脳の髄膜から皮質下の血管に主に沈着がみられる．このことから，高齢者の脳葉型脳出血を経験した場合，まずCAAを念頭に置く必要がある．

Q2 確定診断の流れを，診断基準に基づいて考えよ．

本例は70歳代の男性で，高齢のためCAAは鑑別診断として必要である．では，どのように診断を考えればよいであろうか．アミロイドとは，その確定診断が病理学的にアミロイド線維を証明することである．そのため，CAAについても確定診断は病理学的証明となる．これまでの症例の蓄積から臨床的診断法が検討されており，その代表としてBoston criteiraが挙げられる[2]（表1）．これはCAAに関連した脳出血の診断基準であり，脳葉型，皮質，皮質下の出血が死後の病理学的検索でCAAと直接関連が証明されれば確定診断となっている．脳葉型，皮質，皮質下の出血が多発し，年齢が55歳以上，他の脳出血の原因がないとき，Probable CAAとされ，単発の出血であればPossible CAAと考える．脳出血の原因として，ワーファリン使用（INR＞3.0），頭部外傷，脳梗塞，脳腫瘍，血管奇形，血管炎，血液凝固系の異常を鑑別する．本例は画像検査の結果，脳出血であり，以前の脳出血の既往もあり，明らかな脳出血のリスクがないことより，CAAを疑うべきである．

表1 CAA関連脳出血診断のためのBoston Criteria

1. Definite CAA
   剖検で以下の所見が証明される
   脳葉型，皮質，または皮質下出血
   血管変化を伴う高度のCAA
   他疾患の合併なし

2. Probable CAA with supporting pathology
   臨床データと病理検体（除去血腫か皮質生検）で以下の所見が証明される
   脳葉型，皮質，または皮質下出血
   検体で中等度以上のCAA
   他疾患の合併なし

3. Probable CAA
   臨床データとMRIまたはCTで以下の所見が証明される
   脳葉型，皮質，または皮質下領域に限局する多発性の出血巣（小脳出血も含む）
   年齢が55歳以上
   他疾患の合併なし

4. Possible CAA
   臨床データとMRIまたはCTで以下の所見が証明される
   脳葉型，皮質，または皮質下領域の単発出血巣
   年齢が55歳以上
   出血をきたす他の原因なし

Q3 画像診断について述べよ．

前述した脳葉型，皮質，皮質下の出血がみられ，多発性であればCAAが強く疑われる．以前は頭部CTによる診断が行われてきた（図2）．しかし，近年微小出血をT2*-weighted imaging（T2*WI）で検出可能となり，CAAの診断がより確実に行えるようになった．本例の2年前のMRIでは，図3のように皮質下出血の既往が右前頭葉，左側頭葉にみられる．その他にも，潜在性に微小出血が多発しており，Boston criteriaでprobable CAAと診断される．Probable CAAは病理学的診断との相関が高いことが報告されており[2]，本例も剖検によりCAAが証明された．CAAでは，脳葉型脳出血でなくleukoaraiosisの画像を呈し，Binswanger型の白質脳症の臨床経過をとる場合があるので注意を要する[6]．

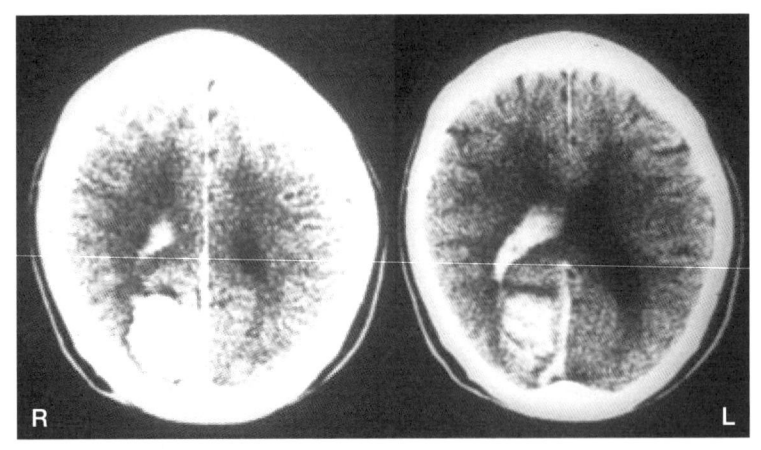

図2　脳葉型脳出血を繰り返したCAA症例の頭部CT

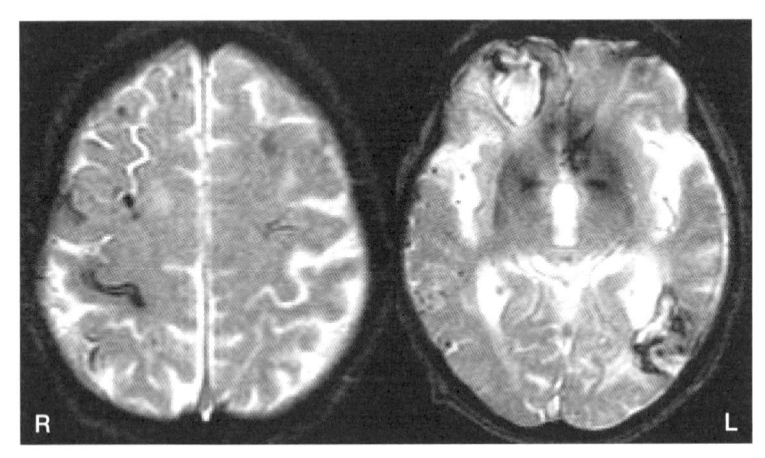

図3　本例の頭部MRI
T2*-weighted gradient-echo法では，右前頭葉，左側頭葉皮質下出血の他に，皮質下の多発微小出血，脳溝に沿った出血像がみられる．

Q4 沈着するタンパクにはどのようなものがあるか？

アミロイド線維を形成するタンパクは多く知られているが，脳血管に沈着するものは表2に示したものがある．弧発性のほとんどとアルツハイマー病に伴うCAAでは，βタンパクが沈着するタイプである．βタンパクの沈着には遺伝子多型との関連が報告されており，アポリポタンパクE（ε4）やTGFβ1について報告がみられる[3,4]．Cystatin Cについては，遺伝性脳出血をきたす家系が知られているが，βタンパクと同時に沈着がみられるときに脳出血や白質脳症をきたすことも知られている[5,6]．

表2　CAAにおける沈着アミロイドと臨床病型

沈着するアミロイドタンパク	臨床病型
1. βタンパク	孤発性 ・加齢に伴うもの ・Alzheimer病に伴うもの ・血管炎・血管奇形に伴うもの 遺伝性 ・オランダ型遺伝性脳出血 ・Presenile Dementia and cerebral hemorrhage ・家族性Alzheimer病 ・Down症に伴うもの
2. Cystatin C	アイスランド型遺伝性脳出血 βタンパク沈着に合併するもの
3. Transthyretin	I型家族性アミロイドポリニューロパチー
4. Prionタンパク	PrP CAA βタンパク沈着に合併するもの
5. ABri	英国型家族性CAA
6. Gelsolin	遺伝性gelsolin型アミロイドーシス

Transthyretin遺伝子変異は家族性アミロイドポリニューロパチーを発症することで知られているが、一部の症例でCAAを主体とした症状・病理所見を呈することが確認されており[7]、見逃さないために末梢神経症状などを含めた全身の注意深い診察が重要となる。

Q5 治療の際の注意点は何か？

CAAの診断基準に照らし合わせ、確実にCAAであるかを確認する。Criteriaにあるように、鑑別診断が重要である。高血圧、血管奇形、嚢状動脈瘤、外傷の存在を除外診断することはもちろん、抗血小板薬、抗凝固薬の使用の有無を確認し、出血傾向がないかを検討する。基底核部の微小出血は、高血圧などの細動脈硬化による出血を疑わせる。CAAによる脳葉型脳出血の場合、過去の報告によると再発例の予後が不良で、半数が半年以内に死亡している[4]。これまでは、術中の止血困難や術後再出血が問題視されてきたが、最近の報告では、CAAにおいての血腫除去術の予後が良好であるという報告がみられており、重大な術後再出血は2％のみで、75歳以下は予後良好であったとされる[8]。CAAによる脳出血の治療は脳出血の一般治療に準ずるが、微小出血の存在は再発の予後に影響する。

―――― 文献 ――――

1) Masuda J, Tanaka K, Ueda K, et al : Autopsy study of incidence and distribution of cerebral amyloid angiopathy in Hisayama, Japan. Stroke ; a journal of cerebral circulation **19** : 205-210, 1988
2) Knudsen KA, Rosand J, Karluk D, et al : Clinical diagnosis of cerebral amyloid angiopathy : validation of the Boston criteria. Neurology **56** : 537-539, 2001
3) Hamaguchi T, Okino S, Sodeyama N, et al : Association of a polymorphism of the transforming growth factor-beta1 gene with cerebral amyloid angiopathy. Journal of neurology neurosurgery and psychiatry **76** : 696-699, 2005
4) O'Donnell HC, Rosand J, Knudsen KA, et al : Apolipoprotein E genotype and the risk of recurrent lobar intracerebral hemorrhage. The New England journal of medicine **342** : 240-245, 2000
5) Maruyama K, Ikeda S, Ishihara T, et al : Immunohistochemical characterization of cerebrovascular amyloid in 46 autopsied cases using antibodies to beta protein and cystatin C. Stroke; a journal of cerebral circulation **21** : 397-403, 1990
6) Shimode K, Kobayashi S, Imaoka K, et al : Leukoencephalopathy-related cerebral amyloid angiopathy with cystatin C deposition. Stroke ; a journal of cerebral circulation **27** : 1417-1419, 1996
7) 山下太郎，安東由喜雄，内野 誠：トランスサイレチンTyr114Cys型遺伝性脳アミロイドアンギオパチー．神経治療 **26** : 779-784, 2009
8) Izumihara A, Ishihara T, Iwamoto N, et al : Postoperative outcome of 37 patients with lobar intracerebral hemorrhage related to cerebral amyloid angiopathy. Stroke; a journal of cerebral circulation **30** : 29-33, 1999

16. 頸動脈解離

島根大学医学部神経内科　門田勝彦

頸部痛，一過性右上下肢脱力ののちに右顔面麻痺，右上肢脱力を認めた一例

患者：27歳，男性

主訴：右顔面の違和感，構語障害，右上肢の脱力．

既往歴：特記事項なし．

家族歴：祖父：心筋梗塞，脳梗塞．

生活歴：〔喫煙〕10〜15本/日，〔飲酒〕ビール350mL/日

病歴：受診2週間前に野球をした後に右上肢の脱力が出現したが，約30分後には改善した．その際，頸部痛も自覚していた．その後，受診1週間前にも右上下肢脱力および右上肢のしびれが出現したが，すぐに改善した．以降，症状の出現はなかったが，右顔面の違和感，呂律不良，右上肢の脱力が突然出現したため来院した．

身体所見：血圧105/54 mmHg（左上肢），101/48 mmHg（右上肢），脈拍48/分・整，体温36.4℃，頭痛なし，頸部痛あり，頸動脈bruitなし，呼吸音清，心雑音なし，腹部異常所見なし．

神経学的所見：右利き，意識清明，皮質症状なし，瞳孔不同なし，眼球運動正常，眼振なし，眼瞼下垂なし，右下部顔面麻痺あり，右顔面感覚低下あり，構音障害あり，聴力正常，提舌正中，右上下肢麻痺軽度あり（MMT5-），右上肢に異常感覚あり，協調運動異常なし，病的反射なし．

血液検査所見：血算正常，血液凝固系異常なし，肝機能・腎機能・電解質：異常なし，抗核抗体・p-ANCA・c-ANCA：正常範囲内．

生理学検査所見：Holter心電図：正常，Paf (-)，心エコー：異常所見認めず．

画像所見：拡散強調像（図1），MRA（図2）．

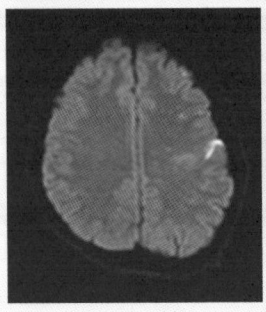

図1　拡散強調像

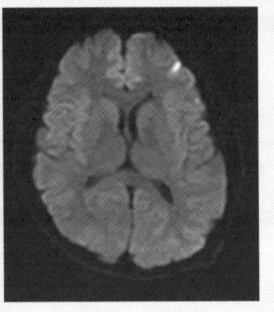

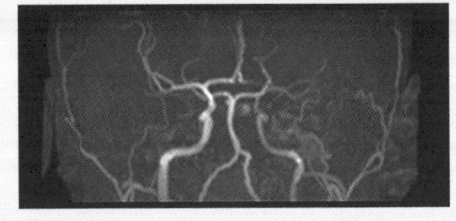

図2　MRA

Q1 本症例の特徴を挙げ，追加すべき検査について述べよ．

本症例は，病歴上，2度の一過性の神経症状を呈しており，受診時の神経所見にて右不全片麻痺・右側顔面感覚障害・構音障害を認め，Sensory-motor strokeのラクナ症候群を呈していた．そのため脳血管障害を疑い，頭部MRIを撮像した．頭部MRI（DWI）にて，左側大脳半球の皮質・皮質下に高信号域が散在しており（図1），中心前回および中心後回にも高信号域を認め，神経症候より責任病巣と考えられた．さらに同部位のADC mapでの信号が低下していたことより，急性脳梗塞の診断となった．また頭部MRAでは，左内頸動脈から中大脳動脈にかけて血流信号の減弱を認めた（図2）．

本症例は若年発症の脳梗塞で，初発の神経症状が運動後（野球をした後）に出現し頸部痛を伴っていること，頭部MRAで頭蓋内の左内頸動脈の全体の血流信号の減弱を認めていたこと，血液検査にて血液凝固異常を含めた異常所見を認めず，心精査でも心原性塞栓症の原因となる疾患を認めなかったことより，動脈解離に伴う脳梗塞の可能性が考えられた．そのため頸動脈エコーおよび頭頸部CT Angioを施行した．

Q2 内頸動脈解離の症状の特徴および画像所見とその診断基準は？

頭頸部動脈解離の症状としては，頭痛や頸部痛などの血管の解離による症状と，解離に伴う脳虚血もしくは出血症状がある．突発する頭痛，頸部痛（頻度は60〜80％）とその後の神経局所症状は，頭頸部動脈解離の症状に特徴的である．しかし，頭痛や頸部痛のみで神経症状を認めない例や，逆に本症例のように頭痛や頸部痛を認めない例も存在する．

動脈解離の診断には，以前は脳血管造影検査が必須であったが，最近はMRI，MRA，3D-CT，超音波検査により，非侵襲的な検査により診断が可能となった．これまでに確立された画像診断基準はないが，厚生労働省循環器病研究「若年世代の脳卒中の診療，治療，予防戦略に関するワーキンググループ」による診断基準を表に示す[1]．

intimal flap，double lumenは，脳血管造影検査における動脈解離の直接所見とされており，それを認めれば確定診断となる．また間接所見としては，pearl and string sign，string sign，pearl sign，tapered occlusionなどがある．

pearl and string signは，拡張した血管とその近位もしくは遠位の血管が狭窄をきたしているものである（図3）．string signは，ある一定の範

表

A. 画像診断基準

【確実例】下記のⅠ，Ⅱ，Ⅲのいずれかの基準を満たすもの
Ⅰ．脳血管造影にてintimal flapまたはdouble lumen，pearl and string sign，string signのいずれかの所見が認められる．
Ⅱ．MRI，MRA（断面像）にてintimal flapまたはdouble lumenが認められる．3D-CTAや超音波検査でも解離血管の断面像が十分に描出され，明らかなintimal flapまたはdouble lumenが認められた場合も同様の扱いとする．
Ⅲ．下記のⅣ，Ⅴ，Ⅵのいずれかの所見が認められ，経時的に繰り返した画像検査にて各所見に明らかな変化が認められる．ただし，解離以外の原因が否定的な場合のみに限る．

【疑い例】下記のⅣ，Ⅴ，Ⅵのいずれかの基準を満たすもの
Ⅳ．脳血管造影にて上記Ⅰに挙げた所見以外の動脈解離が示唆される非特異的所見（pearl sign，tapered occlusion）が認められる．
Ⅴ．MRA血管像にて血管造影上のpearl and string sign，string sign，pearl sign，tapered occlusionに相当すると考えられる所見が認められる．
Ⅵ．MRI T1強調像にて壁在血栓が示唆される高信号が認められる．

B. 病理診断基準

Ⅶ．手術時の摘出標本または剖検により，病理学的に脳動脈解離の診断されたもの．

囲にわたり索状の狭窄が認められるもので，pearl signは局所的な瘤様の血管拡張の所見で，tapered occlusionは先が細くなるような閉塞所見を呈するとされている．

本症例では，頸動脈エコー検査で左耳の下の周辺で急激な左内頸動脈の拡張を認め，far wall側に低輝度プラーク様の構造物を認めた．その部位の狭窄率はECST法で61％，Area法で63％であった．フラップ様の構造物は認めなかった．頭頸部CT Angioでは，左内頸動脈は分岐部より約7cmの範囲にわたり漏斗状の狭窄を認め，横断像で壁内血栓を疑う所見を認めた（図4）．頸部MRAでは，分岐部より約5.5cm遠位で，約2cmにわたり解離を疑う高信号構造と真腔狭小化を認め，局所的な動脈瘤様の拡張を認めていた（図5）．以上より，左内頸動脈解離による脳梗塞と診断した．

頭頸部動脈解離の成因としては，外傷性，医原性，特発性に分類される．外傷性は，交通事故などの明らかな外傷によるものであり，医原性はカテーテル操作などによる動脈損傷によるものとされる．本症例は，病歴から野球をした後であり，運動（頸部の回旋）を契機とした可能性が高いと考えられ，そのようなminor traumaを契機とする場合や，契機となるものが認められない場合を特発性と分類する[2,3]．

特発性では基礎疾患として結合組織疾患が存在することがある．代表的なものとしては，線維筋形成不全，嚢胞性中膜壊死，Marfan症候群，骨形成不全症，家族性多発嚢胞腎，弾性線維性黄色腫，Ehlers-Danlos症候群type Ⅳなどが挙げられる[2,3]．

本症例でも当初はそれらの可能性も考えられたが，検査上は認められなかった．

〔本症例の診断〕特発性左内頸動脈解離による急性脳梗塞

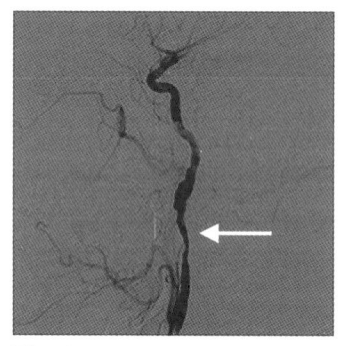

図3 pearl and string sign（脳血管造影検査）

Q3 内頸動脈解離の治療と予後は？

頭頸部動脈解離の治療は，出血発症か虚血発症かにより治療法が異なる．出血例では再出血をきたす可能性もあるため，外科的処置（開頭手術も

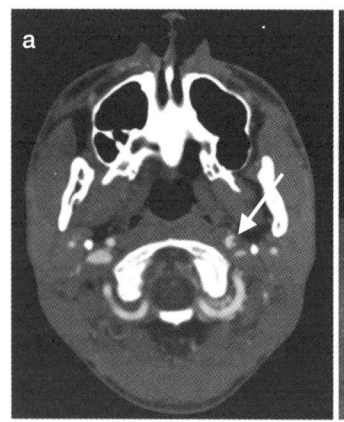

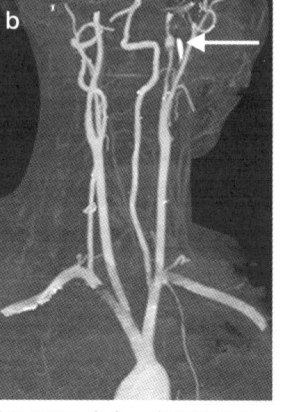

図4 壁内血栓（a）と動脈瘤様の拡張（b）（頭頸部CT Angio）

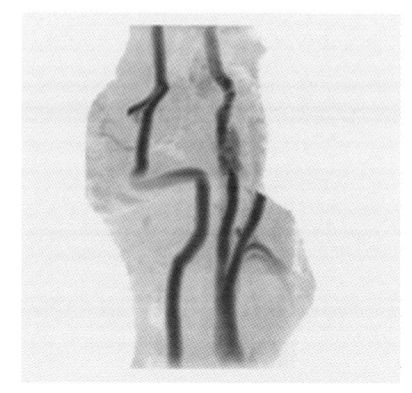

図5 動脈瘤様の拡張（頭部MRA）

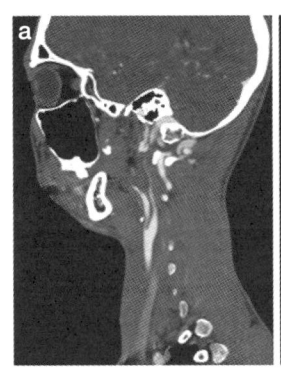

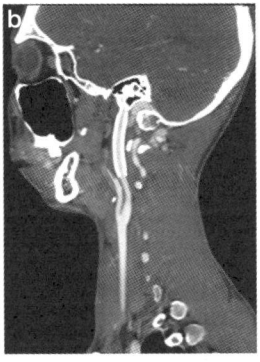

図6　a：ステント留置前，b：ステント留置後

しくは血管内治療）による出血部位の閉塞を行う．一方，虚血例ではまず保存的加療が第一であり，抗血栓療法（抗凝固療法または抗血小板療法）が行われることが多い．しかし，抗血栓療法は出血を合併する可能性もあるため十分に注意する必要がある．特に解離性動脈瘤を認めている場合は，抗血栓療法は避ける必要がある．また診断時に解離性動脈瘤を認めていない場合でも画像検査にて経時的に観察し，拡張性病変の出現の際は治療法を見直す必要がある．拡張性病変の増悪の際は，外科的治療が推奨されている．内頸動脈解離に対する血行再建術を目的とした外科的治療は，病変部の切除とgraftによる再建術，gradual intramural dilatation，EC-IC bypassの報告があるが，近年ではステント留置による血行再建の報告例が散見されている[4～7]．

本症例では左内頸動脈に解離性動脈瘤を認めており，破裂による出血のリスクが高いため，ステント留置術施行となった（図6）．

特発性頸動脈解離の予後は，外傷性に比べ良好とされており，Houserらによると約80％の症例で完全解もしくは改善を認め，20％では狭窄の進行や閉塞を認めたと報告されている[8]．

―――― 文　献 ――――

1) 高木　誠：脳動脈解離．若年者脳卒中診療の手引き．循環器病研究委託費12指—2 若年世代の脳卒中の診断，治療，予防戦略に関する全国多施設共同研究．国立循環器病センター内科脳血管部門，p85-120, 2003
2) 山脇健盛：頭蓋内および頭蓋外の動脈解離．神経内科 58：476-487, 2003
3) 高木　誠：脳動脈解離．脳神経 58：63-97, 2006
4) 竹内昌孝，石黒朋子，阿波根朝光，他：特発性内頸動脈解離の1例．JNET 4：27-32, 2010
5) Ansari SA, Gregory Thomson B, Gemmete JJ, et al：Endovascular treatment of distal cervical and intracranial dissection with the neuroform stent. Neurosug 62：636-646, 2008
6) House OW, Mokri B, Sundt TM, et al：Spontaneous cervical cephalic arterial dissection and its residuum：angiographic spectrum. AJNR 5：27-34, 1984
7) 田中耕太郎，高嶋修太郎（編集）：必携　脳卒中ハンドブック．診断と治療社，東京，2008
8) 端　和夫（編集）：脳神経外科臨床マニュアル．シュプリンガー・ジャパン，東京，2010

17. 線維筋性形成異常症

島根大学医学部皮膚科　今岡かおる

一過性の左半身のしびれ，脱力発作で受診した39歳女性

患者：39歳，女性

主訴：左上下肢のしびれ，脱力発作．

家族歴：母に若年性高血圧，脳梗塞（43歳時発症）．

病歴：5年前から高血圧で近医にて治療中．

初診の1週間前から，突然左上下肢のしびれと脱力が出現，2～3分で消失した．以後，毎日同様の発作が1日数回生じるようになったため当科受診，緊急入院となった．

身体所見：体格，栄養は中等．血圧140/100 mmHg，左右差なし．脈拍76/分・整．皮膚，粘膜正常．頸部血管雑音聴取せず．胸部にてLevine I度収縮早期雑音を聴取．腹部では血管雑音聴取せず，異常なし．四肢動脈拍動正常．浮腫なし．

神経学的所見：意識清明，言語正常．脳神経系：眼底を含め正常．運動系・感覚系・深部腱反射・高次脳機能すべて正常．

検査所見：尿検査：異常なし．末梢血・血沈・生化学検査：正常範囲．凝固系機能・血小板機能：正常範囲．血中レニン・アンジオテンシン系・カテコールアミン系検査：正常範囲．炎症反応陰性，抗核抗体陰性，心電図左室肥大のみ，胸部・腹部単純X線撮影異常なし，頸動脈エコー検査異常なし，頭部CT画像所見異常なし，脳波異常なし．

Q1　若年者の脳梗塞と原因となる原因を挙げて，本例の確定診断のためにさらに必要な検査を述べよ．

本例は35歳の若年者で，特記すべき既往歴がなく，意識障害やけいれんを伴わない，数分間の右上下肢の一過性の脱力発作を繰り返しており，頭部単純CT画像や脳波では異常所見を認めず，アスピリン内服によりただちに発作が消失していることから，一過性脳虚血発作（transient ischemic attack：TIA）であることが強く示唆された．

若年世代（ここでは50歳以下とする）で発症する脳梗塞（以下，若年者脳梗塞）の原因には，非若年者（51歳以上）の脳梗塞とは異なる病態が存在することが，近年の診断技術の進歩により明らかになりつつある．本邦における若年者脳血管障害の頻度や臨床的特徴を調査した全国多施設共同研究（SASSY-Japan）[1]によると，若年者および非若年者に共通する脳梗塞の原因としては，塞栓源性心疾患，動脈硬化危険因子がある．塞栓

表　厚生省特定疾患調査研究班によるFMDの診断の手引き

頸頭動脈系の線維筋性形成異常症
（Cervico-Cephalic Arterial Fibromuscular Dysplasia）

線維筋性形成異常症は腎血管性高血圧症の原因として広く知られているが，ここ10年来，頸部頭蓋内動脈系にも同様の病変がみられるようになり，脳血管障害の原因として，あるいは動脈瘤との関係，ウィリス動脈輪閉塞症（モヤモヤ病）との類似などが注目されている．

A.
1) 乳児より高齢者まで全年齢層にわたるが，50歳以後発見されることが多い．
2) 女性に圧倒的に多い．
3) 臨床的には特有の症状はないが，一過性脳虚血発作や頭痛などの症状を呈することがある．無症状のこともある．また，頸部に bruit を聴取することもある．
4) 脳血管障害（クモ膜下出血，脳梗塞など），脳腫瘍，頭部外傷の際に発見されることも多い．
5) 他臓器の動脈系（腎，肝，冠，腹腔，腸間膜，鎖骨下，四肢の動脈など）に同様の病変を合併することもある．

B. 臨床診断には動脈造影が必須である．頸部内頸動脈，椎骨動脈および頭蓋内動脈に下記の病変がみられる．大部分の症例で病変は第2頸椎を中心として，0.5～6.0cm の範囲にわたり，約80％は両側性である．
1) 典型的：いわゆる念珠状（string of beads）の病変（交互にみられる内腔の狭窄と拡張）．
2) 非典型的：
   イ）単発性の輪状狭窄，その末梢に拡張を伴うこともある．
   ロ）単発性ないし多発性管状狭窄（tubular stenosis）
   以上の所見は粥状硬化，血管攣縮，stationary arterial wave 等と鑑別する必要がある．

C. 病理学的には多発性あるいは単発性に下記の病変がみられる．
以下の2），3）を参考として1）を満たす必要がある．
1) 中膜の線維増生，平滑筋増生；内膜の線維筋性増生；中膜外層の線維増生；外膜の線維増生のいずれか，またはいくつかによる同心円性の狭窄．
2) 狭窄と動脈瘤状拡張とが連携していることが多い．この際拡張部には内弾性板の断裂，消失；中膜筋細胞の減少，消失；線維化がみられる．
3) 解離性動脈瘤を伴うこともある．

診断の基準：
確診：
1) Aを参考とし，Bの1）を満たすもの．
2) A，Bを参考とし，Cを満たすもの．
疑診：
Aを参考とし，Bの2）のイ）あるいはロ）を満たすもの．

西本　詮，遠部英昭：FMD症例の検討．厚生省特定疾患・ウィリス動脈輪閉塞症調査研究班（班長：後藤文男）・昭和54年度研究会報告書．p147，1980[2] より引用．

源性心疾患については，若年者脳梗塞では奇異性脳塞栓症を生じる卵円孔開存，肺動静脈瘻，心房中隔欠損など右左シャント疾患が多く，非若年者では非弁膜性心房細動が主となっている．さらに若年者脳梗塞の特徴は，これら以外の原因，すなわち動脈解離，モヤモヤ病（ウィリス動脈輪閉塞症），抗リン脂質抗体症候群，血液凝固・線溶系の異常（AT-Ⅲ欠損症，プロテインCあるいはS欠損症），膠原病や感染症に起因する血管炎，遺伝性のvasculopathy（CADASIL，Fabry病など）などの原因による可能性があり，これらのさまざまな病態・疾患の存在を考慮しながら診療を進めることが重要である．

線維筋性形成異常症（fibromuscular dysplasia：FMD）は若年者脳梗塞の原因の一つに挙げられており，欧米では多数の報告例が発表されているが，本邦では未だ確認例は少なく，報告例が散見されるのみである．しかし，本症例のように特に脳卒中の危険因子を持たない脳血管障害例においては，上記のような鑑別疾患の検索および脳血管撮影によって，積極的な原因検索を行う必要があると思われる．

Q2　FMDの確定診断に必要なものは何か？

FMDの臨床診断には動脈造影が必須である[2]．厚生省特定疾患調査研究班によるFMDの診断の手引き[2]によれば，頸部内頸動脈，椎骨動脈および頭蓋内動脈に下記の病変を認めることが，FMDの確定診断に必要である（表）．大部分の症例で病変は第2頸椎を中心として，0.5～6.0cmの範囲にわたり，約80％は両側性である．1) 典型的：いわゆる念珠状（string of beads）の病変（交互にみられる内腔の狭窄と拡張）．2) 非

17. 線維筋性形成異常症

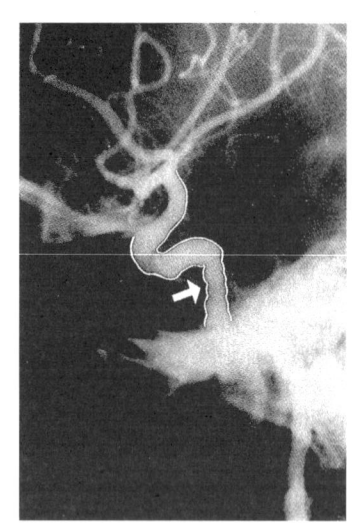

図1 本症例の右CAG
C₅部に"string of beads"像を認める．

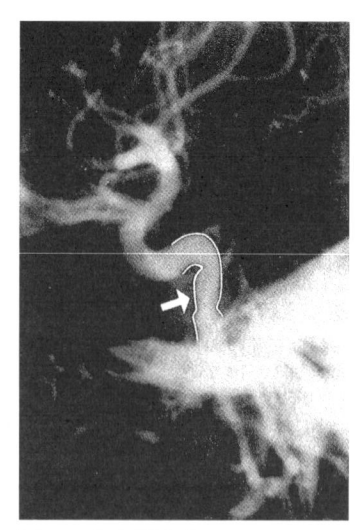

図2 本症例の左CAG
C₅部に内腔の狭窄と拡張を認める．

典型的：イ）単発性の輪状狭窄，その末梢に拡張を伴うこともある．ロ）単発性ないし多発性管状狭窄（tubular stenosis）．以上の所見は粥状硬化，血管攣縮，stationary arterial wave 等と鑑別する必要がある．

FMDの病理組織学的診断には，内膜・中膜・外膜の線維・線維筋性増生，平滑筋増生のいずれか，またはいくつかによる同心円性の狭窄を認めることが必要であり，これらの病変は狭窄と動脈瘤状拡張とが連続していることが多く，解離性動脈瘤を伴うこともあるとされている[2]．

本症例は脳動脈造影検査を施行し，右内頚動脈C5部に典型的な念珠状（string of beads）の病変を確認，左内頚動脈C5部にも連続する血管の拡張と狭窄を認め（図1, 2），血液検査で他の危険因子が除外されたため，FMDであると確診した．なお，本症例は母親にも若年性高血圧と若年性脳梗塞の家族歴があり，本症例の数年前に脳梗塞の再発のため，当科にて脳動脈造影検査が施行されていた．本症例の発症にあたって，母親，検査所見を再度確認したところ，前大脳動脈と中大脳動脈三分岐部に狭窄所見を認め，特に中大脳動脈の狭窄像は"tubular stenosis"であった（図3）．本邦での頚頭動脈系FMDの家族内発症の報告例

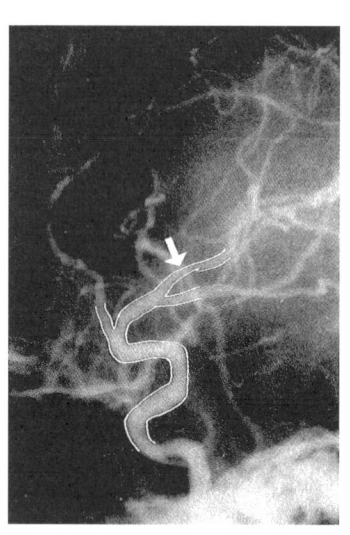

図3 本症例母親の右CAG（55歳，脳梗塞再発時）
前大脳動脈と M₂部に著明な狭窄を認める．M₂部の陰影は"tubular stenosis"様である．

は極めて少ないが，海外では腎血管FMDを含む何らかの血管障害を有する家族歴の家系が相当数あることから，遺伝的因子（特に女性に浸透率の高い）の関与する説も提唱されている[3]．

Q3 本疾患に対する最近の治療について述べよ．

FMDによる脳虚血発症機序としては，動脈硬化性脳血管障害にみられる脳虚血発症機序と同様に動脈壁不整や狭窄に伴う血栓形成，血栓由来の塞栓が起こり，脳梗塞，RIND，微小塞栓による一過性脳虚血発作やamaurosis fugaxが認められる．また頭蓋外動脈FMD病変による脳血管不全やsubclavian steal症候群も報告されている．また，FMDに比較的特異な血管閉塞機序としては解離性動脈瘤があるとされている．FMDの病理学的変化としてもっとも頻度の高いものはmedial FMDであるが，この型のFMDはしばしば中膜の解離を起こし，血管閉塞から重篤な脳梗塞を起こすとされている[4]．

脳卒中治療ガイドライン2009によれば，臨床症候を有するFMDについて，主幹動脈の高度狭窄病変や解離性病変に対しては，外科的治療や血管内治療が推奨されている（グレードC1）．また，FMDの自然経過については見解が分かれており，脳血管造影検査あるいは超音波検査上で狭窄病変の進行を認める症例がある一方，病状の進行が遅い無症候性の軽度狭窄病変から中等度狭窄病変に対しては，経時的な画像検査による経過観察や降圧治療を推奨している（グレードC1）[5]．

文 献
---

1) 峰松一夫，他：若年者脳卒中診療の現状に関する共同調査研究．若年者脳卒中共同調査グループ（SASSY-Japan）．脳卒中 26：331-339, 2004
2) 西本　詮，遠部英昭：FMD症例の検討．厚生省特定疾患・ウィリス動脈輪閉塞症調査研究班（班長　後藤文男）・昭和54年度研究報告書．p147, 1980
3) Mettinger KL, Ericson K：Fibromuscular dysplasia and the brain：Observations on angiographic, clinical and genetic characteristics. Stroke 13：46-52, 1982
4) 福内靖男，後藤文男：動脈のfibromuscular dysplasiaと脳卒中．神経内科 19：541-550, 1983
5) 長田　乾，山崎貴史：線維筋性形成異常症．脳卒中治療ガイドライン2009．協和企画，東京，p263, 2009

18. 遺残原始舌下動脈

島根大学医学部神経内科　三瀧真悟

右麻痺，歩行障害で受診した 70 歳男性

患者：70歳，男性

主訴：右麻痺，歩行障害．

既往歴：5年前から高血圧，糖尿病で内服加療中．

家族歴：特記事項なし．

現病歴：8年前に一過性の右手の脱力があったが，自然軽快したため病院受診などしなかった．入院2日前に高温下での作業後に突然右上肢の脱力が出現，その後右足の脱力も進行し歩行障害をきたしたため来院した．

身体所見：血圧150/70 mmHg，左頸部雑音あり，心雑音なし，肺野清，腹部異常なし，四肢浮腫なし，四肢動脈触知良好．

神経学的所見：意識清明，眼球運動正常，顔面麻痺なし，構音障害なし，右不全麻痺，握力右15 kg・左26 kg，右半身感覚障害あり，小脳症状なし，皮質症状なし．

検査所見：尿検査：糖(2+)，タンパク(-)．血液凝固異常なし．生化学：総コレステロール182 mg/dL，血糖183 mg/dL，HbA1c 6.9％．肝腎機能異常なし，電解質異常なし．

Q1　どのような疾患が考えられ，診断確定にはどのような検査が必要か？

症状は突然発症しており，8年前に一過性脳虚血発作と考えられる症状も呈している．今回の症状は脳血管障害，特に脳梗塞によるものが疑われる．脳幹症状はなく，右半球テント上病変を第一に考える．頭部MRIでは拡散協調像にて左中大脳動脈―前大脳動脈境界域に散在性の高信号を認め（図1a，b），今回の梗塞病巣と考えられる．MRAでは左内頸動脈は閉塞しており，左内頸動脈から脳底動脈に流入する動脈を認める（図1c）．左内頸動脈領域は前交通動脈を介した右内頸動脈系および後大脳動脈の皮質枝吻合を介した側副血行により栄養されていると考えられる．病巣は分水嶺領域にあり脱水を契機とした血行力学的機序が疑われる．3DCT angiographyでもMRAと同様に左内頸動脈から脳底動脈に流入する血管を認め（図2a），同動脈は横断像では舌下神経管を通過しており（図2b），内頸動脈椎骨動脈吻合遺残の可能性が考えられる．

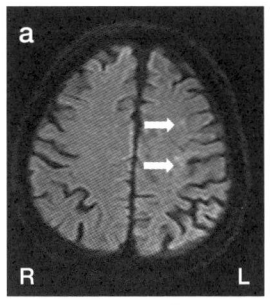

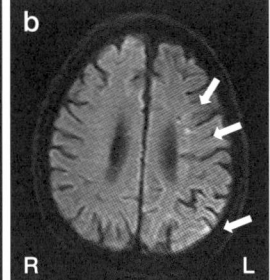

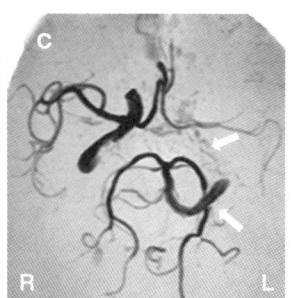

図1 入院時頭部MRI
a, b：DWI, c：MRA．

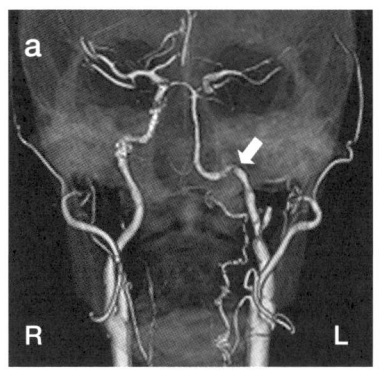

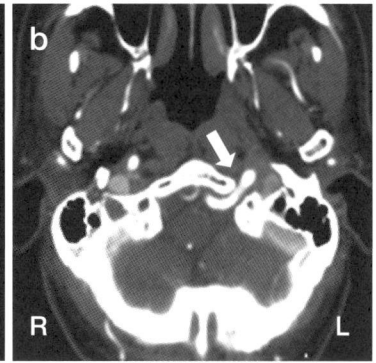

図2 CTA

Q2 内頸動脈椎骨動脈吻合遺残（persistent carotid-vertebrobasilar anastomosis）とはどのような病態か？

 胎生期に内頸動脈と椎骨・脳底動脈系の間には4つの原始血管吻合（primitive trigeminal, otic (acoustic), hypoglossal, and proatlantal intersegmental arteriy）が存在する．これらの胎生期吻合は4〜5mm胎生期に出現し，約一週間存在した後，後交通動脈および椎骨動脈の発達とともに徐々に衰退していく[1]．舌下動脈遺残は三叉動脈遺残に次いで多く，頻度は約0.02〜0.09％と報告されている[2]．女性に多く，左側に多い傾向があるが，1.4％は両側性である[3]．遺残舌下動脈はC1からC3レベルで内頸動脈から分岐し，舌下神経管を通過して脳底動脈に吻合する[4]．舌下動脈遺残例の2〜6％で両側の椎骨動脈は低形成であり，また1％で同側の後交通動脈が存在しないとされる[5]．

Q3 原始舌下動脈遺残によりどのような症状を呈するか？

 内頸動脈分岐部はhemodynamicな血管ストレスがかかりやすく，これが動脈硬化の進展あるいは動脈瘤形成の潜在的な危険因子になると考えられている[6]．原始舌下動脈は内頸動脈分岐部から分枝しており，血管ずり応力の増強により動脈硬化の進展に影響を与える可能性がある．実際に原始舌下動脈に関連した動脈瘤形成例や塞栓症例の報告がある[7]．原始舌下動脈は後方循環系のfeeding arteryとなっており，原始舌下動脈自体の閉塞や内頸動脈系の血栓は，後方循環系に病巣を起こすことになる．また原始舌下動脈は舌下神経管を通過しており，原始舌下動脈に形成された動脈瘤により舌下神経麻痺を呈したり，舌咽神経痛の原因となることもある．本症例では糖尿病や脂質異常といった動脈硬化のリスク因子のほかに原始舌下動脈遺残による血管ストレスの増強が，左内

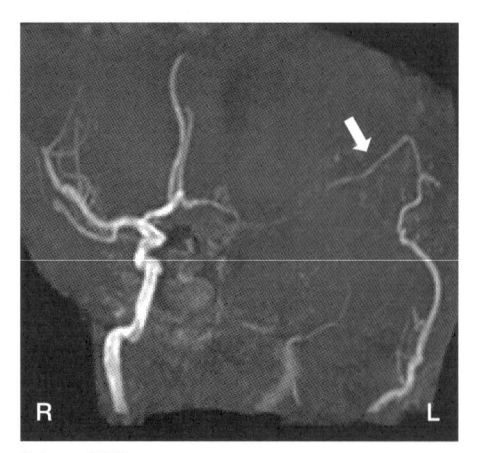

図3　術後MRA

頸動脈閉塞の要因の一つとなった可能性もある．本例では左内頸動脈閉塞に対して，浅側頭動脈—中大脳動脈吻合術を行い（図3），以後再発は認めていない．

―― 文　献 ――

1) Padget DH：The development of the cranial arteries in the human embryo. Contr Embryol **32**：205-261, 1948
2) Padget DH：Destination of the embryonic intersegmental arteries in reference to the vertebral artery and subclavian stem. Anat Rec **119**：349-356, 1954
3) Resche, Resche-Perrin I, Robert R, et al：The hypoglossal artery-a new case report-review of the literature. J Neuroradiol **7**：27-43, 1980
4) Brismar J：Persistent hypoglossal artery：diagnostic criteria. Acta Radiol Diagn **17**：160-166, 1976
5) Kapoor K, Singh B, Dewan LT：Variations in the configuration of the circle of Willis. Anat Sci Int **83**：96-106, 2008
6) Meng H, Zhijie W, Hoi Y, et al：Complex hemodynamics at the apex of an arterial bifurcation induces vascular remodeling resembling cerebral aneurysm initiation. Stroke **38**：1924-1931, 2007
7) Fields WS：Persistent hypoglossal artery in association with advance atherosclerosis. Neurosurg Rev **3**：37-40, 1980

19. 抗リン脂質抗体症候群

島根大学医学部膠原病内科　近藤正宏, 村川洋子

全身性エリテマトーデスの経過中, 右手脱力, 失語を発症した 42 歳女性

患者：42歳, 女性

主訴：右手脱力, 失語.

現病歴：30歳のとき他医にて全身性エリテマトーデス（systemic lupus erythematosus：SLE）, ループス腎炎と診断された. プレドニゾロン, シクロフォスファミド等にて治療され, 良好にコントロールされていた. 平成X年6月14日朝, 右手脱力が出現したため当院受診. 右上肢麻痺を認め, 頭部MRIにて（図1）脳梗塞と診断され, 入院となった.

既往歴：28歳時自然流産（妊娠26週）.

生活歴：タバコ（-）アルコール（-）.

身体所見：血圧 120/88 mmHg, 脈拍数 66/分・整, 意識清明, 構語障害あり, 歩行正常, 右上肢に不全麻痺を認める.

検査所見：血算：白血球数 4,180/μL, 赤血球数 376万/μL, ヘモグロビン 12.0 g/dL, ヘマトクリット 36.6％, 血小板数 9.8万/μL, 血沈 61 mm/h. 凝固系：PT sec 11.7 sec, INR 1.03 sec, APTT 44.2 sec, AT3 136％. 生化学検査：総コレステロール 198 mg/dL, 中性脂肪 132 mg/dL, 尿素窒素 12.9 mg/dL, Crea 0.64 mg/dL, CRP 0.2 mg/dL, HbA1c 5.3％. 免疫学的検査：免疫複合体（C1q）9.6 μg/mL, 抗二本鎖-DNA抗体 62.3 IU/mL, IgG 1,173 mg/dL, IgA 384 mg/dL, IgM 92 mg/dL, C_3 83 mg/dL, C_4 3.0 mg/dL, CH_{50} 15.1. 尿検査異常なし.

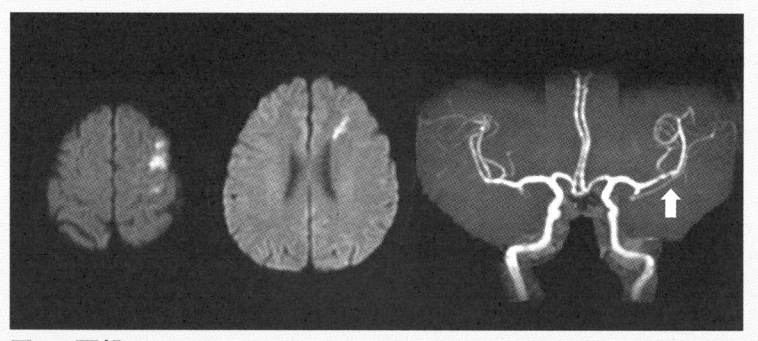

図1　頭部MRI
拡散強調画像にて, 左前頭葉皮質や白質に高信号, 前大脳動脈―中大脳動脈 watershed 領域に一致する部位にも高信号がみられる. MRangio では, 左中大脳動脈 M1 遠位から分岐部に狭窄が疑われる（矢印）.

Q1 疑われる疾患は何か？

脳梗塞のリスクファクターとして，高血圧，糖尿病，脂質異常症，喫煙などが挙げられるが，本例ではこれらのリスクファクターに該当するものはなかった．本例はSLEに対してプレドニゾロンを長期間服用している患者であり，脳梗塞の原因としては，ステロイド長期服用に伴う動脈硬化性のものも疑われるが，本例のような膠原病が基礎にある患者の場合には，二次性抗リン脂質抗体症候群を疑って調べていく必要がある．一般検査において，血小板減少（40～50％），APTT延長，梅毒血清反応生物学的偽陽性などの所見，既往に習慣性流産，血栓症の既往があれば抗リン脂質抗体症候群を疑っていくことになる．しかし，これらの所見は必ずしもみられるものではなく，若年での脳梗塞や，リスクファクターの少ない症例では，抗カルジオリピン/β2GPI抗体，ループスアンチコアグラント，抗プロトロンビン抗体などの検査を行う必要がある．

本例では以下の検査所見が得られた．

プロテインC 130％（基準値70～150），プロテインS 67％（65～135），ループスアンチコアグラント 1.52（基準値<1.3），中和前81.9秒，中和後53.9秒，抗CL-GP1Ab（IgG）>120 U/mL（基準値<1.0）．

よって，本例はSLEに合併した抗リン脂質抗体症候群による血栓症（脳梗塞）と診断した．本疾患においては，国際ワークショップによる診断指針が示されており（表1）[1]，本例においてもこの診断基準を充足していた．

Q2 抗リン脂質抗体症候群について説明せよ．

抗リン脂質抗体には基礎疾患のない，原発性抗リン脂質抗体症候群と，基礎疾患のある続発性抗リン脂質抗体症候群に分けられる．基礎疾患のなかでは，SLEの割合がもっとも多く，その他にも

表1 抗リン脂質抗体症候群：国際ワークショップによる診断指針（1999）

臨床所見	1. 血栓症 2. 妊娠異常 　（a）妊娠10週以降の胎児死亡※ 　（b）子癇または胎盤血流不全による妊娠34週以前の早産 　（c）妊娠10週以前の3回以上の流産歴※※
検査所見	1. β2-GPI依存性の抗カルジオリピン抗体陽性※※※ 2. ループスアンチコアグラント陽性※※※

※ 形態的に正常であることを要する．
※※ 形態学上，染色体上正常であることを要する．
※※※ 抗体は中等度以上の力価であるか，または6週間を隔てて2回以上陽性を示す必要がある．ループスアンチコアグラントは，活性化部分トロンボプラスチン時間延長，カオリン凝集時間延長，dRVVT，希釈プロトロンビン時間，Textarin時間，あるいは延長した凝固時間が正常血漿，リン脂質の添加により是正されるか否かにより判定する．この際，ほかの凝固因子異常が除外されている必要がある．
Wilson WA, et al. Arthritis Rheum 42：1309, 1999[1] より引用．

関節リウマチ，シェーグレン症候群，皮膚筋炎／多発性筋炎，血管炎，強皮症などに合併することもある．

全身の血管に血栓が形成されうるが，動脈にも静脈にも血栓形成が起こりうるのが本疾患の特徴である．動脈系血栓のほとんど（約90％）は脳血管において生じる．

一方，静脈系血栓では下肢深部静脈血栓症を起こすことがもっとも多く，また胎盤内血栓形成（胎盤梗塞）による，不育症（習慣性流産）の原因疾患としても重要である．血栓を繰り返し生じやすいのも特徴であり，約半数例で再発がみられるとの報告もある．

本疾患の原因は不明であり，いくつかのメカニズムが推測されている．代表的なものとしては，①何らかの原因で，本来細胞二重膜の内側に存在するphosphatydilserine（PS）が細胞外へ表出する，②細胞表面へ表出したPSに対してβ2GPIが結合する，③PSに結合することによってβ2GPIの立体構造が変化し，抗原性を持った部位が表出する，④PSに結合し，立体構造が変化したβ2GPIに対して抗カルジオリピン/β2GPI抗体が結

表2 抗リン脂質抗体症候群の治療方針試案（小池，渥美）

《静脈血栓症》
- ワーファリンが第一選択（INR 約2.0）
- 少量アスピリン（81〜100mg/日）の併用

《動脈血栓症》
- 少量アスピリン必須
- 抗血小板凝集抑制剤の併用：塩酸チクロピジン100〜200mg/日，またはベラプロスト120mg/日，シロスタゾール200mg/日，サルポグレラート300mg/日のいずれかでもよい．
- 症例により※ワーファリンの併用（INR 約2.0）

《妊娠合併症》
1) 妊娠合併症の既往のある場合
   (1) 少量アスピリン
   (2) (1)が無効のとき，ヘパリン（または低分子ヘパリン）の併用
2) 血栓症の既往のある場合
   少量アスピリンとヘパリン（または低分子ヘパリン）併用

※動脈血栓症でワーファリンが必要な場合：弁膜合併症の存在するとき，明らかなトロンビン生成の亢進を認める場合，抗血小板薬を使用しても血栓症が再発するとき，など．

合すると，細胞内へシグナルが伝達され，tissue factorなどが産生されることにより血栓形成が始まる，というものである．

Q3 抗リン脂質抗体症候群の治療について説明せよ．

抗リン脂質抗体陽性例のうち，血栓症を合併するものは20〜30％とされており，大部分の症例では血栓症を生じない．しかし，一度発症した症例のうち，半数以上で繰り返し血栓症を起こすことが知られている．したがって，これまでに血栓症を生じておらず抗体価も低い例では治療は要しないが，すでに血栓症を生じている例や，血栓症は生じていないけれども抗体価が高い例，あるいは複数個の抗体が陽性である例では十分な治療が必要となる．静脈血栓症に対してはワーファリンが用いられ，動脈血栓症に対しては少量のアスピリンと血小板抑制剤を併用し，症例によってワーファリンを加える．

抗リン脂質抗体の治療については，小池らから試案が示されている（表2）．本例では，脳梗塞に対してアルガトロバン（ノバスタン®）の投与を行い，それとともに少量アスピリン，ワーファリンによる治療を行った．以後，血栓症の再発はみられていない．

文献

1) Wilson WA, Gharavi AE, Koike T, et al：International consensus statement on preliminary classification criteria for definite antiphospholipid syndrome：report of an international workshop. Arthritis Rheum 42：1309, 1999

20. 原発性脳血管炎

島根県立中央病院神経内科　濱田智津子

物忘れ，頭痛で発症した72歳男性

患者：72歳，男性

主訴：物忘れ，頭痛，意識障害．

家族歴：特記すべき事項なし．

既往歴：特記すべき事項なし．

病歴：2ヵ月前から徐々に物忘れ出現．近医外来受診しアルツハイマー型認知症の疑いがあるとして内服処方された．その後も改善なく1ヵ月前から頭痛，ふらつきが出現．受診1週間前から急速に意識障害，左側への注意障害，左片麻痺などが出現したため来院した．

身体所見：血圧156/92mmHg，脈拍64回/分・整，頸部血管雑音なし，呼吸音清，心雑音なし．

神経学的所見：JCS Ⅲ-100，不穏があり従命は不可，瞳孔左右差なし，対光反射両側速，眼球左右へのゆっくりしたrobingあり，顔面左右差なし，左上下肢完全麻痺，筋緊張亢進，腱反射左上下肢亢進，左バビンスキー陽性，項部硬直あり．

検査所見：血液検査：WBC 6,200/μL，血沈正常，D-dimer 1.95μg/mL，T-chol 192mg/dL，TG 66mg/dL，Na 131mEq/L，K 3.9mEq/L，HbA1c 4.7％，CRP 0.0mg/dL，抗核抗体陰性，免疫グロブリン正常．髄液検査：初圧230mmH₂O，終圧150mmH₂O，細胞数34/mm³（N：L=1：6），タンパク370mg/dL，糖62mg/dL，クロール114.0mEq/L（118〜132），IgG index 1.0（0.34〜0.85），IgM 3.18mg/dL，オリゴクローナルバンド陰性，ミエリン塩基性タンパク380pg/mL（0〜102）．心電図：洞調律，明らかなST-T変化なし．

Q1 本例の特徴，鑑別疾患を挙げ，診断のために必要な検査とその所見について述べよ．

本例では，認知症，頭痛，ふらつきなど，びまん性の脳損傷に基づく症状に加え，注意障害や片麻痺などの局所神経症状が亜急性に進行している．このような症状を示す場合，まれな疾患ではあるが，原発性脳血管炎（primary angiitis of the central nervous system：PACNS）を鑑別に入れ精査を行う必要がある．本疾患は臨床症状が多彩であるためさまざまな鑑別疾患を要する．鑑別には結核，真菌など一部の髄膜脳炎，クロイツフェルト-ヤコブ病，多発性硬化症，脳膿瘍，悪性腫瘍，全身性の血管炎を示す疾患，膠原病，また血液凝固異常など通常とは異なるタイプの脳血管障害，アミロイドアンギオパチー，ミトコンドリア

脳筋症などが挙げられる．また局所症状が軽微な場合，正常圧水頭症，慢性硬膜下血腫なども鑑別する必要がある．

PACNSは中枢神経（CNS）に限局した血管炎で，主に脳や脊髄の軟膜および脳実質内の直径約200～300μmの細動脈から中動脈レベルの血管が障害される．isolated CNS vasculitis, primary CNS vasculitis, granulomatous agiitis of the nervous system などの名で呼ばれることもある．現在のところ，原因ははっきりしておらず，マイコプラズマ，水痘・帯状疱疹ウイルス（VZV）などの感染症がきっかけとなって血管炎を引き起こした例が報告されていることや，PACNS患者の血管にしばしばアミロイドの沈着を認めることから，その両者を含めた複数の原因の関与が示唆されている．血管炎はCNSのどの部位にも起こり得，さまざまな非特異的な症状を示すと同時に，その障害が分節状，巣状であるため，病変に相応した巣症状を示すこともある．また症状の進行は一般的に亜急性の経過をたどることが多いが，けいれんなどで急性に発症する例や，頭痛が持続する慢性の経過をたどる例もある．そのうち臨床症状としては，認知機能低下83%，頭痛56%，けいれん・発熱30%，脳梗塞14%，脳出血12%の順に多く，その他脊髄の血管も同様に障害されれば，各レベルに応じた症状が出現する．小児から高齢者まであらゆる年代で発症しうるが，一般に大人では40～60歳代の発症報告が多く，男女差はないとされている．

現在のところ，PACNSの診断，治療に関する確立されたガイドラインは存在しない．PACNSの診断を難しくしているのは，疾患がまれであり，原因もはっきりしていないことに加え，一般的な非侵襲的検査では特異的な所見が得られにくいためである．したがって診断には，血液検査，髄液検査，各種画像検査などにより全身性の疾患がないことを証明すると同時に，カテーテルによる脳血管造影，脳生検といった侵襲的な検査により血管炎の存在を示す必要がある．

本症例でも初診時の血液検査ではWBC 6,200/L，CRP 0.0 mg/dLと全身性の炎症を示唆する所見は得られていない．一方，髄液検査には非特異的であるが80～90%の何らかの異常が認められるとされており，本例でも髄液タンパク370 mg/dLと上昇がみられている．

画像ではCTでの感度は30%と低いが，MRIでは約80%に異常所見がみられるといわれている．血管炎に伴って単発，または多発の白質・灰白質の脳梗塞巣や出血巣が確認され，それが腫瘍状にみえることもある．また小血管の炎症であることを反映し，虚血により脆弱といわれる白質に非特異的なT2高信号を認めることが多い．一般的にこれまで画像検査のゴールドスタンダードはカテーテルによる脳血管造影であるといわれているが，その感度は60%と高くない．それは病変のある血管の多くが血管造影で確認できる解像度以下のレベルであるからである．典型的なPACNSの血管造影は小動脈の拡張，狭窄を示し"ビーズ状"と称される．その他周辺の血管やそこからはずれた血管も不揃いで，閉塞や途絶などもみられる．画像の進歩に伴い，近年は脳血管造影検査を補完するMRI所見についての文献が散見される．そこでは上記の所見以外に，病変部の軟膜や皮質下に線状，斑状のガドリニウム造影効果が認められることや，微小出血の検出にT2*が有用であることなどが記されている．本例でも小血管の障害による梗塞が拡散強調画像で微小高信号として確認され（図1a），またFLAIR画像で右半球優位に深部白質の高信号が認められた（図1b）．その周囲にはT2*にてmicrobleeds（図1c）や，造影検査で軟膜を中心とした造影効果（図1d）も認められている．

Q2 確定診断に必要な検査とその特徴，ならびに治療法について述べよ．

確定診断は脳生検で行われ，軟膜，脳皮質の小血管の炎症を証明することが重要である．画像上局所病変に乏しい場合，劣位半球の前頭前野，側頭葉先端などが生検部位として選択されることが

20. 原発性脳血管炎

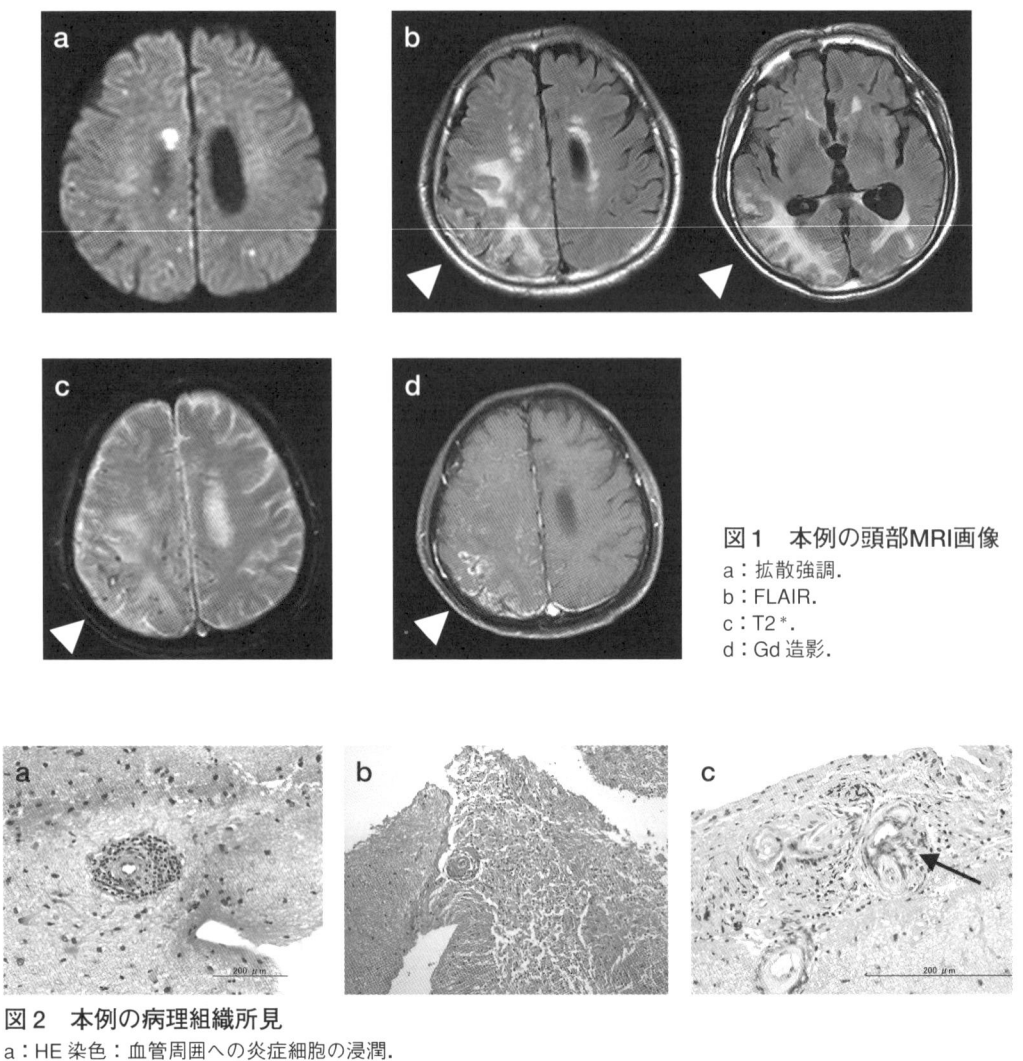

図1　本例の頭部MRI画像
a：拡散強調．
b：FLAIR．
c：T2*．
d：Gd造影．

図2　本例の病理組織所見
a：HE染色：血管周囲への炎症細胞の浸潤．
b：HE染色：小血管の閉塞とその周りの壊死，反応性グリオーシス．
c：免疫染色：軟膜内の血管に沈着したアミロイドβタンパク．

あるが，多くは画像上の病変部位で後遺症を残しにくい部位からの生検となる．病巣の分布は巣状で，細動脈レベルの血管壁にリンパ球やマクロファージ，組織球などの単核細胞の浸潤がみられる（図2a）．時に炎症細胞により血管壁全層にわたり破壊所見がみられることもあるが，一般的には中膜は保たれている．脳実質内には虚血や出血の影響として反応性のグリオーシスを認めることもある（図2b）．類上皮細胞やラングハンス型巨細胞が本症例の特徴的な所見とされているが，その形成の程度はさまざまで，出現を認めない場合もある．偽陰性が25％と報告している文献もあり，しばしば画像的に異常を呈した部位と組織学的に異常所見を示す部位が異なる．本例でも実際の開頭時の脳所見は画像に比して穏やかで，わずかにくも膜に炎症が認められるのみであり，病変の同定に苦慮した．病理標本では軟膜，皮質内の血管，血管周囲への炎症細胞浸潤と閉塞血管周囲の反応性グリオーシスが確認されている．また，本疾患の原因の一つでもあるアミロイドβ（Aβ）タン

パクの血管沈着もみられた（図2c）.

治療については，大規模な治療研究がなく，経験に基づいた免疫抑制剤を用いた治療が行われているのが現状である．重症の結節性多発動脈炎の治療に準じて，副腎皮質ステロイドとシクロフォスファミドが使用されることが多い．経口でプレドニゾロン1 mg/kg/日から漸減，さらにシクロフォスファミド1.5〜2.0 mg/kg/日併用しながら約6ヵ月の継続治療が行われることが多い．初めにステロイドパルス療法（1,000 mg/日×3日）を行うこともある．本例ではステロイドパルス2クール後，プレドニゾロン60 mg/日から開始，約半年かけて5 mg/日まで減量し，併せて月1回のシクロフォスファミドパルス療法（500 mg/m²）計6回を施行した．

Q3 アミロイド沈着がみられるPACNSに対する最近の知見を述べよ．

PACNSでは本例のように血管壁にアミロイド沈着を示す例がしばしばみられ，約25％としている文献もある．この一群は年齢60〜70歳代とPACNSのなかでは比較的高齢で男性優位，認知症を示す割合が高いとされている．組織標本においては血管周囲の肉芽腫の形成は比較的軽度であるが，造影MRIでは軟膜の造影効果が高く，病理像でも血管壊死像がしばしば確認されることから，炎症細胞による血管障害の他に，アミロイド沈着自体がもたらす血管障害も影響していると考えられる．同様に脳内の血管壁にアミロイド沈着を示す疾患としてアミロイドアンギオパチー（CAA）があるが，この疾患のなかにも一定の割合で，亜急性に進行する認知機能低下，けいれんなどで発症し，免疫抑制剤に反応を示す一亜型が存在することが報告されている．皮質下出血で発症する群よりもやや若い60歳代で発症し，頭部MRI画像のT2*での微小出血に加え，非対称性皮質下白質病変が特徴的で，時には腫瘍類似のmass effectを伴うとされている．両者ともAβタンパクの免疫原性が疾患の成立に重要な役割を果たしていると推測され，総称してAβ-related angiitis，amyloid angiopahty-related inflammationなどと呼ばれている．脳内へのアミロイドの沈着は他にアルツハイマー病などの原因にもなりうるが，これら疾患の臨床的差異がどのようにして生まれるのかは現在のところはっきりしておらず，今後の研究課題とされている．

──── 文　献 ────

1) J.Bogousslavsky，他（編著），田川皓一（監訳）：uncommon脳卒中学．西村書店，2004
2) Fountain NB, Eberhard DA：Primary angiitis of the central nervous system associated with cerebral amyloid angiopathy：Report of two cases and review of the literature. Neurology 40：190-197, 1996
3) Singh S, John S, Joseph T, et al：Primary angiitis of the central nervous system：MRI features and clinical presentation. Australasian Radiology 47：127-134, 2003
4) Scolding NJ, Joseph F, Kirby PA, et al：Aβ-related angiitis：Primary angiitis of the central nervous system associated with cerebral amyloid angiopathy. Brain 128：500-515, 2005

21. 大動脈炎症候群（高安動脈炎）

島根大学医学部膠原病内科　角田佳子

微熱の持続，左手冷感，しびれ，頭痛，めまいで受診した24歳女性

患者：24歳，女性

主訴：頭痛，めまい，微熱．

家族歴：特記事項なし．

病歴：2年前に，検診で心雑音を指摘され，大動脈弁閉鎖不全症と診断された．同時期より，肩こり，頭痛の自覚があったが，放置していた．最近，37℃台の微熱が持続し，背部痛，頭痛，左手の冷感，痺れが出現．さらに浮動性のめまいを自覚するようになったため来院した．

身体所見：身長165cm，体重69.5kg，体温37.2℃，血圧右92/70mmHg・左 触診にて70mmHg，脈拍94/分・整，橈骨動脈の拍動は両側とも微弱，左上肢は挙上するとだるさを自覚．結膜：貧血黄疸なし．頸部：両側頸部（R>L）で血管雑音を聴取．胸部：呼吸音正常，3LSBに拡張期逆流性心雑音を聴取．腹部：血管雑音を聴取，平坦かつ軟，圧痛なし，グル音正常．膝窩動脈，足背動脈の触知は良好，左右差なし．

神経学的所見：意識清明，精神正常，言語正常，見当識正常．脳神経：視力・視野正常，眼瞼下垂（-），眼球位置正常，眼球運動，自発眼振・複視なし，瞳孔正円同大，対光反射正常，顔筋麻痺なし，顔面知覚左右差なし．運動：筋トーヌス正常，筋萎縮なし，筋線維束性攣縮なし．深部腱反射：四肢すべて正常，病的反射（-）．知覚：左手指先の痺れ，冷感を自覚，他は知覚異常なし．位置覚・振動覚正常，起立・歩行正常，髄膜刺激症状なし．

検査所見：血液：白血球数 $6.52 \times 10^3/\mu L$（Seg 63.0%，Eos 1.0%，Mono 3.0%，Lymph 33.0%），赤血球数 $3.64 \times 10^6/\mu L$，Hb 8.4g/dL，ヘマトクリット28.2%，血小板数 $472 \times 10^3/\mu L$，血沈1hr 130mm，血沈2hr値140mm．凝固系：PT 11.9sec，APTT 37.6sec，Fib 742mg/dL，DP 1.8μg/mL，D dimer 1.2μg/mL，AT3 76%．生化学：総蛋白7.0g/dL，アルブミン2.8g/dL，T-Bil 0.2mg/dL，D-Bil 0.1mg/dL，AST 7IU/L，ALT 5IU/L，LDH 114IU/L，Alp 209IU/L，LAP 22IU/L，γ-GTP 16IU/L，ChE 187IU/L，CK 25IU/L，Amylase 39IU/L，総コレステロール158mg/dL，中性脂肪81mg/dL，HDL-C 31mg/dL，LDL-C 104mg/dL，尿素窒素14.4mg/dL，Crea 0.58mg/dL，尿酸4.7mg/dL，Na 142mEq/L，K 3.9mEq/L，Cl 107mEq/L，Ca 8.7mg/dL，鉄16μg/dL，TIBC 221μg/dL，フェリチン71ng/mL，CRP 7.1mg/dL，血糖89mg/dL，HbA1c 5.0%，抗核抗体40倍（speckled），MPO-ANCA < 10.

Q1 本例の特徴を挙げて，確定診断のためにさらに必要な検査について述べよ．

若年女性にみられる微熱，頭痛，めまい，炎症反応高値，血管雑音などが本症例の特徴として挙げられる．これらの症状を呈しうるもっとも考えやすい疾患として，大動脈炎症候群がある．大動脈炎症候群は大動脈およびその基幹動脈，冠動脈，肺動脈に生じる大血管炎である．本邦では大動脈炎症候群と呼ばれることが多いが，欧米での呼称は「高安動脈炎（Takayasu arteritis）」である．本邦では，男女比は約1：8で，女性に多く，初発年齢のピークは20歳前後にあるが，中高年で初発する例もまれではない[1]．病理学的には動脈外膜側から内膜側に進展する血管炎である．症状は全身の炎症，血管炎による疼痛と血管狭窄，閉塞，拡張による症状であり，炎症が沈静化した後も臓器障害や動脈瘤が問題となる．若年性の脳梗塞を起こす原因となることもある．若い女性で，発熱や全身倦怠感を訴え，①脈拍，血圧の左右差，②血管雑音，③心雑音（大動脈弁閉鎖不全），④頭部乏血症状を認めれば診断にいたるが，内腔が狭窄する前は虚血も乏血症状もないため診察所見としては特徴的なものは認めず，早期診断は困難となりやすい．初発症状は原因不明の発熱，頸部痛，全身倦怠感や炎症反応（血沈，CRP高値），貧血など非特異的で，その後血管病変を呈してくる．厚生省難治性血管炎研究班平成10年度報告書によれば，臨床症状としては上肢乏血症状を呈する例が多く，左右上肢の血圧差は約46％，脈を触知しないのは約31％で認められ，次いで頭部乏血症状が多く認められる．めまいが約33％，頭痛が約20％の症例で認められる．視力障害は約10％，また失明は全体の約1.7％に認められるといわれる[1]．

症状は多彩で，非特異的であり，診断が遅れることも多いので，早期診断には患者の病歴をきちんと聴取することが有用となってくる．

診断には Digital Subtraction Angiography （DSA）や MR Angiogyaphy，3D-CT などの画像

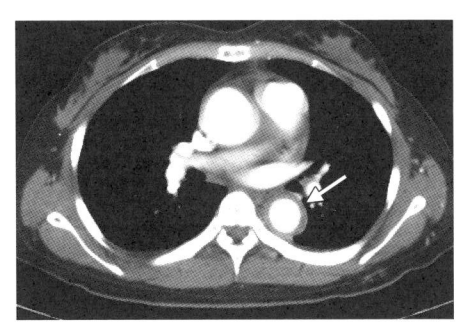

図1　胸部造影CT
大動脈壁肥厚が認められる．

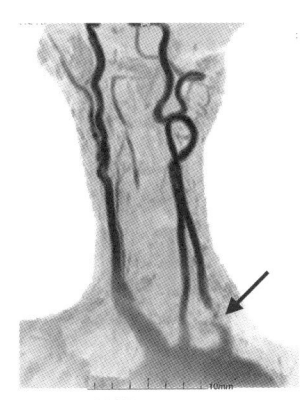

図2　頭部MRA
左鎖骨下動脈閉塞，左椎骨動脈近位部狭窄が認められる．

検査が必要で，大動脈やその分枝の壁の不整や狭窄，閉塞，びまん性の拡張病変を認めれば診断にいたる．内腔狭窄のみられない初期には，PETやGd造影大動脈壁MRIにて，浮腫（炎症）を検出することが有用となる．

本症例では，3D-CTやMRI検査にて大動脈壁肥厚，左鎖骨下動脈狭窄，左椎骨動脈起始部狭窄，左外頸動脈閉塞，両側内頸動脈壁肥厚など多発血管狭窄が認められた（図1，2）．

Q2 鑑別すべき疾患と注意すべき合併症は何か？

本症例に特異的な血液，生化学検査はなく，CRPや血沈，白血球数，ガンマグロブリン，貧血の有無から大動脈炎症候群の活動性の評価を行い，並行して易血栓性の検討（血小板凝集能，フ

表1　大動脈炎症候群の合併症

合併症（心臓弁）	
大動脈弁閉鎖不全	33.8%
大動脈弁変化	7.1%
大動脈弁逆流評価	
Ⅰ	10.8%
Ⅱ	7.6%
Ⅲ	10.1%
Ⅳ	21.7%
合併症（心臓）	
虚血性心疾患	10.7%
合併症（心臓外）	
眼症状	16.4%
白内障	4.0%
眼底所見	8.9%
腹部大動脈瘤	5.0%
解離性動脈瘤	0.9%
腎障害	10.9%
蛋白尿	8.7%
腎動脈狭窄	14.7%
高血圧合併症	46.8%
脳虚血発作	14.9%
脳血栓	5.5%
脳出血	0.7%
一過性脳虚血発作	5.7%

厚生省難治性血管炎研究班平成10年度報告書より引用.

ィブリノーゲン，PT，APTT，ATⅢ）の評価を行う．

鑑別すべき疾患としては①動脈硬化症，②炎症性腹部大動脈瘤，③血管ベーチェット病，④梅毒性中膜炎，⑤側頭動脈炎，⑥先天性血管異常，⑦細菌性動脈瘤が挙げられるが，動脈硬化症とは年齢である程度鑑別可能である．炎症性腹部動脈瘤は水腎症を伴い，CTでMantle signが特徴である．血管ベーチェットは，嚢状の動脈瘤をきたすことがあるが，血管病変に加えてベーチェット病の症状も呈するため，症状やその他の所見を参考にして鑑別は可能である．側頭動脈炎は高齢者に好発し，リウマチ性多発筋痛症を高率に合併する巨細胞性血管炎であり，鑑別可能である．先天性血管異常としてはmid-aortic syndromeがあるが，大動脈の縮窄を認めるも，壁は平滑である点から，また細菌性動脈瘤は嚢状の動脈瘤を呈するが，それ以外に病変を認めないことから鑑別可能である．

合併症としては大動脈炎閉鎖不全症，大動脈瘤，大動脈解離，脳虚血発作，肺梗塞，狭心症，鎖骨下動脈盗血症候群，異型大動脈縮窄症，腎高血圧症が挙げられるが，中でも3分の1の例に合併する大動脈弁閉鎖不全症は予後にかかわる重要な合併症である（表1）．

本症例では大動脈弁閉鎖不全症，冠動脈狭窄，腎動脈狭窄などが認められた．

Q3　本症に対する最近の治療の試みについて述べよ．

大動脈炎症候群に対する治療は内科的治療が原則であるが，大動脈弁閉鎖不全症や冠動脈狭窄，大動脈の拡張性病変などを有する症例では外科的治療を考慮する．

内科的治療においてはステロイド療法（レベルA，推奨度クラスⅠ）がゴールデンスタンダードであるが，時にステロイド抵抗性となる症例を認め，ステロイド抵抗例に対しては新規な治療法が試みられている．現時点での内科的治療法の流れを図3に示す[1]．

ステロイド抵抗例に対しての治療はガイドラインによると，図3に示すような治療法が併用されている．しかしいずれも保険適応外使用であり，活動性評価を参考に治療の必要性を検討し，十分なインフォームドコンセントを行ったうえで実施する必要がある．

1．ステロイド治療

一般的にステロイド反応性は良好といわれている．容量反応試験のエビデンスはないが，プレドニゾロン20～30 mg/日程度が一般的であり，重症度や検査データを考慮し増減する．欧米における初期投与量は30 mg/日以上の中等量から1 mg/kgの大量投与が行われるが，改善率では本邦と欧米における明らかな差はなく，初期投与量の差異がみられる理由は不明である[2]．本邦でも重症度に応じて60 mg/日を目安に初期投与量の増量も行われている．

2．臓器梗塞予防への治療（表2）

大動脈炎症候群では血管狭窄による臓器梗塞が生じる．1998～2000年に行われた本邦における

```
高安動脈炎の診断
        ↓
プレドニゾロン 20 ～ 30mg/日
（症例により60mg/日まで増量）     ―有効→  プレドニゾロン漸減
        ↓減量困難
*  1) MTX   6 ～ 15mg/週
   2) CPA 50 ～ 100mg/日内服
      または 300 ～ 750mg/m² 点滴投与     ―減量困難・改善・減量困難→
   3) CsA 3mg/kg/日
   4) AZP 2mg/kg/日   のいずれか
        ↓無効
*  MMF  1.5 ～ 3g/日     ―有効→
        ↓無効
*  1) インフリキシマブ 3mg/kg
      または                  ―有効→
   2) エタネルセプト 25mg/週2回
```

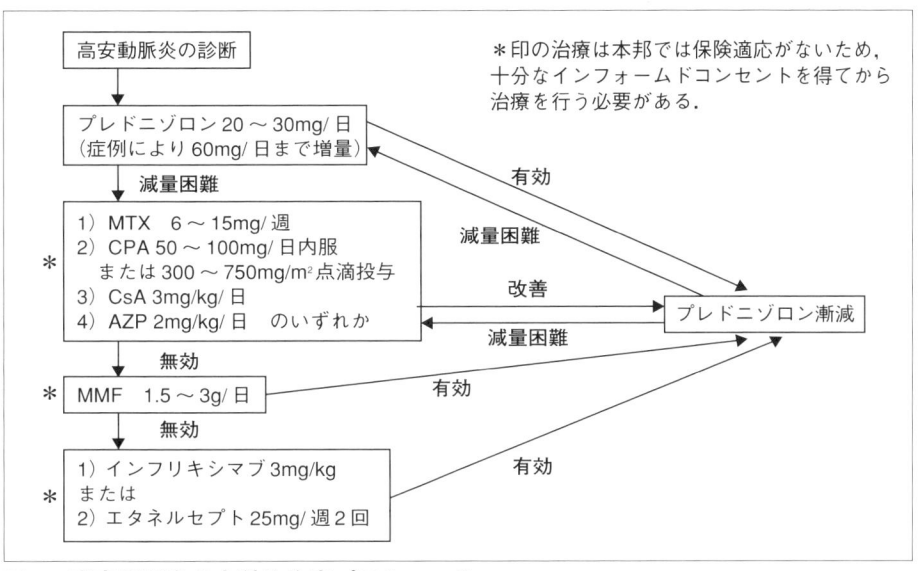

*印の治療は本邦では保険適応がないため，十分なインフォームドコンセントを得てから治療を行う必要がある．

図3　高安動脈炎の内科的治療プロトコール

尾崎承一，安藤太三，居石古夫，他：血管炎症候群の診療ガイドライン．循環器病の診断と治療に関するガイドライン（2006-2007年度合同研究班報告）．日本循環器学会ホームページ（http://www.j-cric.or.jp/guideline/pdf/JCS2008_ozaki_h.pdf（2011年1月閲覧））より引用．

表2　治療推奨度とエビデンスレベル

(1) 治療の推奨度
① クラスⅠ：有用であるという根拠があり，適応であることが一般に同意されている
② クラスⅡa：有用であるという意見が多い
③ クラスⅡb：有用であるという意見が少ない
④ クラスⅢ：有用でないかまたは有害であり，適応でないことが一般に同意されている

(2) エビデンスのレベル
① レベルA：エビデンスが豊富である
② レベルB：複数の信頼できるエビデンスがある
③ レベルC：多くの専門家の一致した意見である

尾崎承一，安藤太三，居石古夫，他：血管炎症候群の診療ガイドライン．循環器病の診断と治療に関するガイドライン（2006-2007年度合同研究班報告）．日本循環器学会ホームページ（http://www.j-cric.or.jp/guideline/pdf/JCS2008_ozaki_h.pdf（2011年1月閲覧））より引用．

調査では，脳梗塞14.9％，虚血性心疾患が10.7％に認められた[3]．肺梗塞もまれながら認められる．このため，予防目的に少量アスピリン投与が行われる（レベルB，クラスⅡa）が，大規模臨床試験による有用性の評価は行われていない．また，明らかなエビデンスはないが，抗血小板薬としてクロピドグレルやシロスタゾール，抗凝固薬としてワーファリンも投与される．

3．ステロイド抵抗例への治療（表2，図3）

① シクロフォスファミド（CPA）【レベルB，クラスⅡa】：50 ～ 100 mg/日内服または300 ～ 750 mg/m² 点滴投与を行う．

② メソトレキサート（MTX）【レベルB，クラスⅡa】：本邦での検討は不十分であり，至適用量は関節リウマチの治療を参考に決定する（6 ～ 15 mg/週）が，併用ステロイド量が関節リウマチより多いため，日和見感染の合併に注意する．

③ シクロスポリン（CsA）【レベルB，クラスⅡa】：3 mg/kg/日程度を投与する．トラフ値（100 ng/mL以下），血圧，BUNをモニターして投与量の調節を行う．服用2時間後血中濃度（C2）により投与量調節を行う場合もあり，C2が1,000 ng/mL程度となるように投与量をコントロールする．同じカルシニューリンインヒビターであるタクロリムスにも有効性が期待される．

④ アザチオプリン（AZP）【レベルB，クラスⅡb】：1 ～ 2 mg/kg/日を内服する．

⑤ ミコフェノール酸モフェチル（MMF）【レベ

ル B，クラス II a】：1.5～3 g/日を 2 回に分けて分割投与する．

⑥ TNFα阻害療法【レベル B，クラス II a】：抗 TNFα抗体（インフリキシマブ）または可溶性 TNFα受容体（エタネルセプト）による抗 TNFα阻害療法は，大動脈炎症候群におけるマクロファージの活性化や末梢血単核細胞の TNFα mRNA の発現亢進が認められることから有効であることが期待され，パイロットスタディーが行われている[4,5]．他の生物学的製剤として抗 CD20 モノクローナル抗体であるリツキシマブも血管炎に対する治療効果が期待されている[6]．

本症例は内科的治療としてステロイドを選択したが，治療抵抗性でありシクロスポリンの併用を行い，また冠動脈狭窄や高度の大動脈弁閉鎖不全症に対し，人工弁付き人工血管置換（Bentall 手術）を行った．臓器梗塞予防，術後管理にはワーファリンによる抗凝固療法を併用した．

― 文 献 ―

1) 循環器病の診断と治療に関するガイドライン（2006-2007 年度合同研究班報告）血管炎症候群の診療ガイドライン
2) Ito I：Medical treatment of Takayasu arteritis. Heart Vessels **7**（Suppl 1）：133-137, 1992
3) Kobayashi Y, Numano F：3. Takayasu arteritis. Intern Med 41：44-46, 2002
4) Tripathy NK, Chauhan SK, Nityanand S：Cytokine mRNA repertoire of peripheral blood mononuclear cells in Takayasu's arteritis. Clin Exp Immunol **138**：369-374, 2004
5) Hoffman GS, Merkel PA, Brasington RD, et al：Anti-tumor necrosis factor therapy in patients with difficult to treat Takayasu arteritis. Arthritis Rheum **50**：2296-2304, 2004
6) Isenberg DA：B cell targeted therapies in autoimmune diseases. J Rheumatol **77**（Suppl）：24-28, 2006

22. 神経ベーチェット

島根大学医学部神経内科　安部哲史

脳卒中様症状の既往を有し，歩行障害および精神症状を認めた54歳男性

患者：54歳，男性

主訴：発熱，頭痛，認知機能障害，歩行障害の急性増悪．

既往歴：特記事項なし．

家族歴：特記事項なし．

生活歴：〔喫煙歴〕なし，〔飲酒歴〕日本酒2～3合/日を30年間．アレルギー歴なし，教育年数11年（専門学校卒）．

病歴：約2年前から歩行障害が出現，総合病院で頭部MRI検査にて脳幹梗塞を指摘され，治療を受けた．約1年半前にも，突然左上下肢不全麻痺をきたしたため，同病院で頭部MRI検査を施行，脳幹病変の拡大を指摘されたが，やがて軽快した．約1年前から感情失禁が出現，また，記銘力や理解力の低下あり，気分障害も出現，金銭の浪費による借金のため，自殺を図るなどのエピソードあり．最近はへらへらと笑い，尿便失禁をきたすようになった．以前から数ヵ月に一度は再発する有痛性の口腔内病変を自覚していたが，ここ数週間は増悪傾向にあり，剃刀後に皮膚の発赤や腫脹を生じた．今回，39℃の発熱あり，頭痛および歩行障害の急激な増悪を認めたため，来院した．

身体所見：体温38.5℃，血圧132/105mmHg，脈拍100回/分・整，口唇部に有痛性アフタ性潰瘍あり，その他頭頸部，胸腹部に異常所見なし，明らかな皮膚症状なし，陰部潰瘍なし，関節症状なし．

神経学的所見：意識清明，感情失禁あり．言語：構音障害あり．脳神経系異常所見なし．運動：握力右27.5kg・左33.8kg（50代平均46.7kg）．深部腱反射：右上下肢で亢進，病的反射なし．協調運動：指鼻試験拙劣，測定障害・反復拮抗運動障害あり．感覚：異常所見なし．髄膜刺激症状あり．歩行：失調様歩行，継ぎ足歩行不可．自律神経：膀胱直腸障害あり．

検査所見：尿検査：正常．血液検査：WBC 11,840/mL（Seg 88.0％，Ly 12.0％），血沈1時間値69mm・2時間値98mm．生化学：CRP 10.4mg/dL，TP抗体陰性．

22. 神経ベーチェット

Q1 本例の特徴を挙げて，確定診断のためにさらに必要な検査について述べよ．

髄膜脳炎を疑わせる急性所見に加え，慢性進行性に増悪する歩行障害や構音障害，情動障害を認め，脳幹梗塞の病歴も有している．鑑別疾患として，急性所見からは，脳髄脳炎，脳炎，非細菌性髄膜炎，脳血管障害が考えられる．慢性進行性の所見からは，脊髄小脳変性症，多発性硬化症，膠原病やサルコイドーシス，ベーチェット病（神経ベーチェット病，血管ベーチェット病）などに伴う中枢神経病変，神経Sweet病などの鑑別が必要である．本例の経過からは可能性は低いと考えられるが，脳腫瘍や傍腫瘍症候群も鑑別疾患に挙げられるかもしれない．

再発性口腔内アフタ性潰瘍や皮膚の被刺激性亢進といった症状に加え，好中球増加を伴った白血球数上昇，血沈やCRPの上昇といった検査所見からは，活動性のベーチェット病の可能性が示唆される．確定診断のためには，追加の血液検査や髄液検査，画像検査に加え，眼症状や皮膚症状などのベーチェット病診断基準項目の精査が必要である．以下に本例での結果を示す．

血液検査：C3 148 mg/dL，C4 35 mg/dL，CH50 52.5 U/mL，IgG 1,778 mg/dL，IgM 123 mg/dL，IgD 2.5 mg/dL，ACE 7.2 IU/L/37℃，RF <6 IU/mL，抗核抗体 <40倍，抗Sm抗体（-），P-ANCA（-），C-ANCA（-），HLA-B51陽性．

髄液検査：圧上昇なし，ブロックなし，外観は水様透明，細胞 316/mL（L：N＝1：4），糖 54 mg/dL，蛋白 53 mg/dL，IgG 8.7 mg/dL，IgG index 0.61，IL-6 2,350 pg/mL，ミエリン塩基性蛋白 52.8 pg/mL（基準値内），オリゴクローナルバンド陰性，〔髄液細胞診〕悪性所見なし．

頭部MRI検査：拡散強調像は正常．FLAIR像では，深部白質に高信号域の散在を認め，橋左側に陳旧性病巣と思われる低信号域を認めた（図1）．矢状断像では脳幹の軽度萎縮を認めた（図2）．脳室周囲深部白質にGd増強病変を認めた（図3a）．

脊椎MRI検査：脊髄に異常所見なし，造影効果も認めず．

脳血流シンチグラフィ（123 I-IMP SPECT）：3D-SSPの統計解析画像にて，椎骨脳底動脈灌流域の血流低下，前頭葉内側面，帯状回付近の血流低

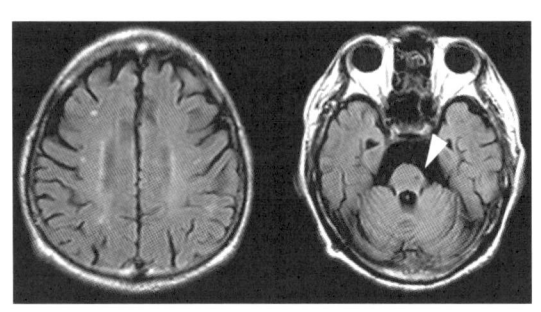

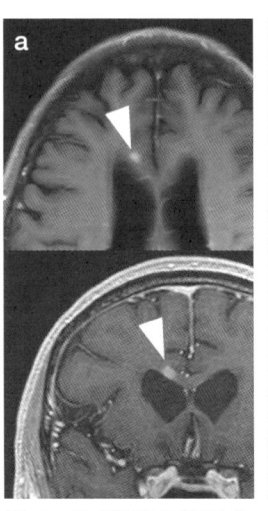

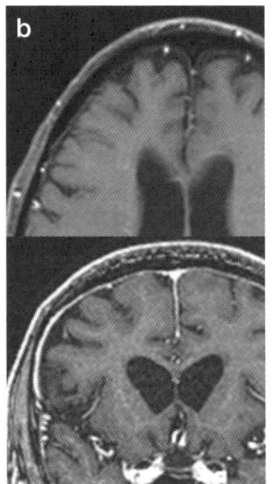

図1 FLAIR像

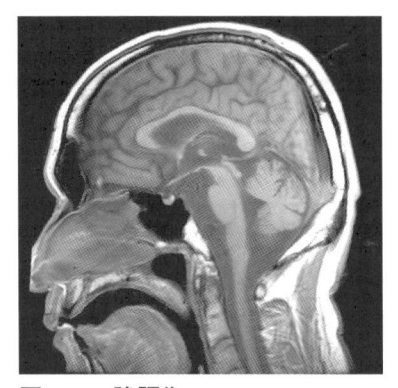

図2 T1強調像

図3 Gd造影T1強調像
a：入院時，b：PSL投与後．

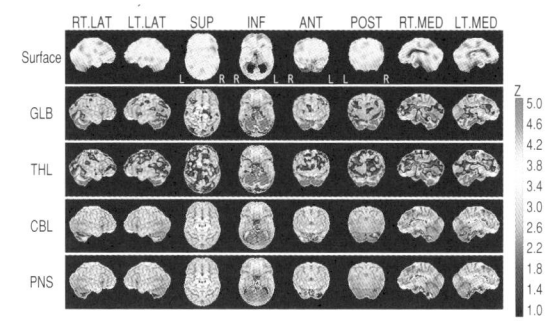

図4 123 I-IMP SPECT 3D-SSP 統計解析画像

下あり（図4）．
眼症状：緑内障あり（虹彩毛様体炎や網膜ぶどう膜炎に続発したものと診断）．
皮膚症状：針反応陽性．

Q2 追加の検査所見から考えられる疾患は何か？

再発性口腔内アフタ性潰瘍と皮膚症状，眼症状に加え，精神症状や認知機能障害を有する臨床経過，HLA-B51陽性，好中球優位の髄液細胞数の増加，髄液IL-6の上昇から，神経ベーチェット病が考えられる．本例では認められなかったが，一般的にベーチェット病では血清IgDが増加することが多く，IgD増加をきたす疾患は多発性骨髄腫の他はまれであるため，特異性が高い．

ベーチェット病は再発性口腔内アフタ性潰瘍，皮膚症状，外陰部潰瘍，眼症状を4主症状とする急性炎症を繰り返す原因不明の疾患である．主病変は粘膜，皮膚，眼であるが，関節炎や副睾丸炎，消化器病変，血管病変，中枢神経病変といった全身の諸臓器障害による副症状が存在する．これらの主症状，副症状の出現により，完全型，不全型，疑い，特殊病型に分類される．特殊病型はさらに，腸管（型）・血管（型）・神経（型）ベーチェット病に分類される（1987年厚生省特定疾患調査研究班・ベーチェット病診断基準）．

ベーチェット病による中枢神経病変のうち，脳実質の炎症性病変（実質性）によるものが約90％と大部分を占めるが，血管病変（非実質性）に起因するものが約10％存在する[1,2]．血管病変（非実質性）に起因するものでは，静脈洞血栓症に伴う頭蓋内圧亢進症の頻度が高い[3]．動脈瘤や脳梗塞の発症もみられる．神経症状が主症状のものを神経ベーチェットと定義されることもあるが，血管病変に起因するものは血管ベーチェット病に含まれるべきであるという見解が主流である．実質性病変の特徴的好発部位は脳幹である．脳幹に加えて，小脳や大脳基底核障害による神経症状を呈し，再発と寛解を繰り返す臨床経過から，多発性硬化症との鑑別が重要となる．髄液IL-6の上昇は神経ベーチェット病に特異的な検査所見ではないが，多発性硬化症ではみられないことから，両者の鑑別には有用である[4]．また，結節性紅斑様皮疹を特徴とする全身性炎症性疾患である神経Sweet病は，本疾患に類似した中枢神経病変を呈するため，鑑別が重要である．本例では結節性紅斑を認めなかったため施行しなかったが，病変部位の皮膚生検による病理学的診断が鑑別に有用である[5]．

神経ベーチェット病は，ベーチェット病のうち10％程度にみられるとされ，男性に多い（2～5倍）とされる[1]．ベーチェット病の診断基準を満たした患者が，数年から10年の経過中に神経症状を呈した際に診断されるが，ベーチェット病の発症と同時に髄膜脳炎を呈し，神経症状が初発となる例も存在する[6]．本疾患を疑った場合には，詳細な病歴の問診ならびに経過の注意深い観察が必要であり，診断基準を満たさない症例における診断は慎重に行う必要がある．本例は，初診時にベーチェット病の診断歴がなく，その多彩な病歴から，多発性硬化症の可能性がはじめに疑われた．詳細な問診にて口内炎や皮膚症状の情報を得たことが診断への第一歩であった．

Q3 本例における治療法の選択について述べよ．

神経ベーチェット病は，治療反応性や予後による臨床病型により，急性型と慢性進行型に分類され，病型に適した治療方法の選択が重要である．
急性型の場合，発熱や頭痛を伴った髄膜炎や脳

炎様の症状を伴うことが多く，頭部 MRI T2 強調像や FLAIR 像にて障害部位が高信号として認められ，これに一致した局所症状を呈する．症状の軽快とともに髄液所見も改善し，髄液 IL-6 の高値が持続することはない．治療は副腎皮質ステロイドによって行い，その反応は良好である．局所症状を認める場合には，副腎皮質ステロイドの大量投与や mPSL のパルス療法を行う必要がある．再発を繰り返すこともあり，このような場合には副腎皮質ステロイドが再発予防に用いられる．その他，コルヒチンや種々の免疫抑制薬の使用報告があるが，いずれもその有効性は明確ではない[4]．ベーチェット病の眼症状の発作予防のためにシクロスポリンが用いられることがあるが，約 20％の頻度で神経ベーチェット病症状が誘発されることが報告されており，その使用に際しては十分な注意が必要である．神経症状が出現した場合には，シクロスポリンは投与禁忌である[7,8]．

慢性進行型の場合，急性型と類似した脳局所症状や髄膜炎，脳炎症状が一過性に先行した後に，慢性進行性に増悪する認知機能障害や精神症状，情動障害を呈する．小脳失調による歩行障害や構音障害，排尿障害も認められ，増悪する．HLA-B51 は 6 割程度のベーチェット病患者において陽性となるが，慢性進行型の場合，9 割が陽性であったとの報告もある[4,7]．急性型とは異なり，頭部 MRI T2 強調像や FLAIR 像における高信号域は目立たず，脳幹部や小脳，大脳の萎縮を伴う．また，副腎皮質ステロイドの大量投与による髄液所見の改善は一時的なものであり，減量に伴って再燃がみられ，寛解維持が困難である．しかしながら，慢性的な大量投与はその副作用から行うべきではないとされ，メソトレキセート少量パルス療法 (7.5〜15 mg/週) の有効性が報告されている[9]．最近，TNF-α モノクローナル抗体であるインフリキシマブが急性型のみならず，慢性進行型神経ベーチェット病に対しても治療効果が期待され，その投与方法や安全性に関する検討がなされている[10]．

本例では，臨床経過ならびに頭部 MRI 検査所見から慢性進行型の神経ベーチェット病と考えられた．前医にて施行された頭部 MRI における脳幹病変は，先行した急性型症状であったと考えられる．本例では今回の髄膜脳炎症状のような急性型症状を繰り返しながら，慢性進行型に移行したと考えられた．本例ではプレドニゾロン投与 (60 mg/日) により，頭部造影 MRI における造影効果は消失し (図 3b)，髄液所見および歩行障害は一時的に改善を認めたが，認知機能障害や精神症状は改善を認めなかった．プレドニゾロン減量に伴い，症状再燃が認められたことからメソトレキセート少量パルス療法を施行した．

―――――― 文　献 ――――――

1) Al-Araji A, Kidd DP：Neuro-Behçet's disease：epidemiology, clinical characteristics, and management. Lancet Neurol 8 (2)：192-204, 2009
2) 廣畑俊成：膠原病に伴う神経・筋障害．日本内科学会雑誌 99 (8)：1751-1753
3) 下島恭弘，池田修一：Behçet 病 神経内科から．Clinical Neuroscience 28 (2)：189-191, 2010
4) 菊地弘敏：神経 Behçet 病．日本内科学会雑誌 99 (8)：1809-1814, 2010
5) 栗山　勝：Behçet 病．Clinical Neuroscience 24 (1)：92-93, 2006
6) Akman-Demir G, Serdaroglu P, Tasçi B：Clinical patterns of neurological involvement in Behçet's disease：evaluation of 200 patients. The Neuro-Behçet Study Group. Brain 122 (11)：2171-2182, 1999
7) 廣畑俊成：神経ベーチェット病．Clinical Neuroscience 23 (6)：706-707, 2005
8) 天野宏一，竹内　勤：Behçet 病 膠原病科から．Clinical Neuroscience 28 (2)：192-193, 2010
9) Kikuchi H, Aramaki K, Hirohata S：Low dose MTX for progressive neuro-Behçet's disease. A follow-up study for 4 years. Adv Exp Med Biol 528：575-578, 2003
10) Kikuchi H, Aramaki K, Hirohata S：Effect of infliximab in progressive neuro-Behçet's syndrome. J Neurol Sci 272 (9)：99-105, 2008

23. ANCA 関連肥厚性硬膜炎

出雲市民リハビリテーション病院　渡邊達三

徐々に増悪する頭痛で受診した 46 歳女性

患者：46歳，女性

主訴：頭痛．

家族歴：特記事項なし．

既往歴：22歳のときにバセドウ病を発症し，以後プロピルチオウラシル内服にて治療を継続している．

病歴：46歳のときに後頭部を中心とした頭痛が出現するようになる．発症当初は発熱や吐気などの随伴症状はなかった．近医を受診し鎮痛剤での治療を受けたが症状の改善はみられなかった．以後2ヵ月ほどの間に頭痛は徐々に増悪し，微熱も認められるようになった．このため近医からの精査治療目的の紹介で入院となった．

一般身体所見：37.4℃の微熱あり，甲状腺中毒症状は認めず，胸腹部異常なし，皮膚・関節症状なし，頭皮異常なし，浮腫なし．

神経学的所見：意識清明，見当識異常なし，言語正常，眼底にうっ血乳頭はみられず他の脳神経も異常なし，運動・感覚障害なし，運動失調なし，腱反射は正常で病的反射を認めず，起立歩行正常，皮質症状なし，後頭部主体の頭痛と髄膜刺激症状を認める．

検査所見：白血球 14,150/μL，CRP 6.2 mg/dL と炎症所見を認めた．肝機能・腎機能・電解質・血糖・検尿は正常．抗TSH受容体抗体は陽性だがTSH，fT3，fT4は正常範囲．髄液検査では細胞数 372/3（L：N＝321：51），糖 44 mg/dL，蛋白 194 mg/dL，血液や髄液での各種感染症の抗体抗原検査は異常なし，胸部X線異常なし．頭部単純CT：頭蓋内に異常なく，副鼻腔炎などの感染病巣も認めず．

Q1 本症例の特徴を挙げて，確定診断のために必要な検査を述べよ．

頭部単純CTでは異常所見を認めない緩徐進行性の頭痛を呈する女性患者．血液検査では炎症反応を認め，微熱や髄膜刺激症状，髄液検査で細胞数や蛋白の上昇があり髄膜炎も疑われたが各種感染症関連の抗体抗原検査では異常を認めなかった．このような症例では肥厚性硬膜炎（hypertrophic pachymeningitis）を含めた非感染性の炎症性頭

蓋内疾患を念頭に検査を進めていく必要がある．

肥厚性硬膜炎はさまざまな原因で脳や脊髄の硬膜が肥厚し，病変部位に応じて頭痛や脳神経麻痺，けいれんや脊髄圧迫症状などさまざまな症状を呈する疾患群である．画像検査では単純撮影では異常所見を認めないことが多いが，造影CTや造影MRIにて造影効果を伴う硬膜の肥厚が認められる．原因としては感染症に続発したものや各種膠原病，ANCA（anti-neutrophil cytoplasmic autoantibody）関連血管炎症候群などの報告がある（**表1**）．最近ではIgG4関連多臓器リンパ増殖症候群（IgG4+MOLPS：multi-organ lymphoproliferative syndrome）としての症例報告もみられる[1]．本症例は入院後に施行した頭部Gd造影MRIで造影効果を伴う硬膜の肥厚を認めた（**図**）．また抗核抗体などの各種自己抗体やPR3-ANCAは陰性であったがMPO-ANCAが42EUと陽性であったためANCA関連肥厚性脳硬膜炎と診断した．ステロイドパルス療法にて治療を開始したところ頭痛や発熱といった症状や炎症反応などの検査所見は速やかに改善した．頭部Gd造影MRIでの硬膜の造影効果も減弱していった．ステロイドを徐々に漸減し，病態の再燃がないことを確認した後に軽快退院となった．

Q2 ANCA関連肥厚性硬膜炎について述べよ．

ANCAはヒト好中球の細胞質に対するIgG型自己抗体である．好中球の核の周辺が強く染色されるP-ANCAと細胞質がび漫性顆粒状に染色されるC-ANCAとに大別される．P-ANCAの対応抗原としてはミエロペルオキシダーゼ（MPO），カテプシンG，ラクトフェリン，エラスターゼ，BPIなどがありこれらに応じて半月体形成性腎炎や顕微鏡的多発動脈炎，Churg-Strauss症候群，潰瘍性大腸炎，リウマチ性血管炎，薬剤誘発血管炎，び漫性細気管支炎などの疾患がある．またC-ANCAの対応抗原はプロテアーゼ3（PR3）とされWegener肉芽腫が代表疾患である（**表2**）．これらANCA関連血管炎症候群はいずれも各疾患特有の臓器において血管炎症候群の病態を呈する[2]．

ANCA関連肥厚性硬膜炎は脳や脊髄の硬膜を病態の主座としたANCA関連血管炎症候群の一つ

表1　肥厚性硬膜炎の原因疾患

感染性疾患	結核，細菌，真菌，梅毒，HTLV-1など
膠原病関連	関節リウマチ，多発性筋炎，MCTD，シェーグレン症候群，SLE，結節性多発動脈炎，ANCA関連血管炎，MOLPSなど
その他	特発性，悪性腫瘍，サルコイドーシス，造影剤の髄腔内投与，静脈洞血栓症，透析，外傷，薬剤など

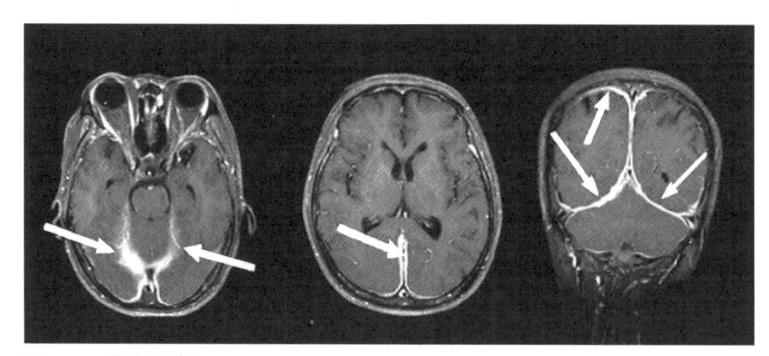

図　Gd造影頭部MRI
造影効果を認める硬膜の肥厚が認められる（矢印）．

表2　各種ANCA関連血管炎に対する対応抗原

疾患名 カッコ内は対応抗原	P-ANCA	C-ANCA
	半月体形成糸球体腎炎（MPO） 顕微鏡的多発血管炎（MPO） Churg-Strauss症候群（MPO） 潰瘍性大腸炎（カテプシンG） 関節リウマチ性血管炎（ラクトフェリン） び漫性細気管支炎（BPI） 薬剤誘発血管炎（エラスターゼなど）	Wegener肉芽腫（PR3）

表3　抗甲状腺薬によるANCA関連血管炎の症状

プロピルチオウラシル	メチマゾール
皮膚炎，筋痛，関節炎，呼吸器障害，腎障害，上・強膜炎，肥厚性硬膜炎	SLE様の血管炎，皮膚炎

であり，病理学的には硬膜に炎症細胞の浸潤や線維化を認める．本症例でみられたようにMPO-ANCA陽性症例が多いがPR3-ANCA陽性症例もまれにみられる．ANCA関連肥厚性硬膜炎の基礎疾患としては半月体形成性腎炎や顕微鏡的多発動脈炎，Wegener肉芽腫などの各種ANCA関連血管炎症候群に合併したものもあるが，症状が肥厚性硬膜炎に限局したものもみられる．

ANCA関連血管炎の治療に関しては顕微鏡的多発血管炎やChurg-Strauss症候群，Wegener肉芽腫などは各々の疾患に対し診療ガイドラインがあるが，ANCA関連肥厚性硬膜炎については「肥厚性硬膜炎の診断基準作成とそれに基づいた臨床疫学調査の実施ならびに診療指針の確立」が厚生労働省の平成22年度難治性疾患克服研究事業の一つとして行われているものの現段階で診療ガイドラインはない．しかし，これまでの多数の症例報告やレビューではいずれもステロイドが治療の主体となっている．またステロイド単独治療に対する無効例や副作用が出現した場合などでは免疫抑制剤への変更や併用が検討される．生物学的製剤や血漿交換などの報告もある．ステロイド治療への反応は一般的には良好なケースが多い．しかし再発予防のためにはステロイドの長期投与が必要となることが多く，これに伴う合併症対策も重要となってくる．

Q3 ANCA関連血管炎症候群とバセドウ病との関連について述べよ．

本症例ではバセドウ病に対する抗甲状腺薬での長期治療歴がある．以前より未治療のバセドウ病患者や抗甲状腺薬内服後にANCA陽性となる症例が報告されている[3]（表3）．またそのほとんどはP-ANCA陽性である．抗甲状腺薬の種類ではメチマゾールよりプロピルチオウラシル内服後に多い．プロピルチオウラシル内服後では1年以上の長期内服後に多いとされる．P-ANCA陽性となるだけでなく腎炎等のANCA関連血管炎の臨床症状を伴う症例報告もあるが，本症例のようにANCA関連肥厚性硬膜炎を合併したケースはまれである[4,5]．抗甲状腺薬内服後にANCA陽性となった場合，無症状で低抗体価ならば内服変更はせずに経過観察でもよいとの報告もある．しかし，血管炎症状合併時や高抗体価の場合は内服薬の変更が好ましいとされている．本症例では抗甲状腺薬服用前でのANCA検査は施行されておらず，また今回の入院にてプロピルチオウラシル内服中止とステロイド内服にて外来フォローアップとなった数年後にもP-ANCAの上昇と症状再燃にて再入院となった．このため本症例をプロピルチオウラシル投与に伴う薬剤性ANCA関連血管炎と診断を確定することはできない．今後ANCA関連血管炎症候群の発症機序や病態の解明のため，

また薬剤性ANCA関連血管炎の可能性を検討するためにもバセドウ病患者の治療前にANCA検査を実施しておくことは重要であると考えられる．

――――――― 文　献 ―――――――

1) 陸　重雄, 橋詰良夫, 吉田眞理, 他：肥厚性硬膜炎は「IgG4関連疾患」か？. 臨床神経 **49**：594-596, 2009
2) 中林公正：2.ANCA関連疾患の臨床. 日本内科学会雑誌 **89**（3）：520-523, 2000
3) Morita S, Ueda Y, Eguchi K：Anti-Thyroid Drug-Induced ANCA-Associated Vasculitis：A Care Report and Review of the Literature. Endocrine Journal **47**（4）：467-470, 2000
4) 安部貴人, 野川　茂, 棚橋紀夫, 他：プロピルチオウラシル内服中に発症したP-ANCA陽性肥厚性脳硬軟膜炎の1例. 臨床神経学 **44**（8）：564, 2004
5) Abe T, Nogawa S, Tanahashi N, et al：Cerebral Pachyleptomeningitis Associated with MPO-ANCA Induced by PTU Therapy. Internal Medicine **46**：247-250, 2007

24. CADASIL (cerebral autosomal dominant arteriopathy with subcortical infarcts and leukoencephalopathy)

島根大学医学部臨床検査医学　長井　篤

歩行障害，構語障害が進行する 62 歳男性

患者：62歳，男性

主訴：歩行障害，構語障害．

既往歴：30歳代より片頭痛．

家族歴：母，姉妹に脳梗塞あり（家系図参照：図1）．

病歴：45歳時に左下肢脱力発作が生じ受診し，軽い脳梗塞といわれた．以後左下肢がやや不自由であった．近年，徐々に歩行困難と呂律障害が増強してきたため，来院した．

身体所見：身長166cm，体重59kg，血圧130/68mmHg，脈拍72/分・整，体格中等度，結膜黄疸・貧血なし，頸動脈bruitなし，心雑音なし，その他一般身体所見に異常なし．

神経学的所見：意識清明，瞳孔左右差なく，対光反射正常，眼球運動 saccadic movement，顔面筋明らかな麻痺なし，発語 slurred and slow speech，水分嚥下時にむせあり，下顎反射陽性，左上下肢不全麻痺，四肢深部腱反射は左右とも亢進，Babinski反射両側陽性，四肢深部感覚が軽度低下，髄膜刺激症状なし．

検査所見：血算：WBC 5,530/μL, Hb 14.3g/dL, Ht 32.7%, Plt 13.4万/μL, INR 0.91, AT3 129%, 血沈 12mm/hr. 生化学：T.cho 149 mg/dL, TG 140mg/dL, HDL-C 46mg/dL, LDL-C 86mg/dL, LP(a) 9.9mg/dL, BUN 17.5mg/dL, Cre 0.88mg/dL, Na 139mEq/L, K 4.1mEq/L, Cl 100mEq/L, CRP 0.02mg/dL, BS 106 mg/dL, HbA1c 5.4%, 75g-OGTT 正常型, FT4 1.4ng/dL, TSH 1.87μU/mL, 抗核抗体 (-), 抗カルジオリピンIgG抗体 (-), プロテインC活性正常, プロテインS活性正常, ホモシステイン 5.7nmol/mL, 乳酸 2.9mg/dL, ピルビン酸 0.27

図1　本例の家系図

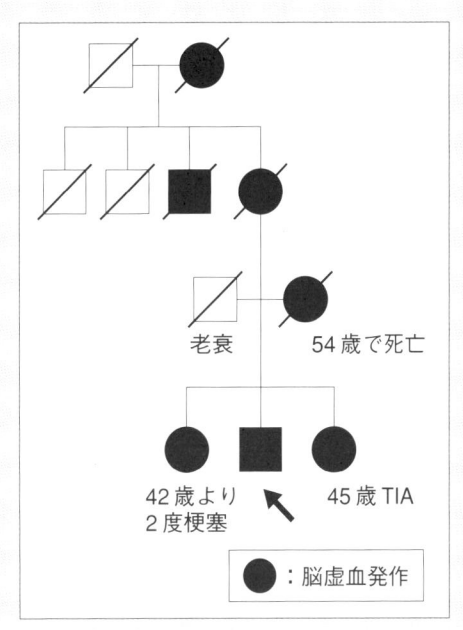

mg/dL，アミノ酸分析・脂肪酸分析正常，髄液正常，胸部X線・心電図正常，経食道心エコー正常，HDS-R 22/30，SDSうつ自己評価尺度53点．

Q1 本例の鑑別診断を述べよ．

本例は，40歳代に脳梗塞をきたしている．さらに，歩行障害は両側性の下肢痙性麻痺が主体で，球麻痺は下顎反射陽性から仮性球麻痺と考えられる．両側性の錐体路障害が進行している．40歳代の若年で脳梗塞をきたしており，通常の脳梗塞リスク以外の若年性脳梗塞の原因を鑑別する必要がある（表1）．本例は，血液凝固系検査で異常を認めず，抗核抗体など膠原病を疑わせる所見や症状を認めなかった．また，代謝異常を疑わせるような検査所見を認めていない．家系図から，比較的若年で発症するタイプの家族性発症脳梗塞が疑われた．

Q2 確定診断の流れを考えなさい．

CADASILを疑う場合の臨床的特徴は，①40～50歳と比較的若年発症，②脳卒中のリスクファクターを有さない，③ラクナ型脳梗塞発作を繰り返し，次第に進行して仮性球麻痺や認知症症状を呈する，④家族に類似症状を認める（常染色体優性遺伝形式）ことである[1,2]（図2）．常染色体優性遺伝形式をとる若年性脳梗塞を診た場合，特にsmall artery diseaseの場合には，まずCADASILを疑うべきである．臨床病期として，大きく3期に分類され，第1期：前兆を伴う片頭痛とMRIの境界鮮明な深部白質病変，第2期：TIA，脳梗塞を生じたり，うつなどの精神症状が出現し，MRIで深部白質の癒合性病変，ラクナ梗塞巣をみる．第3期：認知症，仮性球麻痺とMRIでびまん性深部白質病変（本例；図3），のように進行していく．診断時は，どの病期をみているのか

表1 若年性脳梗塞をきたす代表的原因

動脈解離
奇異性脳塞栓症
モヤモヤ病
抗リン脂質抗体症候群
血管炎（膠原病や類縁疾患）
血液凝固・線溶系の異常（AT-Ⅲ欠損症，プロテインC欠損症，プロテインS欠損症など）
線維筋性形成異常症
高ホモシスチン血症
遺伝疾患（CADASIL, CARASIL, Fabry病, MELASなど）

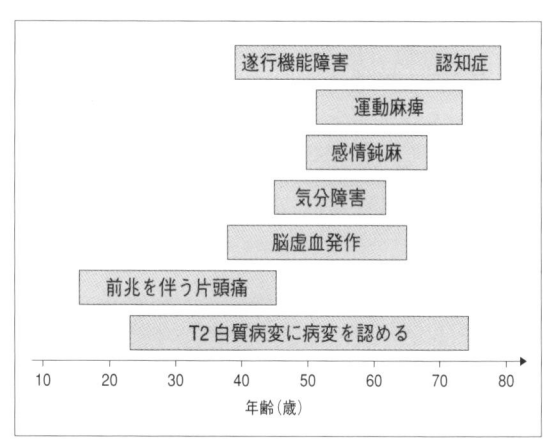

図2 CADASILの臨床経過
O'Sullivan M, et al. Neurology 56：628-634, 2001[1] より改変．

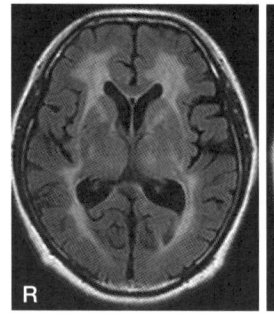

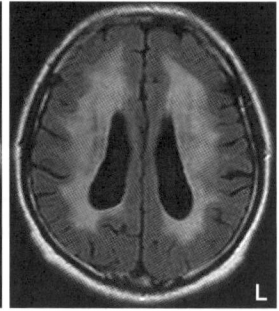

図3 本例の頭部MRI（FLAIR画像）

鑑別する．診断基準として提唱されているものを表2に示す[3]．

この脳血管性病変は，病理学的には，脳実質小動脈の中膜筋層の変性・消失と，外膜の線維性肥厚および血管壁の非アミロイド性の好酸性PAS陽性顆粒沈着で確認される．脳病変は，白質のびまん性粗鬆化（脳質周囲と半卵円中心領域を主とする白質），ラクナ梗塞（白質と基底核領域），Virchow-Robin腔の拡大がみられる．

診断基準にあるように，さらにdifiniteな診断を行うためには，遺伝子解析によりNotch3変異（特にhot spot exon3, 4）を確認するか，皮膚・筋生検でNotch3細胞外ドメインに対する抗体を用いた免疫染色でGOM（granular osmiophilic material）を確認することが必要であるが，これについては後述する．

表2　CADASILの診断基準

Possible CADASIL
1) 50～70歳の発症
2) 神経徴候を残さない脳卒中様発作
3) 軽い危険因子の存在
4) 家族歴がない，または明らかでない
5) 大脳白質病変の非典型的MRI像

Probable CADASIL
1) 50歳以下の発症
2) 以下の2つ以上
  (a) 神経徴候の残存する脳卒中様発作
  (b) 片頭痛
  (c) 強い情動異常
  (d) 皮質下性認知症
3) 神経徴候に関連する脳血管障害のリスクがない
4) 常染色体優性遺伝の家族歴
5) MRIで皮質梗塞のない大脳白質病変

Difinite CADASIL
上記 Probable ＋ Notch3 変異/GOM

除外項目：1) 70歳以上の発症，2) 高度高血圧，心／全身性血管病，3) 弧発性，4) 35歳以上でMRIが正常．

Davous P. Eur J Neurol 5：219-233, 1998[3] より引用．

Q3　画像診断について述べよ．

頭部MRIが診断の重要なツールとなる．30歳代より異常が出現し，年齢と共に進行する．T2強調画像またはFLAIR画像が特徴的で，半卵円中心領域に斑状から徐々に癒合性・びまん性の高信号域が左右対称性に広がる．両側の大脳側頭極，外包の高信号域は，この疾患にもっとも特異的である．白質の変化に遅れて数年～10数年後より両側大脳深部白質，基底核，視床，橋などに多発性のラクナ梗塞病変が増加し始める．その他，基底核のétat cribléなどの血管周囲腔の拡大やT2*画像で微小出血がみられる[4]．

Q4　原因遺伝子とその機能からみた発症機序，確定診断について述べなさい．

1996年Joutelらによって原因遺伝子が染色体19p13.1-13.2上のNotch3遺伝子であることが報

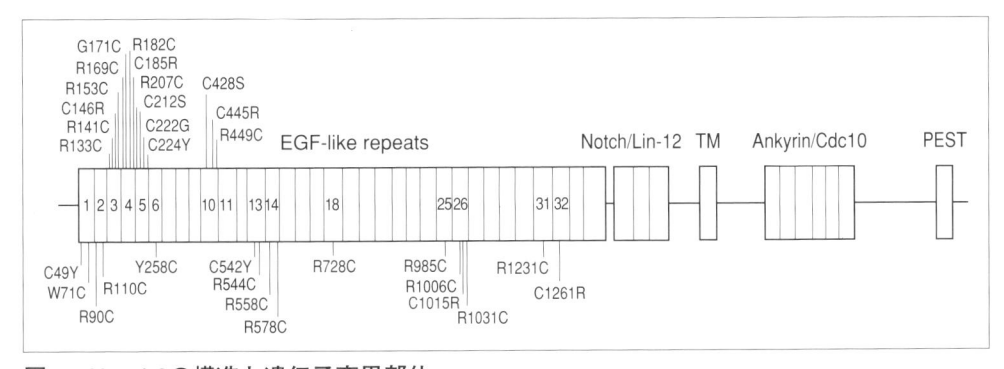

図4　Notch3の構造と遺伝子変異部位
枠内の数字は，exon numberを示す．

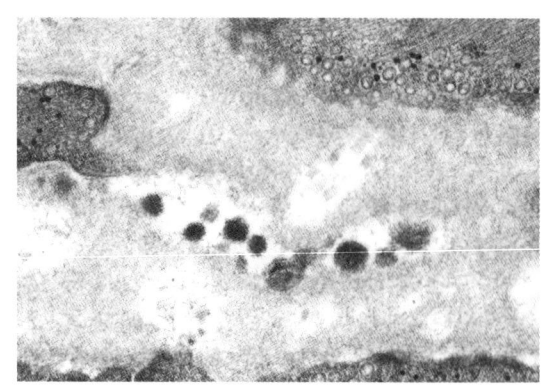

図5 血管平滑筋細胞間にみられたGOM

告された．Notch3は33のエクソンからなるが，図4に示すように変異は細胞外ドメインであるEGF（epidermal growth factor）様リピート（EGFR）構造をコードする部位に認められる．CADASIL患者では，この部分の遺伝子変異（ミスセンス変異）が生じた結果，EGFRに含まれるシステイン残基が奇数個となったことで，Notch3機能に異常が生じると考えられている．シークエンスで遺伝子変異部位を同定することにより，確定診断が行われる[4]．

Notch3は1回膜貫通型の受容体タンパク質であり，リガンドとの結合により細胞内シグナル伝達機能を担っていると考えられる．Notch3変異は受容体の立体構造変化を引き起こし，シグナル伝達，プロセシングの異常などが生じると考えられている．

GOMの確認はCADASILに特異的とする報告もあり，遺伝子検査よりも容易に行われる．皮膚，筋，末梢神経生検により，血管平滑筋およびその近傍でGOMを確認（図5）またはNotch3細胞外ドメインのモノクローナル抗体で染色する方法も行われ，診断に用いられる[5]．

Q5 CARASILとの類似・相違点について述べよ．

高血圧を伴わず，細動脈硬化による白質脳症を生じる常染色体劣性遺伝疾患にcerebral autosomal recessive arteriopathy with subcortical infarcts and leukoencephalopathy（CARASIL）がある．白質脳症と30歳代から進行する認知症は，CADASILと類似しているが，反復性の腰痛，変形性脊椎症，禿頭はCARASILに特異的症状である．HtrA serine protease 1（HTRA1）遺伝子の機能喪失から生じるTGFβファミリーシグナル伝達系の抑制不全が細動脈硬化に関与している．病理学的には，血管内膜の増殖が著明で，中膜のTGF-β1の発現の増加とともに内膜では細胞外マトリックスの発現増加がみられる．

Q6 治療の際の注意点は何か？

有効な治療法はみつかっていない．年齢と共に白質障害，ラクナ梗塞が進行し，60歳代にはベッド上生活となり，同年代で死亡する．本症例も，65歳で死亡が確認された．血管障害の治療として，抗血小板療法が行われることが多いが，その有効性は確認されていない．本疾患では脳出血をきたしうることも報告されており，その使用には注意を要する．その他，脳血管障害のリスクコントロールが行われる．片頭痛に対して予防治療が行われることは少ないが，血管収縮薬の使用には注意を要する．

― 文 献 ―

1) O'Sullivan M, Jarosz JM, Martin RJ, et al：MRI hyperintensities of the temporal lobe and external capsule in patients with CADASIL. Neurology **56**：628-634, 2001
2) Tournier-Lasserve E, Joutel A, Melki J, et al：Cerebral autosomal dominant arteriopathy with subcortical infarcts and leukoencephalopathy maps to chromosome 19q12. Nature Genetics **3**：256-259, 1993
3) Davous P：CADASIL：a review with proposed diagnostic criteria. Eur J Neurol **5**：219-233, 1998
4) Chabriat H, Joutel A, Dichgans M, et al：Cadasil. Lancet Neurology **8**：643-653, 2009
5) Tikka S, Mykkanen K, Ruchoux MM, et al：Congruence between NOTCH3 mutations and GOM in 131 CADASIL patients. Brain **132**：933-939, 2009

25. 内包膝部梗塞による自発性低下

島根大学医学部神経内科　松井龍吉

脳梗塞発症後に自発性の低下を認めた 62 歳男性

患者：62歳，男性

主訴：右不全麻痺，構音障害．

家族歴：脳血管障害なし．

既往歴：高血圧症，多発性脳梗塞にて加療中．

病歴：今回新たに，右不全麻痺，構音障害が出現したため入院となった．

身体所見：体温 37.0℃，血圧 200/123 mmHg，心拍数 105/分・整，SpO$_2$ 96％（room air）．結膜貧血なし，表在リンパ節の腫脹なし，甲状腺腫なし，頸部血管雑音なし，胸腹部異常所見なし，下腿に浮腫なし．

神経学的所見：見当識障害なし，小声，構音障害あり，眼球運動正常．右口角下垂あり，舌偏倚なし，右片麻痺あり，右下肢に感覚障害あり，腱反射：両側でやや亢進，病的反射なし，失調症状なし，髄膜刺激症状なし，入院時 NIHSS 7 点．

検査所見：尿検査異常なし，血液凝固系正常．生化学：AST 24 IU/L，ALT 20 IU/L，LDH 257 IU/L，HDL-cho 80 mg/dL，LDL-cho 138 mg/dL，TG 70 mg/dL，BS 88 mg/dL，HbA1c 5.2％．腎機能・電解質：正常．頭部 MRI：図参照．拡散強調画像にて，左内包後脚に急性期梗塞巣を認める．

入院後経過：麻痺症状は改善傾向を示したが，入院後より発語が減少し，自ら何かをしようとする行為がみられなくなる．病識は保たれ，リハビリ治療などに対し拒否的な態度はみられなかった．

認知機能検査（入院第 3 病日）：長谷川式簡易知能評価スケール（HDS-R）24 点（/30），Frontal assessment bat-

拡散強調画像

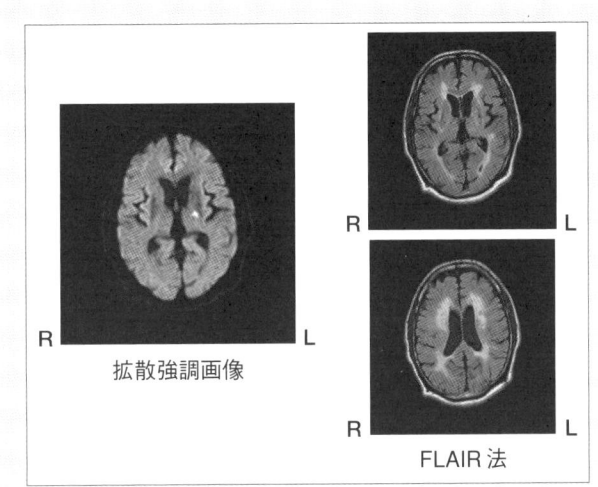

FLAIR法

図　頭部MRI検査

tery（FAB）12点（/18），Zungのself-rating depression scale 38点（cutoff 50点以下），やる気スコア36点（cutoff 16点以下）．

Q1 認知機能検査について述べよ．

認知機能のスクリーニング検査として，長谷川式簡易知能評価スケール（HDS-R）やMini-mental state examination（MMSE）などが挙げられる．HDS-Rは記憶評価が主体の検査であり，MMSEは記憶評価に加え，失語，失行，失認も検査の対象となる．しかしこれらの検査は前頭葉機能の評価は不十分であることから，認知機能を正確に把握するため前頭葉機能検査を併せて行うことが推奨されている．前頭葉機能検査として，かなひろいテスト，Stroop test，Frontal assessment battery（FAB），Wisconsin card sorting test（WCST）などがある．

また本例のごとく，脳卒中後に気分・情動障害が生じることは少なくない．うつ状態のスクリーニングにはZungのself-rating depression scaleが簡便で有用な評価法としてしばしば用いられる．血管性うつ状態の特徴として，認知機能障害，精神運動制止，抑うつ思考の乏しさ，病識欠如などが挙げられている（表1)[1]．これらにはアパシーの要素も含まれている．アパシー患者ではうつ状態が併存することも多いが，独立して存在することも示されている．前頭葉機能障害の目立つ例では，うつ状態よりもアパシーとの関連性が指摘されており，アパシーの評価が重要となってくる．

アパシーの評価方法としてはいくつかあるが，「やる気スコア」はStarksteinらが考案したApathy Scaleをもとに作成され，日本人患者で検証されたものである．本検査は14項目からなり，簡便で使用しやすい（表2)[2]．本症例においては，脳梗塞発症後より発語が少なくなり，自ら何かをしようとする行為がみられなくなる．発症第3日目に認知機能検査に行った結果からは抑うつ状態というより，アパシーを合併したものと考えられた．

Q2 脳血管障害後の精神症状について述べよ．

脳卒中後遺症として片麻痺，感覚障害，構音障害などの神経症状に加えて，頭痛，めまい，シビレなどの自覚症状や，認知機能低下，さらに自発性の低下，うつ状態などの精神症状の合併がしばしばみられる．また脳卒中後には情動失禁（emotional incontinence）や病的泣き笑い

表1 血管性抑うつの診断基準

基本的特徴
1. 脳血管障害もしくは脳血管障害危険因子が臨床所見または検査所見で認められる．
   1) 臨床所見として，脳卒中もしくは一過性脳虚血発作の既往，局所神経徴候，心房細動，狭心症，心筋梗塞の既往，頸動脈雑音，高血圧，高脂血症を示す．
   2) 検査所見として，穿通枝領域の白質高信号，脳梗塞，内頸動脈の狭窄もしくは閉塞，Willis動脈輪の狭窄を示す．
2. 65歳以降に発症したうつ病，もしくは若年発症のうつ病で脳血管障害の発症後にうつ病相の頻度が増加したり，持続するなど経過が変化する．

二次的特徴
1. 遂行機能の障害に限局しない認知機能障害の存在（たとえば，計算力，企画力，持続力，抽象力）
2. 精神運動制止
3. 罪業感などの抑うつ思考の乏しさ
4. 病識欠如
5. 無力感
6. 感情障害の家族歴がないこと

基本的特徴は血管性抑うつのすべての患者に認められる．二次的特徴は多くの患者に存在するが，血管性抑うつのすべての患者に認められるわけではない．

Alexopoulos GS, et al. Arch Gen Psychiatry 54：915-922, 1997[1] より引用．

表2 やる気スコア

	全くない	少し	かなり	大いに
1) 新しいことを学びたいと思いますか？	3	2	1	0
2) 何か興味を持っていることがありますか？	3	2	1	0
3) 健康状態に関心がありますか？	3	2	1	0
4) 物事に打ち込めますか？	3	2	1	0
5) いつも何かしたいと思っていますか？	3	2	1	0
6) 将来のことについての計画や目標を持っていますか？	3	2	1	0
7) 何かをやろうとする意欲はありますか？	3	2	1	0
8) 毎日張り切って過ごしていますか？	3	2	1	0

	全く違う	少し	かなり	まさに
9) 毎日何をしたらいいか誰かに言ってもらわなければなりませんか？	3	2	1	0
10) 何事にも無関心ですか？	3	2	1	0
11) 関心を惹かれるものなど何もないですか？	3	2	1	0
12) 誰かに言われないと何もしませんか？	3	2	1	0
13) 楽しくもなく、悲しくもなくその中間位の気持ちですか？	3	2	1	0
14) 自分自身にやる気がないと思いませんか？	3	2	1	0

Apathy Scale（島根大学第3内科版）：16点以上をapathyありと評価．
Starkstein SE, Fedoroff JP, Price TR, et al：Apathy following cerebrovascular lesions. Stroke 24：1625-1630, 1993 より引用翻訳．

（pathological laughing and crying）などの病的な情動表現がみられることもある．

脳卒中後の抑うつの頻度は25～30％前後で，発症6ヵ月～2年以内に生じることが多いとされる．内因性うつ病と比較して，うつ病の既往や家族歴が少ないことが特徴とされ，病変部位との関連性が示唆されている．利き手にかかわらず左半球の障害でうつ状態が出現しやすく，左前頭葉球穹窿部皮質あるいは左基底核・線条体の損傷と関連しているとされている．脳卒中後に大脳皮質のセロトニン受容体が低下することも知られている．特に前頭葉や側頭葉での低下が強く，このことも脳卒中後のうつ状態に関与していると考えられる．

血管性抑うつは治療抵抗性を示すことが多く，認知症に進展しやすいことが報告されている．このため血管性認知症の患者に対しては，内因性うつ病とは異なる病態であることを認識する必要がある．向精神病薬の追加や増量は傾眠，転倒などを生じることにつながり，さらにパーキンソニズムや嚥下性肺炎の合併なども予想されることから，適切な診断のもとに各種薬剤の慎重な投与が必要となってくる．また高齢発症のうつ病患者のMRIにて90％以上の症例で無症候性脳梗塞を含めた虚血性病変が存在していることも示されており，このことは高齢発症のうつ病では血管性抑うつの可能性が高いことを示している．

また脳卒中患者にはしばしば意欲低下がみられ，リハビリテーションなどの治療の妨げとなることが多く，阻害因子の一つとされている．アパシーは一般的に興味や意欲の欠如と定義され，無関心や感情の平坦化と同義とされている．意欲の低下は自発行動の低下をきたすことが多い．責任病巣として前頭葉の深部白質病変や尾状核などの基底核病変などが挙げられている．頻度については大脳皮質による疾患で約60％，基底核疾患で

約40％とされ，アパシーの出現には辺縁系—前頭葉—基底核の神経回路障害が関与しているとされている．アパシーとうつを区別して検討した報告では，前者単独のほうが頻度は高く，脳卒中後のうつとみなされている例にかなりのアパシーが含まれる可能性がある．

アパシーは認知機能低下との関連があり，特に脳卒中発症後数年を経て起こる認知機能の低下は，アパシーによる廃用性認知症の可能性も考えられる．血管性認知症においてアパシーが高率にみられることが報告されている[3]．また尾状核を含む脳血管性病変と，それ以外の皮質下病変例について認知機能の長期追跡を行った研究では，発症1〜2年後の経過で他の皮質下病変例と比較して，MMSEの値が有意に低下していくことが示されている[4]．

本症例においても脳梗塞病変そのものは比較的小さなものではあったが，以前からの深部白質の虚血性病変が存在していたところに，新たな左内包の脳梗塞の発症により，アパシーが出現したものと考えられる．内包後脚部には前脈絡叢動脈から血流を受ける視床—頭頂路などの神経線維が通るとされており，同部位の病変により視床皮質連絡路の障害が生じ，高次機能障害が発症すると考えられている．

Q3 脳卒中後のうつ状態とアパシーの治療について述べよ．

脳卒中後の抑うつ状態は一般のうつ状態とは異なり，通常の抗うつ薬の効果は乏しく，さらに高齢者患者が多い点などからその副作用が出現しやすい．このため，脳卒中後の抑うつ状態に対しては，その症状発現にセロトニンやノルアドレナリンなどが関与するとされることから，治療薬として選択的セロトニン再取り込み阻害薬（SSRI）やセロトニン・ノルアドレナリン再取り込み阻害薬（SNRI）などの薬剤が用いられている．脳卒中治療ガイドラインにおいてもグレードA（行うよう強く勧められる）としてこれらの薬剤の投与が推奨されている．これらの薬剤は神経伝達物質の不足を補う作用を持っており，その治療効果が高く，副作用も少ないとされている．

また脳血管性アパシーに対する薬剤としては，ドパミン系薬剤として，アマンタジン，ブロモクリプチン，プラミペキソールなどによる改善効果が示されている．特にプラミペキソールではドパミンD_3受容体刺激作用を有しており，うつ状態やアパシーに対する有効性が示されている．その他，漢方薬として釣藤散，桂枝茯苓丸なども有用であるとされている．

―――― 文　献 ――――

1) Alexopoulos GS, Meyers BS, Young RC, et al：Vascular depression hypothesis. Arch-Gen-Psychiatry 54：915-922, 1997
2) 岡田和悟，小林祥泰，青木　耕，他：やる気スコアを用いた脳卒中後の意欲低下の評価．脳卒中 20：318-323, 1998
3) 小林祥泰（編集）：脳疾患によるアパシー（意欲低下）の臨床．新興医学出版社，東京，p61-72, 2008
4) Bokura H, Robinson RG：Long-term cognitive impairment associated with caudate stroke. Stroke 28：970-975, 1997

26. 一過性全健忘

島根大学医学部神経内科　小黒浩明

健忘症状で受診した 72 歳女性

患者：72歳，女性

主訴：健忘発作．

病歴：4年前に約15分間の健忘発作があった．昨日，午後18時から約2時間にわたり，その日何をしていたか思い出せなくなった．「孫は何年生か，嫁はどこへ行ったか，（自分で作った料理をみて）誰が作ったか」といった発言があり，その2時間後正常に戻った．翌日神経内科を受診した．

身体所見：身長147cm，体重40kg，血圧118/72mmHg，結膜に貧血，黄疸なし，甲状腺腫なし．胸部：心尖部にLevine 2/6の収縮期雑音あり．腹部：正中に手術痕あり，浮腫なし．

神経学的所見：意識清明，見当識正常，脳神経および運動感覚系に異常なし，腱反射正常．

認知機能検査：長谷川式認知症スケール24点，Mini-mental state exam (MMSE) 26点．三宅式記名力検査：有関係対語11，無関係対語1．Benton視覚記銘検査5点．

検査所見：検血正常，血糖113mg/dL，NH3 58μg/dL，ほか正常．脳波：基礎波は9Hzのα波で異常波なし．

Q1 本例の診断プロセスと特徴を述べよ．

本例は入院時に特に神経所見を認めなかったが，詳細な記憶検査にて記憶低下を認めた．画像検査では，頭部MRIで左海馬に点状高信号域を認めたが，脳血管は正常だった（図1）．脳血流シンチグラフィーでは左側頭葉内側領域の血流増加を認めた（図2）．経過観察入院となったが，症状の再発なく1週間で退院となり，その後脳血管障害，てんかん，頭痛発作などを起こすことなく約3年経過している．脳血管障害などの器質的異常やてんかん発作を鑑別し，一過性全健忘 (transient global amnesia：TGA) と診断した．

TGAは認識や知能が保たれた状態で一過性の記憶障害を起こす状態である[1]．近い時間の記憶が脱落し，自分のおかれている状況が理解できず，同じ質問を何回も繰り返す特徴がある．発作持続は6～7時間程度で逆向性健忘の短縮を経て改善する．TGAは脳血管障害やてんかんとは区別すべき病態である．

Q2 TGAの疾患概念を述べよ．

突発する著明な近時記憶障害，逆行性健忘が症

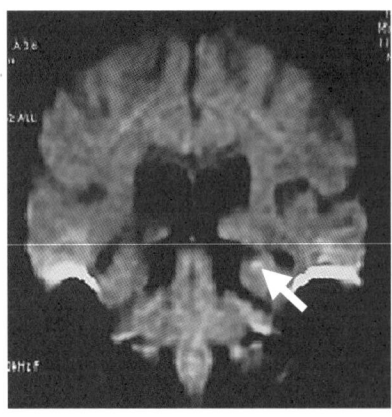

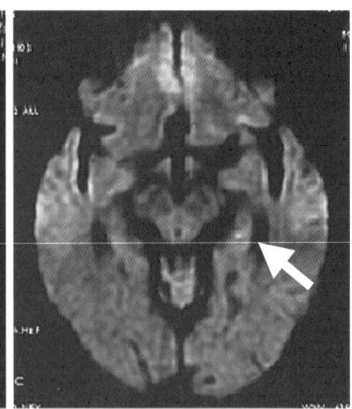

図1 頭部MRI 拡散強調画像

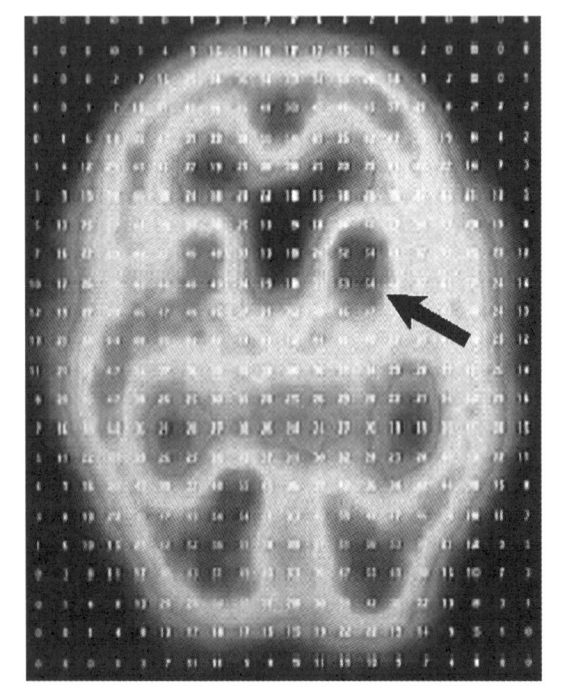

図2 脳血流シンチグラフィー(HM-PAO SPECT)

状で,同じ質問を繰り返す特徴があり,意識障害などその他の神経徴候は示さない.脳血管障害,脳腫瘍,てんかんで起こる一過性の記憶障害をすべてTGAとされた時代もあったが,現在のTGAの概念では脳器質病変がないことが前提で,代表的にはCaplanの診断基準およびHodgeの診断基準がある[2,3].①発作目撃者の情報が得られる,②神経症状は前向性あるいは逆向性の健忘,一過性記憶障害のみである,③発作は24時間以内に消失する,④最近の外傷や2年以内のてんかんがない,の4つがポイントである.

自分のおかれている状況が理解できず同じ質問やせりふを何回も繰り返す,財布やかばんのなかを何回も確認するなどの行動を繰り返す.前向性健忘の特徴は,強い近時記憶障害,新しい事柄を覚えられない,3分後に覚えていても10分後には忘れているといった症状である.逆向性健忘は発作開始に近い過去ほど記憶が障害され,発作から遠い記憶ほど保持される.また手続き記憶は保たれ発作中も運転や家事などは行える.見当識では日時が障害されるが自己の認識は保たれる.Hodgeによると年間発症率は3/10万人,平均年齢は62歳,再発率は13%で発作持続時間は15分〜12時間.誘因としては,精神的,身体的ストレス(25%),冷水浴(13%),情動変化,性交,血管造影,運転,カラオケなどが報告されている[1].

Q3 TGAの病態,画像所見を述べよ.

TGAの病態としてはPapezの記憶回路を含む海馬,大脳辺縁系の一過性代謝障害が考えられている.画像所見では記憶回路とその投射系に代謝障害が起こることを反映した変化がみられる.SPECTで両側側頭葉内側や海馬の脳血流低下を示す報告があるも一定しておらず,自験例では同部位の血流増加をみた[4].MRIでは拡散強調画像

(DWI)で発作中の海馬CA-1領域の微小な高信号変化の報告が多く,自験例もそれに一致していた[5〜7].機序はストレスによるグルタミン放出で代謝障害をきたし,虚血に脆弱な海馬CA-1領域で微小な脳虚血が起こるためとされる[6].また高磁場の3テスラDWIではTGA発作時の病変検出が高頻度とされる[8].TGAはTIA(一過性脳虚血発作)と比較して脳卒中の危険因子が少なく生命予後もよいため,通常の脳血管障害とは病態が異なる.視床や海馬など記憶回路の脳血管障害に伴う健忘と区別することが重要である.

記憶はエピソード記憶(日々の生活における具体的出来事の記憶),意味記憶(言語や物体の意味といった知識に相当する記憶),手続き記憶(学習された技能の記憶)の3つに分類されるが,TGAでは内側側頭葉障害で生じるエピソード記憶が障害されやすいものの他の意味記憶と手続き記憶は保たれるという特徴がある[9].

文献

1) 大里敦子,田中千春:13章一過性全健忘.脳卒中症候学.田川皓一(編著),西村書店,東京,p804-810,2010
2) Caplan LR:Transient global amnesia;characteristic features and overiew, Transient Global Amnesia and Related Disorders. Hog-refe and Huber Publishers, p15-27, 1990
3) Hodges JR, Warlow CP:The aetiology of transient global amnesia. A case-control study of 114 cases with prospective follow-up. Brain **113**:639-657:1990
4) 大塚康史,土川 聡,三竹愛子:新しいSPECT解析システムeZISによる両側海馬の脳血流低下を認めた一過性全健忘の1例.臨床神経 **42**:977-979, 2002
5) Sedlaczek O, Hirsch JG, Grips E, et al:Detection of delayed focal MR changes in the lateral hippocampus in transient global amnesia. Neurology **62**:2165-2170, 2004
6) 坂井利行,近藤昌秀,冨本秀和:発作の誘引として静脈還流圧上昇の関与がうたがわれた一過性全健忘の3症例.臨床神経 **50**:473-477, 2010
7) Strupp M, Brüning R, Wu RH, et al:Diffusion-weighted MRI in transient global amnesia:elevated signal intensity in the left mesial temporal lobe in 7 of 10 patients. Ann Neurol **43**:164-170, 1998
8) Bartsch T, Alfke K, Stingele R, et al:Selective affection of hippocampal CA-1 neurons in patients with transient global amnesia without long-term sequelae. Brain **129**:2874-2884, 2006
9) 菊池大一,藤井俊勝:記憶障害―概論.神経内科 **68**(suppl 5):484-493, 2008

27. 視床内側梗塞

島根県立中央病院神経内科　河野直人

一過性の眩暈，複視で受診した65歳女性

患者： 65歳，女性

主訴： 歩行困難．

家族歴： 特記事項なし．

病歴： 特記すべき既往なく，健診も受けていなかった．20XX年某日起床時より押さえつけられるような頭痛と複視が出現した．午前9時ごろから呂律が回りにくいと自覚した．浮動性の眩暈があり，独歩困難となったため当院を受診した．

身体所見： 血圧124/80 mmHg，脈72/分・整，胸腹部異常所見なし．

神経学的所見： 右利き，意識：JCS I-2，見当識障害あり．言語：構音障害あり．視力・視野：正常，眼瞼下垂なし，眼球位置正常，眼球運動異常なし（複視は消失していた），眼振なし．顔面感覚：正常，顔面筋麻痺なし，聴力：正常，受診時には眩暈消失．咽頭反射：正常，嚥下障害なし，舌偏位なし，右上下肢バレー徴候陽性．知覚異常なし，深部腱反射左右差なく正常，病的反射陰性，何とか歩行可能だが不安定で右に傾く．

検査所見： 血液凝固系：正常．生化学：肝・腎機能障害なし，電解質正常，脂質正常，血糖130 mg/dL，HbA1c 6.0％，75 gOGTT糖尿病型．抗核抗体・C-ANCA・P-ANCA・ループスアンチコアグラントすべて陰性．心電図：洞調律．胸部X-P：心拡大なく肺野異常なし．

入院後経過： 直ちにオザグレルナトリウム，エダラボンによる急性期治療を開始した．入院2日目には見当識障害，歩行時のふらつきは改善していた．入院3日目より，脳梗塞再発予防目的でシロスタゾール内服を開始した．その後，右片麻痺は徐々に改善した．

Q1 本例の特徴を挙げて，責任病巣はいずれか述べよ．

(A) 左中脳腹内側（大脳脚）
(B) 左内包後脚
(C) 左延髄外側
(D) 左視床内側

【正解】(D)

本例では一過性の眩暈，複視を認め，その後見当識障害，構音障害，右片麻痺，歩行困難が出現した．この出現した症状の内容から，椎骨脳底動脈系の脳血管障害が疑われる．初診時の頭部MRI拡散強調画像で左視床内側に高信号域を認め，同部のラクナ梗塞と診断された（図1）．頭部MRAでは主要血管の有意狭窄を認めなかった

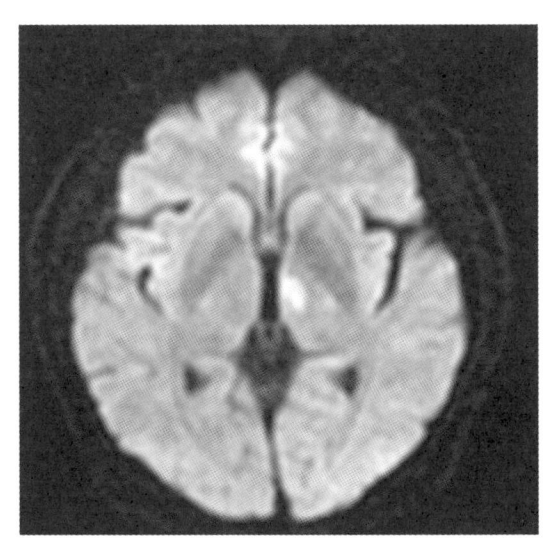

図1　初診時の頭部MRI拡散強調画像

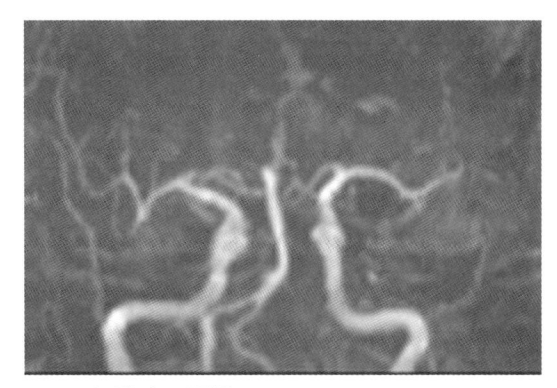

図2　初診時の頭部MRA

（図2）．入院5日目の脳血流シンチグラフィー[123]I-IMP SPECT統計解析画像では左視床の梗塞巣に一致して血流低下が検出された．

中脳腹内側（大脳脚）の病変ではWeber症候群をきたし，病巣側の動眼神経麻痺や対側の片麻痺がみられる．内包後脚の病変では対側の運動麻痺，ataxic hemiparesis，感覚性片麻痺や構音障害などをきたす．延髄外側の病変ではWallenberg症候群をきたし発作時に頭痛，vertigo（めまい），悪心，嘔吐を訴え，病巣側の第Ⅴ，Ⅸ，Ⅹ神経麻痺，Horner症候群，小脳失調，眼振や対側の顔面を除く半身感覚解離がみられる．両側性ないし優位側の，視床前内側部に限局性に病変を生じたときに認知機能低下を呈する．その内容としては記銘力低下による健忘症候群が中核症状で，意欲や自発性の低下，失計算，失見当識なども伴う．

Q2　視床内側病変の特徴を述べよ．

視床前核，背内側核は大脳辺縁系と密接に関係し，記憶，情動などの精神活動に重要な核群である．この部の限局性の障害で健忘，失見当識，自発性の低下，失計算などの種々の精神症状が出現することが知られている．両側または優位側病変ではこれらの症状が強く現れ，thalamic dementia（視床性認知症）と呼ばれることもある．

猪野らは，左前内側視床梗塞により健忘・失語・認知症をそれぞれ呈した3症例の神経心理学的所見とMRI所見を比較検討している．健忘を示した症例と失語を示した症例は良好な改善を示し，MRIでは病変は左前内側視床に限局しており，前者はやや腹側に，後者はやや背側に認められている．健忘の責任病巣としては乳頭視床束と，扁桃体から視床背内側核への線維束が，また失語の責任病巣として外側腹側核が推察されている．認知症を認めた症例はMRIで多発性の病変を認め，発症前すでに多発性の病変を有する場合は，左前内側視床病変により持続性の認知症を呈すると考えられている[1]．

一方，視床梗塞をきたした後も健忘症を認めなかった32歳男性および25歳女性の2症例が報告されている．頭部MRI-T1強調画像の水平断および冠状断5mmスライスでstereotaxic methodにより病巣の体積を計測した結果，前者では右視床背内側核の15％，後者では左視床背内側核の15％および右視床背内側核の5％未満に梗塞巣が及んだ．この2例で健忘症をきたさなかった理由として，背内側核の病変が小さかったことや乳頭視床束や前核には障害がなかったことが考えられている[2]．

Q3 本症例で用いたシロスタゾールの特徴について述べよ．

シロスタゾールはヒト血小板において，アデノシンニリン酸（ADP），コラーゲン，アラキドン酸，アドレナリン，トロンビンによる血小板凝集を抑制する．また，ずり応力によって誘発される血小板凝集を抑制する．シロスタゾールはアスピリンと比較して，同等の脳卒中再発予防効果を示すとともに脳出血合併率は有意に少ないと最近報告がなされた[3]．

一方，シロスタゾールが認知機能を改善することを示唆する報告もある．insulin-like growth factor-1（IGF-1）は海馬内の血管新生や神経形成を促進することにより認知機能を改善する．マウスを用いた実験でシロスタゾールは，海馬のIGF-1産生を増加させることにより認知機能を改善すると考えられている[4]．また両側総頸動脈を結紮して大脳白質に病的変化を生じさせ記憶障害に陥らせたラットに，少量のシロスタゾールをドネペジルと併用投与すると白質の神経病理学的変化が効果的に予防され高次機能が改善したとされる[5]．また両側総頸動脈を結紮して脳虚血状態となったラットにシロスタゾール投与すると，コントロール群と比較して有位にspatial learning memoryを改善したことから，シロスタゾールは脳保護作用を示し，脳卒中後の高次脳機能を改善する可能性も示されている[6]．

―――― 文 献 ――――

1) 猪野正志, 秋口一郎, 生天目英比古, 他：左前内側視床梗塞と健忘・失語・痴呆 ―3症例の臨床的特徴とMRI所見の比較検討―. 臨床神経 29（6）：693-700, 1989
2) Kritchevsky M, Graff-Radford NR, Damasio AR：Normal memory after damage to medial thalamus. Arch Neurol 44（9）：959-962, 1987
3) Shinohara Y, Katayama Y, Uchiyama S, et al：Cilostazol for prevention of secondary stroke（CSPS 2）：an aspirin-controlled, double-blind, randomized non-inferiority trial. Lancet Neurol 9（10）：959-968, 2010
4) Zhao J, Harada N, Kurihara H, et al：Cilostazol improves cognitive function in mice by increasing the production of insulin-like growth factor-I in the hippocampus. Neuropharmacology 58（4-5）：774-783, 2010
5) Lee JH, Park SY, Shin YW, et al：Concurrent administration of cilostazol with donepezil effectively improves cognitive dysfunction with increased neuroprotection after chronic cerebral hypoperfusion in rats. Brain Res 1185：246-255, 2007
6) Watanabe T, Zhang N, Liu M, et al：Cilostazol protects against brain white matter damage and cognitive impairment in a rat model of chronic cerebral hypoperfusion. Stroke 37（6）：1539-1545, 2006

28. Wallenberg 症候群

大田市立病院神経内科　高吉宏幸

回転性めまい，嘔気，嘔吐で受診した 57 歳女性

患者：57歳，女性

主訴：回転性めまい，嘔気，嘔吐．

現病歴：30年前に高血圧，5年前に糖尿病を指摘されていたが放置していた．平成18年2月某日朝，排尿後に回転性めまい出現し，次第に嘔気，嘔吐を伴ったため当院救急外来受診．

生活歴：機会飲酒，〔喫煙〕40本/日．

既往歴：虫垂炎，糖尿病，高血圧．

身体所見：身長156cm，体重72kg，血圧185/85mmHg，心拍数72回/分・整，体温36.5℃，心雑音，下腿浮腫などは認めなかった．

神経学的所見：意識清明，構音障害あり，眼瞼下垂や瞳孔異常なし，注視方向性の水平回転性眼振，顔面筋麻痺なし，右V1-V3の温痛覚低下，右軟口蓋挙上不良，左へカーテン徴候陽性，舌偏倚なし，胸鎖乳突筋の麻痺なし，四肢の麻痺なし，左頸部以下半身の温痛覚低下，右指鼻指試験および右踵膝試験は拙劣，測定障害を認めた．

検査所見：尿検査：蛋白（+），糖（3+），潜血（-）．血液一般：RBC 5.51×10⁶/μL, Hb 15.2 g/dL, WBC 9,360/μL, Plt 16万6,000/μL．血液生化学：Alb 4.2g/dL, AST 22 IU/L, ALT 17 IU/L, BUN 11.8mg/dL, Cre 0.92mg/dL, Na 138mEq/L, K 3.8mEq/L, Glu 244mg/dL, CRP 0.32mg/dL, HbA1c 13.9%．凝固系：PT-INR 1.15, APTT 27.3sec, D-dimer 1.2．胸部単純X線：肺野清明，CTR 54%．心電図：洞調律，左室高電位．頭部単純CT：正常範囲内．

Q1　診断は？

Wallenberg症候群である（図1～3）．

入院後経過

アルガトロバン，エダラボン，低分子デキストラン点滴で加療し，眼振は消失した．高度の嚥下障害を認め，嚥下造影で食道入り口部の開口を認めず胃瘻造設となった．体幹失調もあったがリハビリの結果，歩行器歩行が可能となった．再発予防薬はシロスタゾールとした．嚥下障害は間欠的経管栄養療法を行い，次第に嚥下可能となった．

Q2　急性期管理における注意点は？

延髄には心臓血管中枢，呼吸中枢があることが知られている．したがって，延髄外側梗塞におけ

28. Wallenberg症候群

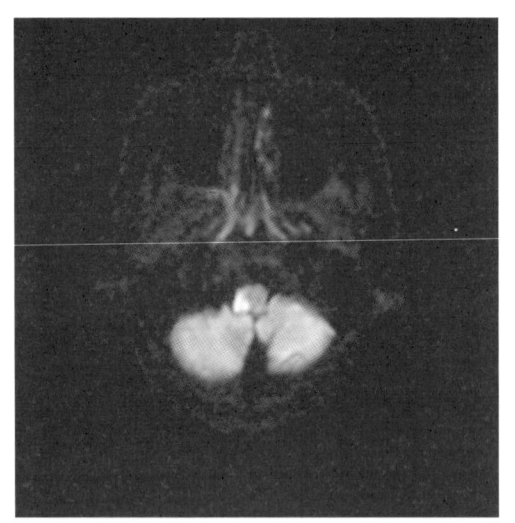

図1　DWI水平断

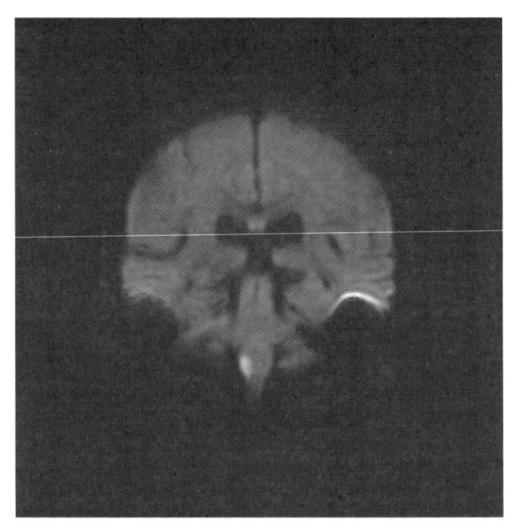

図2　DWI冠状断

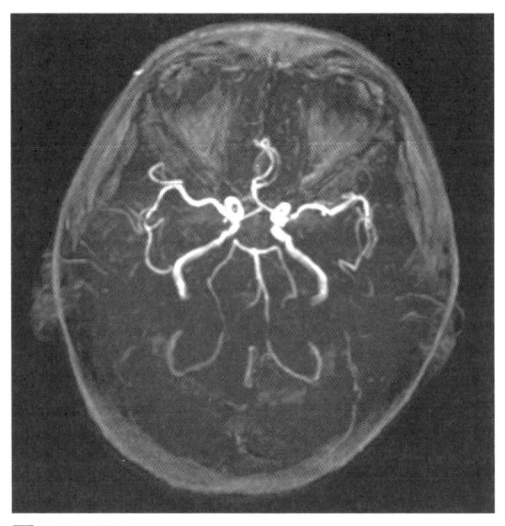

図3　MRA

る無呼吸や低換気，不整脈による突然死に注意が必要である．高度の構音障害や嚥下障害等の球麻痺症状を認めたら，モニター管理，血液ガス分析，喉頭ファイバーによる潜在的呼吸障害の早期発見，Sleep study等が必要である．

Q3 Wallenberg症候群について説明せよ．

1900年，剖検で障害部位が確かめられ，一つの独立した症候群としてWallenberg症候群の概念が確立した．延髄を含む脳幹では血管支配のバリエーションに富むため，脳血管障害における神経症状は非常に多彩である．延髄背外側部には前庭神経核，孤束核，三叉神経脊髄路核，迷走神経背側核，疑核などの脳神経核が存在し，蝸牛神経，舌咽神経，迷走神経が走行する部位である．下小脳脚，外側脊髄視床路や網様体の一部も存在している．

延髄には椎骨動脈とそのもっとも太い枝である後下小脳動脈，椎骨動脈合流直前に分岐する前脊髄動脈からの枝が血液を供給している．延髄は血管分布から正中領域，外側領域，背側領域に分類されるが，背外側部は後下小脳動脈の長辺枝により血管支配を受ける．

1. 病因

心源性脳塞栓症や頸椎の牽引などが原因と考えられるものなどもあるが，多くは動脈硬化を基盤とした血栓性のものと考えられる．

2. 臨床症状

めまいは回転性のことが多く，悪心嘔吐とともに高頻度に認められる．頭痛は約半数で出現し，前兆でみられることもある．顔面痛の多くは，病巣と同側の顔面に認められ，鋭い神経痛様の不快

な痛みで，耳とその近辺に多く生じる．眼振は vestibulo-ocular system の障害によると考えられているが機序は不明である．Skew deviation などの眼球運動異常も観察される．その他，縮瞳や眼瞼下垂などの Horner 徴候，眼球陥凹や顔面の発汗低下が認められる．三叉神経脊髄路・核および外側脊髄視床路の障害に伴う感覚障害は同側の顔面，対側の体幹・上下肢の温痛覚障害がみられる．

延髄には嚥下中枢があり，疑核や舌咽神経・迷走神経が障害され，軟口蓋，咽頭，喉頭，声帯麻痺などを合併し，嚥下障害，嗄声，また構音障害もしばしばみられる．また，延髄には呼吸中枢も存在し，純粋な延髄外側梗塞の予後は良好であると考えられてきたが，呼吸不全から突然死の報告もされるようになってきた．運動失調は下小脳脚の障害により生じ，延髄障害側の上下肢に運動失調がみられ，前庭神経核の障害も加わると，坐位が保てず，立つと病巣側に倒れてしまうなど体幹運動失調も認められることがある．歩行可能となっても障害側によろめき，方向転換が困難である．

3．検査

MRI や MRangiography の普及により，病巣部位の診断，原因となった血管障害を確認できることが多くなってきた．しばしば椎骨動脈解離に伴う Wallenberg 症候群の報告もみられ，血管撮影が必要となることがあるが，最近では MRI で basiparallel anatomic scanning（BPAS）による有用性も報告されている．

4．診断

特徴的な臨床症状から診断は得られやすいが，めまいのみのこともあり，画像所見がなければ難しい場合もある．

5．治療，予後

球麻痺症状の有無により予後が左右される．呼吸障害は気管内挿管や人工呼吸器を必要とし，気管切開を要することもある．嚥下障害を生じる頻度は高く，非経口的栄養を要することも多い．他の脳幹梗塞と同様に自律神経障害による心血管系への影響も強いため，血圧や心拍数の監視もより厳密に行う必要がある．急性期を脱すれば比較的予後良好といわれているが，嚥下障害，感覚障害は残ることが多く，視床痛様の激しい痛みが出現することもある．

――――――参考文献――――――

1) 澁谷誠二，若山吉弘：延髄外側梗塞．日本臨牀 別冊 領域別症候群シリーズ．神経症候群Ⅰ．日本臨牀社，大阪，pp75-78，1999

29. 破裂脳動脈瘤

島根大学医学部脳神経外科　秋山恭彦, 杉本圭司

頭痛発作に続いて意識消失し, 救急搬入された 54 歳男性

患者: 54 歳, 男性

既往歴: 特記すべきことなし.

家族歴: 特記すべきことなし.

現病歴: 朝 9 時ごろ, スーパーの店内で仕事中に突然に激しい頭痛発作が出現し, 嘔吐した. 頭痛のためにその場でうずくまったが, 間もなく意識がなくなったために救急車で当院へ搬入された.

身体所見: 血圧 189/102 mmHg, 心拍数 55・整, 呼吸微弱, SaO_2 88%.

神経学的所見: 意識レベル 100 (JCS), 瞳孔左右とも 2 mm.

Q1 考えられる疾患は？

意識消失発作について鑑別すべき疾患は, 脳卒中の他にも, てんかんなどの神経疾患, ヒステリーなどの精神科疾患, その他, 内分泌疾患や心疾患など多くの疾患が鑑別に挙げられなければならない. しかし, 本例のような頭痛発作と嘔吐, それに続く意識消失でまず考えるべき疾患はくも膜下出血である.

成人の非外傷性くも膜下出血は, 約 85 % が脳動脈瘤破裂によるものである. もっとも特徴的な症状は, 突発する頭痛発作で, しかも, これまでに経験したことがない激しい頭痛 (雷が頭に落ちた, あるいはバットで殴られたような, 生涯で最強の頭痛と表現されることが多い) である. 頭痛とほぼ同時に嘔気や嘔吐が出現し, 70 % くらいの患者が少なくとも一過性の意識障害をきたすとされる. まれに頭痛発作の程度が軽く, 患者自身としては風邪と思って医療機関を受診する場合があるが, この場合にも「頭痛が突発していないか？」との問診が非常に重要で,「何日の何時ごろに頭痛が起こった」など, 頭痛の始まりが明確である場合にはくも膜下出血を疑う必要がある. 頭痛発作の軽いくも膜下出血でも嘔気は持続することが多く, また頭痛も軽快することなく数日にわたって続くことが, くも膜下出血で生ずる頭痛の特徴である.

本症例では, 頭部 CT 検査でくも膜下出血と診断された (図 1).

Q2 くも膜下出血超急性期の管理と動脈瘤治療について述べよ.

脳動脈瘤破裂によるくも膜下出血は, 発症直後に約 10 % が死亡, 約 25 % が重篤となり, 発症 8 時間以内での死亡率が約 30 % とされる. また, 発症 6 時間以内に 12～15 % が脳動脈瘤の再破裂

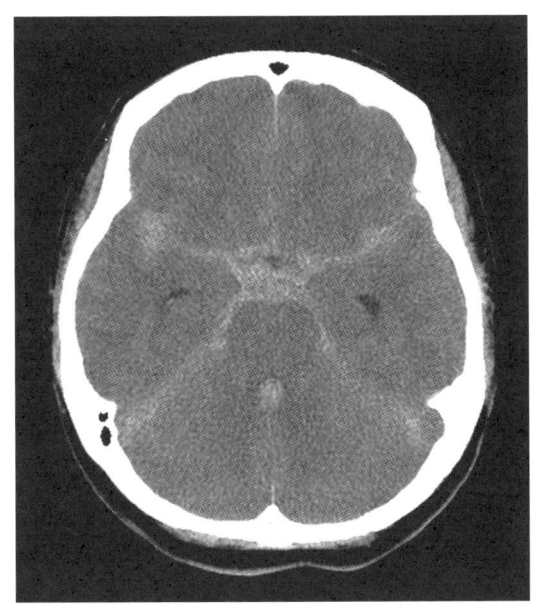

図1 くも膜下出血のCT所見
厚いくも膜下血腫を鞍上槽、前橋槽、両側シルビウス槽などに認める．Fisher group 3 に相当する．小脳テントに沿って後頭蓋窩にも著明なくも膜下血腫を認め、第4脳室内に血腫を認める．後頭蓋窩に動脈瘤が存在すると推測されるCT所見である．

をきたすとされている．救急車で搬送されてくるくも膜下出血患者は，循環および呼吸状態が不良な場合も少なくなく，また，これらが比較的安定している場合でも，院内での動脈瘤再破裂の危険性が潜在しており，超急性期の循環管理は特に重要である．

1．超急性期の全身管理
a.血圧管理
他の脳卒中と同様，来院時には血圧が上昇しているケースが多く，来院後は直ちにバイタルサインをチェックする．突発する頭痛発作が初発症状でくも膜下出血が強く疑われる症例では，Caブロッカー（塩酸ニカルジピンなど）を使用して，収縮期血圧を 120 mmHg 以下まで降下させてもよい．院内で動脈瘤の再破裂を生じるのは，患者をCT室などへ移動させる途中のことが多く，くも膜下出血が強く疑われる症例では，診断確定前から降圧させてもよいと思われる．また，少なくともCTなどで診断が確定すれば直ちに降圧を開始する．そして，意識レベル，脳神経麻痺や四肢の運動麻痺などの神経所見を手早くチェックしたら，速やかにペンタゾシンやジアゼパムなどを用いて鎮静を行う．

逆に，血圧が低下している患者に対しては，診断確定後に中心静脈を確保し，カテコールアミンを投与し血圧の維持を図る．血圧低下を起こしているもののなかには，心電図上の心筋虚血所見，たこつぼ型心筋症などの左室機能異常，重篤不整脈（心室性不整脈）などを認めることも多く，必要な処置を行う．

b 呼吸管理
急性期で意識障害が進行する場合には，気道確保を含めた適切な換気を行う．重症くも膜下出血では，神経原性肺水腫を合併しやすく，胸部X線撮影を行い，必要に応じて利尿薬などを投与する．重症呼吸不全のために気管内挿管も必要となる場合があるが，気管内挿管を行う際には，挿管時の咽頭反射で血圧を上昇させないよう，降圧，十分な鎮痛・鎮静，気道局所へのキシロカインスプレー噴霧，筋弛緩薬投与などを行って慎重に挿管処置を行う．挿管処置によって脳動脈瘤の再破裂を生じさせてはならない．

c.頭蓋内圧管理
出血の程度が強いものや脳内血腫を伴うものでは，降圧が確認された後に，グリセオールなどの脳圧降下薬を投与する．また，脳圧亢進の高度な症例に過度の降圧を行うと，脳循環を障害し予後不良となるとの報告があり注意を要する．人工呼吸器管理を行う場合には，超急性期では PaCO$_2$ を 30～35 mmHg にコントロールして脳圧降下を図る．

2．脳動脈瘤の治療
脳動脈瘤の再破裂予防はきわめて重要であり，超急性期全身管理の後に，破裂動脈瘤の特定のための脳血管検査を行う．代表的な検査法は，カテーテルによる脳血管造影であるが，くも膜下出血急性期6時間以内の脳血管造影は，動脈瘤再破裂の誘因となりうるとの報告もある．CTアンギオグラフィーは，低侵襲，検査が短時間，手術を行

表　Hunt and Hess分類

Grade Ⅰ	無症状か，最小限の頭痛および軽度の項部硬直をみる．
Grade Ⅱ	中等度から強度の頭痛，項部硬直をみるが，脳神経麻痺以外の神経学的失調はみられない．
Grade Ⅲ	傾眠状態，錯乱状態，または軽度の巣症状を示すもの．
Grade Ⅳ	昏迷状態で，中等度から重篤な片麻痺があり，早期除脳硬直および自律神経障害を伴うこともある．
Grade Ⅴ	深昏睡状態で除脳硬直を示し，瀕死の様相を示すもの．

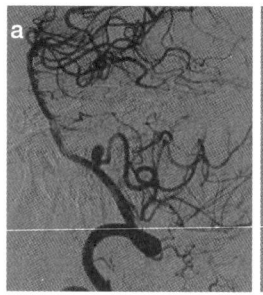

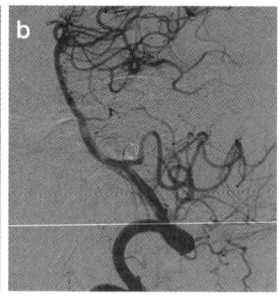

図2　脳動脈瘤の血管内手術
a：右椎骨動脈-後下小脳動脈分岐に動脈瘤を認める．
b：血管内治療により瘤内塞栓術を施行した．

ううえでの情報量が多いなどの利点があり，マルチスライスCT（multi-Detector CT：MDCT）によれば動脈瘤検出率もデジタルサブトラクションアンギオグラフィー（DSA）と同等とされ，破裂脳動脈瘤治療前検査としてはもっとも有用な検査法と思われる[1]．MRAは，撮影時間，解像度などの面でCTに劣る．

脳動脈瘤が診断されれば，Hunt and Hessの分類（表）がGrade Ⅰ～Ⅲで，年齢や全身合併症など外科治療上の制約がない限り，72時間以内の早期治療を行う．75歳以上の高齢者，Hunt and HessのGrade Ⅳ～Ⅴの重症くも膜下出血患者では，基本的にはまず保存的治療を行い，状態の改善が得られれば，脳血管攣縮期を過ぎた2週間以降のなるべく早い時期に動脈瘤治療を行う．

治療法としては，開頭手術と血管内治療がある．脳内に血塊形成があるような場合には，血腫除去も兼ねた開頭手術による脳動脈瘤頸部クリッピング術が第一選択となる．血管内治療では，動脈瘤の頸部が広基性でないものがよい適応となるが，手術の難度の高い後頭蓋窩動脈瘤や高齢患者では血管内治療が選択される場合が多い．2002年に報告されたISAT研究では，開頭手術も血管内治療も可能な動脈瘤については，血管内治療を行ったほうが，患者のmRSは良好であることが示された[2]．本例では，DSAにより右椎骨動脈-後下小脳動脈分岐部に動脈瘤を認めた．後頭蓋窩動脈瘤であるために血管内治療が選択された（図2a, b）．

Q3　くも膜下出血発症1週間程度経過した後に発症する意識レベル低下について述べよ．

くも膜下出血発症後，数日を経過してから発症する意識レベル低下の原因として，水頭症，中枢性塩類喪失症候群や抗利尿ホルモン分泌異常症候群（SIADH）による低ナトリウム血症などは，鑑別として挙げるべき重要な病態である．ただし患者予後の観点から，もっとも重要視すべきは遅発性脳血管攣縮で，本病態はくも膜下出血発症後3日～14日の間に発現することが多い．7～14日にピークがあり，2～3週間で自然消退する．血管撮影上の血管攣縮所見はくも膜下出血の約70％に認められ，症候性となるものが25％，CT上の脳梗塞にいたるものが20％，脳血管攣縮による予後不良例は12％とされる（図3a～c）．脳血管攣縮の発症の危険度は，FischerのCTによるくも膜下出血分類と相関する．

脳血管攣縮の発生する機序の詳細は未だ不明であるが，動脈瘤破裂により生じたくも膜下腔血腫が数日でヘモジデリンなどに変性し，これらが血管壁の分泌する血管拡張物質である一酸化窒素（NO）を分解するために，血管の異常収縮が誘発されることが一因と考えられている．脳血管攣縮の診断は，経頭蓋ドプラーエコー（TCD）によって行われることが多い．中大脳動脈水平部の平均血流速度を測定し，平均血流速度が120～150cm/sec以上の場合，あるいは1日に50cm/sec以上の増加がある場合に脳血管攣縮の発

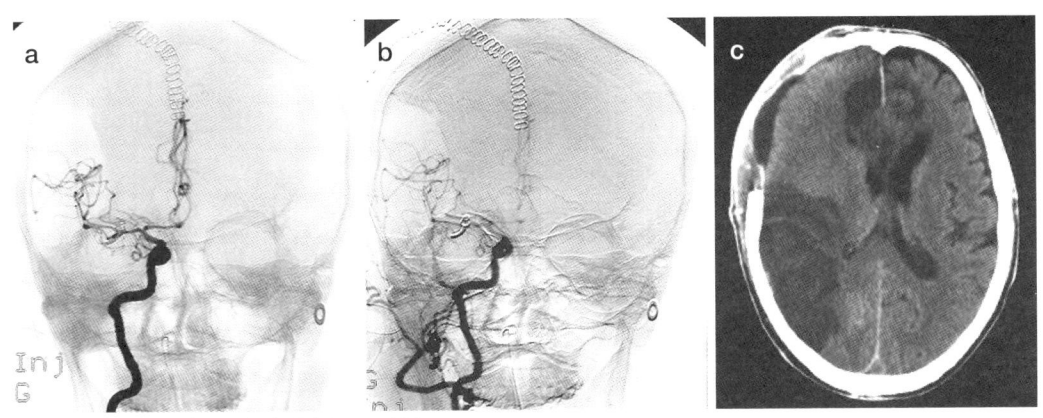

図3 脳血管攣縮の血管撮影とCT所見
a：右中大脳動脈頸部クリッピング術後3日目の脳血管造影．
b：同手術後10日目の脳血管造影．右中大脳動脈の描出は不良で，前大脳動脈は高度攣縮のため描出されなくなっている．
c：手術後14日目のCT検査で，脳血管攣縮による広範な脳梗塞が認められる．

生が疑われる．脳血管攣縮の発症予防のために，脳槽ドレナージや脊髄ドレナージを行って血性髄液の排除を行ったり，脳槽内への組織プラスノゲンアクチベータ（t-PA）やウロキナーゼ投与による脳槽内血腫の除去，薬物療法としてRhoキナーゼ阻害薬の塩酸ファスジル，トロンボキサン合成酵素阻害薬であるオザグレルナトリウム，Ca拮抗薬であるニモジピン（本邦未承認）などの静脈内投与も行われる．しかし，TCDや神経所見の変化（不穏などの精神症状や巣症状の出現，意識レベル低下など）から，脳血管攣縮が症候性となった場合には，CTAやMRA，あるいは脳血管造影による確定診断を行う．かつては，脳血管攣縮に対する積極的な治療介入は困難であったために，3H療法（hypervolemia, hemodilution, hypertension）や，抗血小板薬投与による脳循環改善が主な対処法であったが，近年は血管内治療により，攣縮血管への選択的塩酸パパベリンあるいは塩酸ファスジルの動注療法[3]，さらにはバルン血管拡張術（Balloon PTA）による積極的な攣縮血管拡張術が行われる[4]．

― 文 献 ―

1) Comparison of computed tomographic angiography with digital subtraction angiography in the diagnosis of cerebral aneurysms : a meta-analysis. Neurosurgery 52（3）: 624-631, 2003
2) International Subarachnoid Aneurysm Trial (ISAT) Collaborative Group : International Subarachnoid Aneurysm Trial (ISAT) of neurosurgical clipping versus endovascular coiling in 2143 patients with ruptured intracranial aneurysms : a randomised trial.Lancet 360（9342）: 1267-1274, 2002
3) Tachibana E, Harada T, Shibuya M, et al : Intra-arterial infusion of fasudil hydrochloride for treating vasospasm following subarachnoid haemorrhage. Acta Neurochir（Wien）141（1）: 13-19, 1999
4) Jun P, Ko NU, English JD, et al : Endovascular treatment of medically refractory cerebral vasospasm following aneurysmal subarachnoid hemorrhage. AJNR Am J Neuroradiol : Jul 8, 2010［Epub ahead of print］

30. 未破裂脳動脈瘤

島根大学医学部脳神経外科　秋山恭彦，杉本圭司

脳ドックで未破裂脳動脈瘤を診断された50歳女性

患者：50歳，女性

既往歴：45歳から高血圧で内服加療中．

家族歴：姉がくも膜下出血のため50歳で死亡．

現病歴：5歳年上の姉が，くも膜下出血で死亡した．自らも心配になって脳ドックを受けたところ脳動脈瘤が診断された（図1）．脳動脈瘤の精査と治療適応について当院にコンサルトとなった．

身体所見：血圧147/86 mmHg，心拍数67・整．

神経学的所見：明らかな異常所見を認めない．

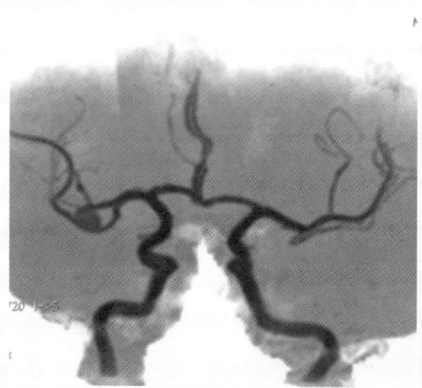

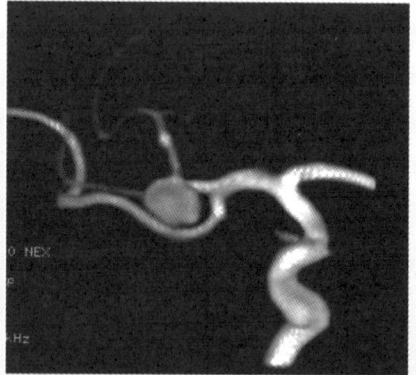

図1　MRAと動脈瘤のMRA volume rendering

Q1　脳動脈瘤とはどのような疾患か説明せよ．

脳動脈瘤が形成される原因の詳細は不明であるが，先天的あるいは後天的な要因で，脳血管の内弾性板と呼ばれる部分が断片化を起こし，脳の血管壁が脆弱となることで生じるとの説がある．脳血管は本来，800～1,000 mmHg程度の収縮期血圧にも破綻することのない構造を有しているが，このような血管の強度に関与するほとんどの部分を内弾性板が担っているとされている．内弾性板が障害された血管では，血流の負荷に血管壁が耐えられなくなる結果，血管の分岐部分のように特に血行力学的なストレスを受ける部分で，血管が風船のように膨らむことで動脈瘤が形成されると

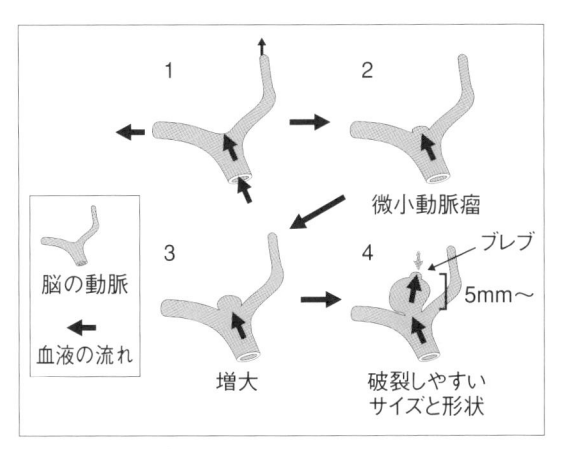

図2 脳動脈瘤の発生の模式図

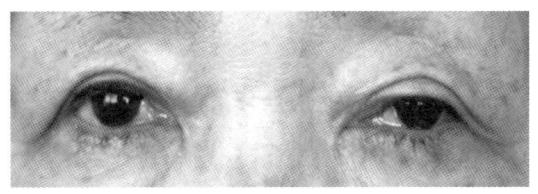

図3 脳動脈瘤による神経圧迫症状
内頸動脈―後交通動脈分岐部の脳動脈瘤で左動眼神経麻痺を呈した患者．眼瞼下垂と瞳孔散大を認め，動眼神経麻痺により外転神経が相対的に優位になり，正中視で左眼球がやや外転位をとっている．

考えられている（図2）．現在までのところ，内弾性板の障害を起こす原因として，α1アンチトリプシンやコラーゲンなど内弾性板を構成するタンパク質の先天的形成障害（遺伝的要因），喫煙や高血圧など（後天的因子）が考えられている．脳動脈瘤はある程度以上の大きさに成長すると，破裂してくも膜下出血を発症するが，まれには動脈瘤の発生部位に応じて脳神経等を圧迫して，特有の神経症状を呈する場合もある．

Q2 破裂前段階の脳動脈瘤（未破裂脳動脈瘤）が診断された場合には，どのように対応すべきか？

脳ドックなどで，未破裂脳動脈瘤が診断される場合があるが多くの場合，緊急の治療を要することはないので，患者にその旨を十分に説明し脳神経外科専門医への受診を勧める．ただし，内頸動脈―後交通動脈分岐部の動脈瘤などで，脳動脈瘤による神経圧迫症状（動眼神経麻痺）を呈するようになった症例では，神経症状出現から平均29.6日で破裂するとされ，このような症候性動脈瘤については速やかに治療を開始することが必要である（図3）．

脳動脈瘤の自然歴については，これまでに本邦や欧米で多くの疫学研究が行われてきた．しかし，個々の脳動脈瘤の自然歴は未だ不明で，初診から数年にわたって経過観察を行っても全く変化がないもの，その一方でまれなケースではあるが，数ヵ月間で急速な増大や破裂を生じるものがあり，動脈瘤全体での年間破裂率を統計上の数値で表す以外には，破裂の危険性を推定する方法が存在しない．2003年に報告されたISUIA2では，動脈瘤患者4,060例中，経過観察を行われた692例に対して前方視的に追跡した結果，7～12mm径の内頸動脈系動脈瘤では0.5％/年，同じ大きさの椎骨脳底動脈系動脈瘤で2.9％/年との破裂リスクが報告されている．本邦では，6,646例の脳動脈瘤患者を前方視的に3年間追跡する研究が行われ（UCAS Japan）日本人の動脈瘤では，大きさ5mm以下で0.96％/年，5～10mmのもので1.65％/年の破裂の危険性があると報告された[1]．本邦で発表された13の主要医学論文のメタ解析では，動脈瘤の破裂する危険性は2.7％/年で，特に，前交通動脈瘤，椎骨脳底動脈系動脈瘤，10mm以上の大きさなどが高危険因子と報告されている[2]．疫学研究の手法によって，破裂の危険性にはかなりの差異が認められ，動脈瘤の自然歴は未だ明確にはなっていない．

脳動脈瘤は，いったん破裂してくも膜下出血を起こすと，約50％の死亡率があり，また20～30％程度の例で重篤な後遺症を残すとされる．このために，動脈瘤手術の安全性が保証されていれば，ある程度若い脳動脈瘤患者すべてを治療対象とすべきかもしれない．しかし，未破裂脳動脈瘤の手術リスクは，本邦のUCAS Japan研究ではmortality 0.6～0.7％，morbidity 5％以下とされている一方で，欧米の治療成績は著しく不良であ

り[3,4]，結局，世界中の脳神経外科医がその確固たる治療方針を確立しえていない．

治療を勧める目安として，日本脳ドック学会では一般的に動脈瘤自体の状態から治療が望ましいと判断される脳動脈瘤として，

①大きさ：5 mm前後より大きいもの
②形：不整形でブレブと呼ばれる小隆起を有するもの
③破裂した動脈瘤に合併した動脈瘤
④家族・血族にくも膜下出血を発症した者がいるもの
⑤動脈瘤が多発性に認められるもの
⑥治療をせずに経過観察を行っていく過程で，大きさが大きくなったり，形状に変化をきたしてきた動脈瘤

上記①〜⑥の条件を挙げ，いずれかの要素を有する動脈瘤を予防的手術が勧められる動脈瘤としているが，最終的には，手術に伴う合併症のリスクも患者とその家族にインフォームドコンセントを計り，最終的な予防治療の判断は慎重に決定される．

Q3 未破裂脳動脈瘤の治療法について述べよ．

初診時の動脈瘤の状態が治療を勧めるべき要因を有していない場合や，インフォームドコンセントの結果，経過観察が選択される場合には，初回診断から3ヵ月目，6ヵ月目，12ヵ月目，以降1年ごとの定期検査を行って脳動脈瘤に生じうる変化の有無を観察することが推奨されている．

脳動脈瘤を治療する場合には，開頭手術と血管内治療があり，治療における根治性と安全性の2つの要素を鑑みて，治療方針が選択される．

1．開頭手術

手術によって脳動脈瘤に到達し，動脈瘤基部（頸部）を金属のクリップで閉鎖する方法で治療が行われる（脳動脈瘤頸部クリッピング術）．侵襲性が大きく，また直接脳に触れることが欠点であるが，顕微鏡観察下に動脈瘤を処置するために，治療の確実性と根治性が高い．また頭髪の剃毛についても，無剃髪ないし髪の毛の生え際の部分剃毛のみを行って手術を行うことが多い．動脈瘤は多くはウィリス輪のある脳底部に発生するために，図4のような開頭処置を行って，顕微鏡手術下に動脈瘤を露出し，動脈瘤頸部を金属製のクリップで閉鎖する（図4）．動脈瘤クリップは，現在多くのものがMRI対応なので，患者は手術後にもMRI検査を受けることができる．手術後10日程度で退院が可能である．

2．脳神経血管内治療

基本的には局所麻酔での治療が可能である．患者の無動化を重視する場合や，動脈瘤サイズが小さい場合（3〜4 mm以下）には，慎重なカテーテル操作を必要とするため全身麻酔で行う．通常，一側のソケイ部から径約2 mm（6Fr）のガイドカテーテルと呼ばれる支持性の強いカテーテルを

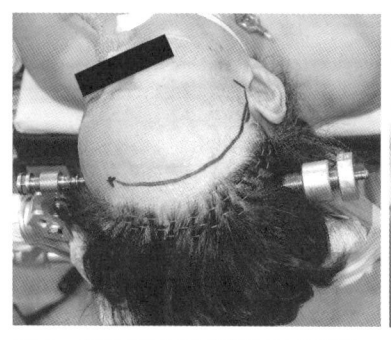

図4　提示症例の手術治療の様子
額の部分剃髪を行って開頭手術を行った．動脈瘤には明らかなブレブが存在し，頸部クリッピングを施行した．

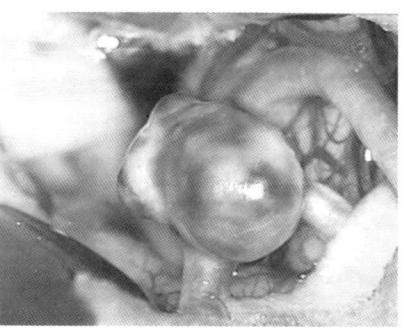

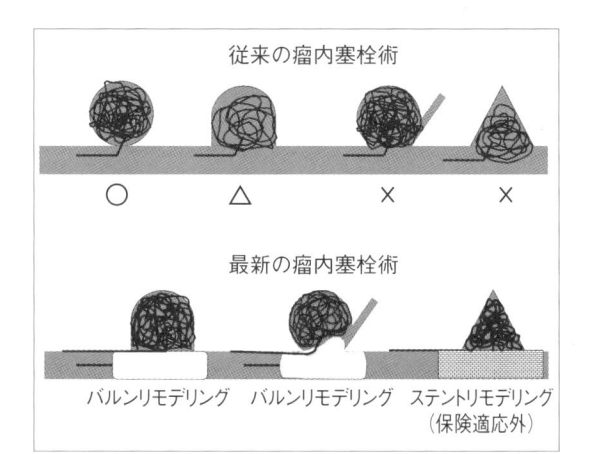

図5 脳動脈瘤の血管内治療
従来は動脈瘤頸部とドーム部分の比（dome/neck ratio）が2以上の，動脈瘤基部の狭いものが血管内治療の好適応とされていたが，近年では，コイル自体の改良，治療技術の進歩，治療機器の進歩に伴って，治療適応が広がっている．

頸動脈まで誘導する．ガイドカテーテル内にマイクロカテーテルと呼ばれる先端の柔軟な0.7 mm径のカテーテル（2Fr）を，マイクロガイドワイヤー（約0.3 mm径）を用いて動脈瘤内へ誘導する．マイクロカテーテル先端部を動脈瘤の中央付近に維持しておいて，コイル（非常に柔かいプラチナ製の約0.3 mm径の糸）を動脈瘤の内部に充填する（瘤内塞栓術）．動脈瘤の体積に対し，瘤内腔に20～30%程度のコイルが充填できると動脈瘤は血栓化を生じ，動脈瘤を治癒させることができる（図5）．治療に要する時間はおよそ2時間程度で，治療が順調に経過すると数日で退院ができる．

――― 文　献 ―――

1) Morita A : On-line outcome study of unruptured cerebral aneurysm in Japan (UCAS Japan). Rinsho Shinkeigaku 42 : 1188-1190, 2002
2) Morita A, Fujiwara S, Hashi K, et al : Risk of rupture associated with intact cerebral aneurysms in the Japanese population : a systematic review of the literature from Japan. J Neurosurg 102 : 601-606, 2005
3) International Study of Unruptured Intracranial Aneurysms Investigators : Unruptured Intracranial Aneurysms-risk of rupture and risks of surgical intervention. N Engl J Med 340 : 1439-1442, 1998
4) Wiebers DO, Whisnant JP, Huston J 3rd, et al : Unruptured intracranial aneurysms : natural history, clinical outcome, and risks of surgical and endovascular treatment. Lancet 362 : 103-110, 2003

31. 高血圧性脳出血

島根大学医学部脳神経外科　杉本圭司，秋山恭彦

片麻痺と意識障害で救急搬入された68歳男性

患者：68歳，男性

主訴：右片麻痺と意識障害．

家族歴：両親が高血圧．

病歴：40歳ごろから高血圧のために内服治療を受けていたが，怠薬が多かった．毎日5合の飲酒をし，γ-GTPの異常を指摘されていた．運動はほとんどしない．食事の嗜好は高塩分の食事を好み，野菜嫌い．また20歳から毎日40本程度の喫煙歴がある．今回，自宅での飲酒中に突然右片麻痺が出現し嘔吐した．その後間もなく意識混濁をきたしたために救急搬送された．

身体所見：身長165cm，体重65kg，血圧200/110mmHg，脈拍70/分・整，呼吸は20回/分で不規則．

神経学的所見：意識レベルJCS 100，右上下肢は弛緩性の高度麻痺を認め1/5（MMT）程度であった．瞳孔は左右とも3mm，対光反射は鈍く，左共同偏視を認めた．

検査所見：血液生化学検査：血球 $8.23 \times 10^3/\mu L$，Hb 14.4 g/dL，Ht 43.9％，血小板 $292 \times 10^3/\mu L$，総蛋白5.7g/dL，アルブミン3.1g/dL，γ-GTP 502 IU/L，総コレステロール102mg/dL，LDL 50mg/dL．血液ガス分析：PH 7.43，$PaCO_2$ 43.8mmHg，PaO_2 74.2mmHg，BE 3.3mEq/L．頭部CTで左被殻の脳出血を認めた（図1）．血腫径は $8 \times 4 \times 5$ cm であった．

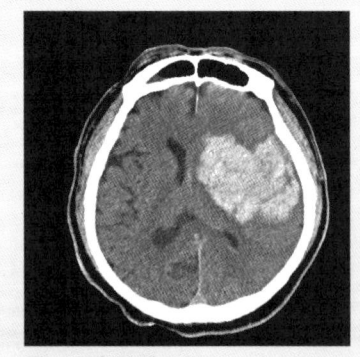

図1　来院時CT

Q1 高血圧性脳内出血の危険因子について述べよ．

血圧が高いほど脳出血発症率は上昇する．高血圧は最大の危険因子であり，脳卒中治療ガイドライン2009でも降圧療法の重要性が強調されている[1]．また，血圧の早朝サージも危険因子とされ，24時間にわたる厳格な降圧療法が推奨されている．低コレステロール血症は，高血圧と合併する

ことで脳出血のリスクになるとされている．高コレステロール血症に対するスタチンによる脂質改善は，脳出血の発症を増加させないとされているものの，脳出血既往例に対しては脳出血を増加させるとの報告があり慎重に投与すべきとされる．

その他，本例には該当しないが，糸球体濾過量低下を伴う慢性腎疾患（chronic kidney disease：CKD）は脳出血のリスクとなる．ただし降圧療法がCKDにおける脳出血リスクを減少させるという報告はない．糖尿病については，Ⅰ型糖尿病は脳出血リスクとなる．

食生活や嗜好に関しては，緑黄色野菜や果物を毎日適量摂取することも脳出血予防法として推奨されている．減塩，肥満の解消，定期的運動については2009年のガイドラインからは削除されている．飲酒に関しては，虚血性脳卒中に関しては，少量から中等度（エタノール1〜149 mg/週）の飲酒者ではリスクが低くなるとされているが，出血性脳卒中（くも膜下出血，脳出血）では正の相関がみられる．過剰な飲酒は血圧を上昇させ，肝機能障害から凝固因子産生低下と低コレステロール血症を引き起こし，脳出血のリスクを上昇させる．血中γ-GTP値は有効な指標であり，γ-GTP値異常高値を示す群では，血圧や脂質値にかかわらず脳出血の発症が増加するとされている．γ-GTP値が異常値にいたる過剰な飲酒を控えることが推奨されている．喫煙は，くも膜下出血と脳梗塞の危険因子となるが，脳出血では有意な相関関係は認められていない．

MRIのT2*撮像法で診断される陳旧性の微小出血病変（microbleeds）は，将来の症候性脳出血リスクであることが報告されている．

Q2 脳出血急性期の保存的治療について述べよ．

1. 血圧の管理

脳出血の急性期は収縮期血圧が180 mmHg未満または平均血圧130 mmHg未満に維持することを目標に急性期降圧治療を行う．急性期の降圧と予後についての前方視的なRCTは存在しないが，血腫増大の抑制には，さらに積極的な降圧の重要性が報告する論文もある．INTERACT（Intensive Blood Pressure Reduction in Acute Cerebral Haemorrhage Trial）では，標準降圧群（目標収縮期血圧180 mmHg以下）と強化降圧群（目標収縮期血圧140 mmHg）では，後者のほうが血腫の増大抑制効果に優れていることを報告し，外科手術の適応となる脳出血ではより積極的な降圧療法を推奨している[2]．降圧薬の選択に関して推奨はないが，一般的にはCa拮抗薬であるニカルジピンの静脈内投与が使用されることが多い．即効性であり，注射薬であるために血圧モニタリングを行いながら投与量を調節することで，速やかに目標血圧へ降圧ができる．ただし，薬剤の使用上の注意として「頭蓋内出血で止血が完成していない患者，脳卒中急性期で頭蓋内圧亢進の患者には使用禁忌」とされるので，留意して使用すべきである．その他一般的に使用される降圧薬としては，硝酸剤（注射薬），β遮断薬，アンジオテンシン変換酵素（ACE）阻害薬，アンジオテンシン受容体拮抗薬（ARB）があり，それぞれに固有の降圧特性を有している．一方，ヒドララジンやカリジノゲナーゼは脳出血急性期には使用禁忌とされている．

2. 頭蓋内圧管理

頭蓋内圧亢進を伴うと思われる脳出血に対しては，20％グリセロールの静脈内点滴投与により脳浮腫や脳循環の改善を図る．グリセロール投与により，頭蓋内圧亢進を伴う脳出血患者の救命に有効との報告がある．一方マニトールについては，脳出血に伴う進行性頭蓋内圧亢進や脳出血に伴うmass effectによる臨床症状の進行性の悪化には考慮してもよいとされているが，プラセボと比較したRCTでの死亡率や機能予後評価での有効性は証明されていない．ステロイドに関しては有効性は認められていない．ベッドの上半身挙上による30度程度の頭部挙上によっても頸静脈還流が改善し，頭蓋内圧効果が図れる．

3. 呼吸管理

急性期で意識障害が進行する場合には，気道確

保を含めた適切な換気を行う．呼吸の管理については，低酸素血症のみならず，炭酸ガス分圧の上昇にも注意が必要である．高炭酸ガス血症は脳血管の拡張による血管床の拡大をきたし，頭蓋内圧亢進を増悪させうる．人工呼吸管理を行う場合には，$PaCO_2$ を 30～35mmHg にコントロールすると有意に脳圧の降下を図ることができる．軽症～中等症の脳卒中患者に対してのルーチン酸素投与は推奨されていない．

4．その他

血圧性脳出血であっても血小板や血液凝固系の異常がある場合には，病態に応じてプロトロンビン複合体や新鮮凍結血漿などの投与を考慮する．血液凝固系に異常がない場合には，血液凝固因子を含めた血液製剤の投与は推奨されない．遺伝子組換え活性型第Ⅶ因子（recombinant activated factor Ⅶ：rFVIIa）により血腫の増大が抑制されうることが報告されているが，本邦では血友病のみの適応症であり，一方で重篤な血栓塞栓症の有害事象発現例もあり使用には注意が必要である．血管強化薬や抗プラスミン薬については十分な根拠はない．下肢静脈血栓の予防に関しては，弾性ストッキンまたは間欠的空気圧迫法により深部静脈血栓あるいは肺梗塞を予防する．脳卒中後の上部消化管出血の発症頻度は 3％程度とされ，重度脳出血や高齢者ではより高率であるために，抗潰瘍薬（H_2 ブロッカーやプロトンポンプインヒビター）の予防投与が推奨されている．脳卒中急性期のけいれん発症リスクは，脳出血では脳梗塞に比し 2 倍程度高く，発症から 30 日以内で 8.1％との報告がある．重症例での予防的投与を行うか否かについては一定した見解はないが，軽症例では予防的投与については推奨されていない．脳出血急性期の治療方法として低体温療法も奨められていない．

Q3 脳出血の手術治療について述べよ．

脳内出血は，出血部位と血腫量（血腫の最大径（cm）×それに直行する径（cm）×スライス幅（cm）/2）によって手術適応が検討される．脳卒中治療ガイドライン 2009 では以下のとおりの治療が推奨されている．

＜脳卒中治療ガイドライン 2009 における脳出血手術の適応＞

1. 脳出血の部位に関係なく，血腫 10 mL 未満の小出血または神経学的所見が軽度な症例は手術の適応にならない．また意識レベルが深昏睡（JCS 300）の症例に血腫除去を勧める根拠はない．
2. 被殻出血：神経学的所見が中等症，血腫量が 31 mL 以上でかつ血腫による圧迫所見が高度な被殻出血では手術の適応を考慮してもよい．特に，JCS 20～30 程度の意識障害を伴う場合は，定位的脳内血腫除去手術が勧められる．
3. 視床出血：急性期の治療として血腫除去を勧めるだけの根拠はない．血腫の脳室内穿破を伴う場合，脳室拡大の強いものには脳室ドレナージを考慮してもよい．
4. 脳表からの深さが 1 cm 以下のものでは特に手術の適応を考慮してよい．手術法としては開頭血腫除去が推奨される．
5. 小脳出血：最大径が 3 cm 以上の血腫で神経学的症候が増悪している場合，または小脳出血が脳幹を圧迫し，脳室閉塞による水頭症をきたしている場合には，手術の適応となる．
6. 脳幹出血：急性期の脳幹出血を勧めるだけの根拠はない．脳幹出血のうち脳室穿破が主体で，脳室拡大の強いものは脳室ドレナージを考慮してもよい．
7. 成人の脳室内出血：脳血管の異常による可能性が高く，血管撮影などにて出血源を検索することが望ましい．急性水頭症が疑われるものは脳室ドレナージを考慮する．

以上を大まかに要約すると，脳出血の手術適応に関しては，①神経症状の増悪を示す血腫径 3 cm 以上の小脳出血，②脳出血に関連する水頭症に対する脳室ドレナージ．①②については積極的な手術適応となる．脳出血急性期の手術治療の有

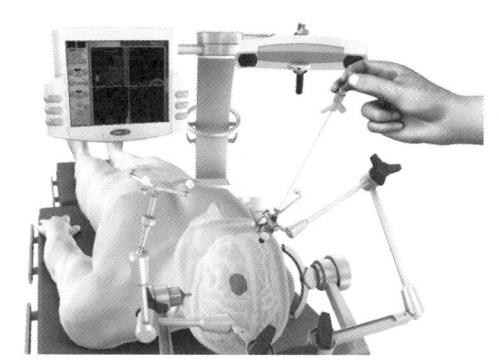

図2 手術ナビゲーションシステムを用いた Frameless stereotactic surgery
Brain LAB社製ナビゲーションシステム（Kolibri）

効性を検討した大規模RCTは，2005年のInternational Surgical Trail in Intracerebral Haemorrhage（STICH）[3]以外にエビデンスレベルの高い研究が存在せず，この研究結果が手術治療の積極的実施を推奨しない根拠の一つと思われる．本研究は，脳神経外科医が手術治療を行うべきかどうかの判断に迷うテント上脳出血1,033例を対象に，無作為に保存的治療と発症72時間以内の早期手術治療を割りつけ，手術治療の有効性についての検討が行われたが，両群の6ヵ月後の死亡率と予後に有意差は認められなかった．ただし保存的治療群530例のうち140例（26％）に対し，神経症状の悪化などのために後で外科治療が行われており，STICHの結果からは，救命のために明らかに外科手術を要すると考えられない症例には，まず保存的治療を先行させ，病状経過に応じて手術治療の実施に踏み切るのが，脳出血に対する現時点での妥当な治療方法なのかもしれない．ただし，STICH試験のサブグループ解析では，深さ1cm以内の皮質下出血の群においては早期の外科介入群の転機が良好であったために，これを検証するSTICH II Trialが現在進行中である．

手術法として，皮質下出血には開頭血腫除去術が推奨されている．小脳出血についても開頭手術が現在一般的な手術法と思われる．脳卒中治療ガイドライン2009では，被殻出血に対しては定位脳手術を推奨している．定位脳手術では，局所麻酔下に頭部にフレームを装着し，CTガイド下に座標で表示される血腫部位に穿刺針を誘導し血腫を可及的に吸引除去し，血腫腔内にドレーンを留置して残存血腫腔へウロキナーゼを注入し，血腫溶解させドレナージから除去する方法で手術が行われる．近年では，手術ナビゲーションシステムを用いたフレーム非装着のFrameless stereotactic surgery[4]が普及してきた（図2）．また，神経内視鏡手術の発達により，やはり頭部を穿頭して内視鏡下に血腫を除去する方法も用いられるようになっている．

―――――― 文　献 ――――――

1) 篠原幸人，小川　彰，鈴木則宏，他：脳卒中治療ガイドライン2009．協和企画，東京，pp129-179, 2009
2) Anderson CS, Huang Y, Wang JG, et al：Intensive blood pressure reduction in acute cerebral haemorrhage trial（INTERACT）：a randomised pilot trial. Lancet Neurol 7（5）：391-399, 2008
3) Mendelow AD, Gregson BA, Fernandes HM, et al：Early surgery versus initial conservative treatment in patients with spontaneous supratentorial intracerebral haematomas in the International Surgical Trial in Intracerebral Haemorrhage（STICH）：a randomised trial. Lancet 365（9457）：387-397, 2005
4) Miller CM, Vespa PM, McArthur DL, et al.：Frameless stereotactic aspiration and thrombolysis of deep intracerebral hemorrhage is associated with reduced levels of extracellular cerebral glutamate and unchanged lactate pyruvate ratios. Neurocrit Care 6（1）：22-29, 2007

32. 脳動静脈奇形

島根大学医学部脳神経外科　大洲光裕，秋山恭彦

突然の左半身麻痺を発症した12歳女児

患者：12歳，女性

主訴：突然の左半身脱力．

既往歴・家族歴：特記すべきことなし．

現病歴：学校での授業中に急に左手足に力が入らなくなった．左口から流涎もあり，救急車で当院へ搬入された．

身体所見：血圧107/76mmHg, 心拍数78・整．

神経学的所見：意識レベル10（JCS），左中枢性顔面神経麻痺，左片麻痺MMT 上肢1/5・下肢3/5，瞳孔左右2mm大．

検査所見：血液凝固系異常なし，生化学異常なし，CT検査で左皮質下に3×2×3cmの血腫を認める．

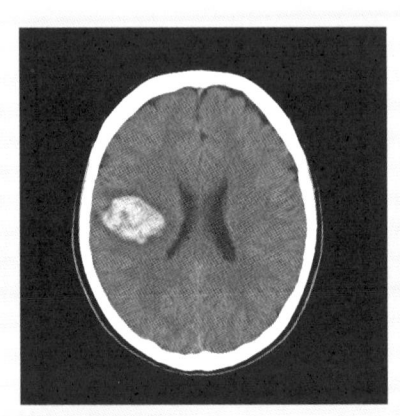

図1　来院時CT

Q1　本例の特徴を挙げて確定診断のために必要な検査について述べよ．

皮質下に生じる脳出血の原因としてもっとも多いのは，高血圧性脳内出血（約50％）であるが，非高血圧性として，アミロイドアンギオパチー，脳腫瘍（腫瘍内出血），もやもや病，脳動静脈奇形（arteriovenous malformation：AVM）などの先天性血管奇形，硬膜動静脈瘻，脳動脈瘤（細菌性動脈瘤などの末梢動脈の脳動脈瘤），深部静脈血栓症，出血性梗塞，そのほか血液凝固能異常，血小板減少など多くの疾患がある．皮質下出血には器質的疾患が潜在することが多く，高血圧性と思われても再出血を回避するために出血の原因精査が重要である．本例の特徴は患者が若年ということであるが，脳出血原疾患の鑑別診断を絞り込むためには，発症年齢は非常に重要である．本例では若年の脳皮質下出血であることから，脳動静脈奇形や血管腫を中心とする先天的血管病変のほか，脳腫瘍などの疾患を鑑別の上位に挙げるべきであろう．精査としては，MRIによる出血部周辺脳の精査，脳血管造影検査，場合によっては，腫瘍性病変からの出血も疑って造影剤を用いたCTやMRI検査を行って出血周囲の異常造影部位がないかなどの検査が必要である．

本症例では急激な神経症状の悪化がないことを確認後，MRI検査を行った．MRAでは明らかな異常は指摘できなかったが，T2強調像で脳室壁の異常拡張血管が認められ，脳動静脈奇形の導出静脈（drainer）を描出していると推測された

(図2).脳血管造影検査を行ったところ,脳動静脈奇形が診断された(図3).

AVMの非出血症例ではMRIのT2強調像で,nidusあるいは脳表や脳室壁に存在するdrainerをflow voidとして捉えることができる.CTでは,単純CTでAVMの一部が脳実質内の点状石灰化像として描出されることがある.造影CTではnidusやdrainerが造影され描出される(図4a〜c).ただし出血症例では,血腫によるmass effectによって,病変部が描出されにくくなっていることが多い.カテーテルによる血管造影でも,血腫によるmass effectでAVMが描出されにくく

なっていることが少なくない.このため,出血原因が不明でAVMの可能性が否定できない場合には,血腫の自然縮退後に再度血管造影を行ってAVMの診断にたどり着く場合も少なくない.

Q2 本疾患の治療方針および治療法について述べよ.

AVMは,海綿状血管腫,静脈性血管腫,毛細血管拡張症などと同様,先天性血管奇形に分類されている.未出血のAVMの出血率は1.7〜2.2%/年であるが,出血後の1年間の再出血率は6〜17.8%/年となる.出血1年以降は,非出血例の危険率とほぼ同等になるとされている.出血をきたしやすいAVMとして,nidusの大きさが3cm以下の小さい病変,drainerが深部静脈へ導出する,nidus内の動脈瘤,drainerが1本しかない病変,drainerにvarix様の拡張を伴うもの,過去に出血歴を有するもの,脳深部に局在する病変などが挙げられる.

治療方針として,出血による死亡率は10〜20%,機能障害は30〜40%に生じるとされ,出血率や治療に伴う合併症率などを勘案し,治療適応ばかりでなく,治療法も慎重に選択される[1].

「脳卒中治療ガイドライン2009」では,以下のような治療方法が推奨されている.

1. 脳動静脈奇形からの脳出血例は再出血が多いので,特に再発の危険の高い場合(出血発症,深部静脈への流出)は,外科的治療を考慮する.

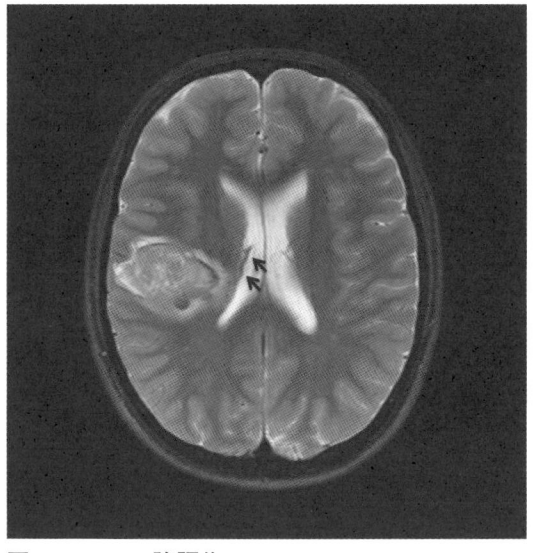

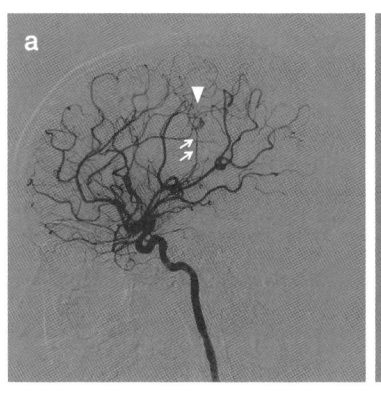

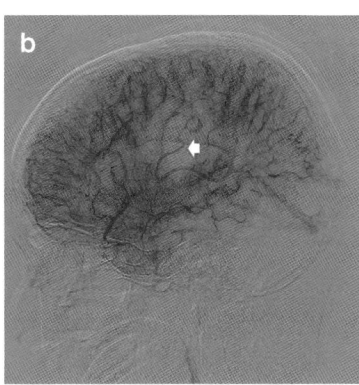

図2 MRI T2強調像
皮質下血腫のほか,脳室壁の静脈拡張を認める.矢印は,AVMのdrainerが疑われる所見である.

図3 脳血管造影
a:中大脳動脈皮質枝から分岐するAVMの流入動脈(feeder)(矢印)とナイダス(nidus)(矢頭)を認める.
b:drainer(矢印)は脳室壁の内大脳静脈に入流しており,MRIの所見と一致している.

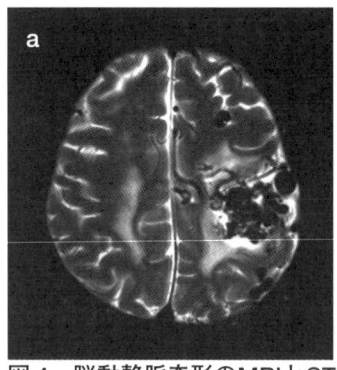

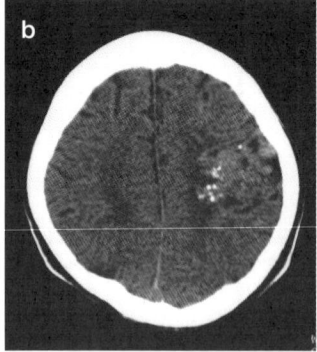

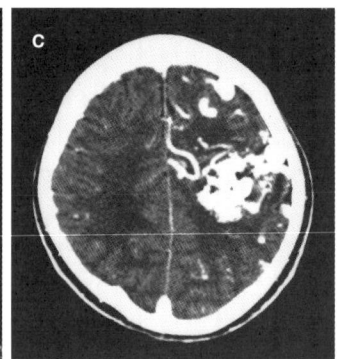

図4 脳動静脈奇形のMRIとCT像
a：MRI T2強調像．nidusとdrainerがflow voidとして描出される．
b：CT単純．AVMの一部が点状石灰化像として認められる．
C：CT造影．nidusとdrainerが造影効果を受け描出されている．

表　Spetzler-Martin分類

特徴	点数
大きさ	
小（＜3cm）	1
中（3〜6cm）	2
大（＞6cm）	3
局在周囲脳の機能的重要性	
重要でない（non-eloquent）	0
重要である（eloquent）	1
導出静脈の型	
表在性のみ	0
深在性	1

重症度（Grade）＝（大きさ）＋（機能的重要性）＋（導出静脈の型）
Spetzler RF, et al. J Neurosurg 65（4）：476-483, 1986[2]より引用．

2. Spetzler-Martin分類（表）のgrade1および2では外科的切除が勧められる．Spetzler-Martin分類grade3では外科的手術または塞栓術後外科的手術の併用が勧められる．Spetzler-Martin分類grade4および5では，出血例，動脈瘤合併例，症状が進行性に悪化する例以外は保存療法が勧められる．
3. 病巣部位や流入血管の状況，合併症の有無などにより外科的手術の危険が高く病巣が小さい場合（10 mL以下または最大径3 cm以下）は定位放射線治療が勧められる．
4. けいれんを伴った脳動静脈奇形では，てんかん発作を軽減するため外科的手術のみならず，定位的放射線治療を含めた積極的治療が勧められる．

　本症例の場合，大きさは3 cm以下（＝1点）＋eloquent areaに病変が存在（＝1点）＋導出静脈が深在性（＝1点）＝3のため，Gradeは3となる．本例では，脳表に1 cm程度の皮質切開を行い，脳表から2〜3 cmの場所にnidusを同定した．feederを切断処理すると，nidusの拍動性拡張が弱まり，nidusが周囲脳から剥離可能となった．最終段階として脳室壁部分で導出静脈を凝固切断し，AVM病変を一塊として摘出した．

　AVMの治療には，外科手術のほかに血管内治療による塞栓術がある．NBCA（N-butyl cyano-acrirate）やOnyxなどの液体塞栓物質を用いた塞栓術が行われ，流入動脈の本数が少なくnidusがコンパクトに密集しているものでは塞栓術のみで完治できる場合がある[3]．ただし，血管内治療単独でのAVM根治率は10％程度で，血管内治療は，手術で処置が困難な脳深部から流入動脈の術前塞栓を主目的として行う．また，手術摘出難度の高い，大きなAVMに対して定位放射線治療を行う場合，放射線手術の治療効率を高める目的で，nidusの部分塞栓を行ってnidusを縮小させるpalliative embolizationが行われる．ただし，液体塞栓物質を用いたAVMの血管内治療は血管内治療のなかでも難度が高く，塞栓物質の迷入によ

る意図しない血管塞栓などの合併症を生じる危険性もあり，治療の合併症率は2.5～9％と報告されている．

定位放射線治療（γナイフ，サイバーナイフ）は，病巣部位が深部で手術難度が高い場合や，全身の合併症などにより外科的手術の危険性が高いものに対して計画される[4]．小さい病変では治療成績は良好で，4 mL未満の病変の定位放射線治療による完全閉塞率は76～85％である．ただし遅発性放射線障害が2.5～22％に認められ，血管撮影上でAVMの消失が確認されても，わずかながら出血の危険性が残るという問題もある．

―― 文 献 ――

1) Lawton MT, Kim H, McCulloch CE, et al：A supplementary grading scale for selecting patients with brain arteriovenous malformations for surgery. Neurosurgery 66（4）：702-713, 2010
2) Spetzler RF, Martin NA：A proposed grading system for arteriovenous malformations. J Neurosurg 65（4）：476-483, 1986
3) Panagiotopoulos V, Gizewski E, Asgari S, et al：Embolization of intracranial arteriovenous malformations with ethylene-vinyl alcohol copolymer（Onyx）. AJNR Am J Neuroradiol 30（1）：99-106, 2009
4) Colombo F, Cavedon C, Casentini L, et al：Early results of CyberKnife radiosurgery for arteriovenous malformations. J Neurosurg 111（4）：807-819, 2009

33. もやもや病：STA-MCA バイパス

大阪南脳神経外科病院脳神経外科　上村岳士
島根大学医学部脳神経外科　秋山恭彦

言語の異常を訴えて来院した 32 歳女性

患者：32歳，女性
主訴：言語障害．
家族歴：妹がもやもや病で幼少時より治療を受けている．
既往歴：偏頭痛のために頭痛薬（市販薬）を常用している．
病歴：1週間前より感冒様症状のため体調を崩し，近医開業医を受診し内服加療を受けていたが，全身倦怠のために食事が摂れない状態であった．起床時に言葉がしゃべりにくくなっていることに気付き，同医院を再診．脳血管障害の疑いがあり当院紹介となった．
身体所見：血圧142/80 mmHg，脈拍85/分・整．
神経学的所見：意識清明，脳神経障害なし，軽度の運動性失語を認める．右上下肢に不全片麻痺4/5（MMT）を認めるが，感覚障害なし．
画像所見：MRI：左前大脳動脈―中大脳動脈，左中大脳動脈―後大脳動脈皮質境界領域に梗塞巣を認める（図1a）．MRA：両側の内頸動脈の描出が不良で，特に左側は頭蓋内頸動脈末梢部が閉塞している疑いがある（図1b）．

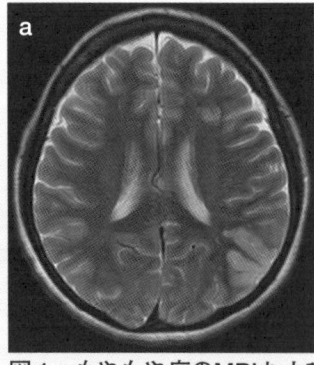

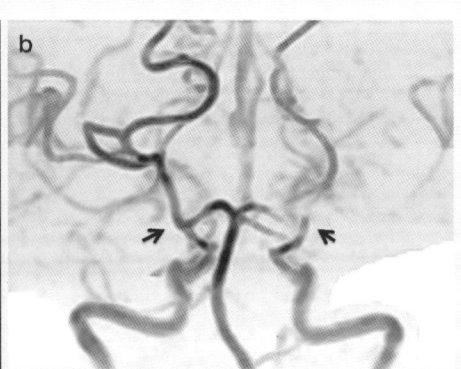

図1　もやもや病のMRIおよびMRA画像
a：MRI T2強調像．左大脳半球の皮質境界領域に虚血巣を認める．
b：MRA．両側の内頸動脈（矢印）が描出不良．右内頸動脈サイフォン部での狭窄，左内頸動脈終末部での閉塞が疑われる．

Q1 本例の診断に必要な検査と診断基準について述べよ．

若年発症の脳梗塞の原因については，もやもや病のほか，抗リン脂質抗体症候群，動脈解離，血管炎や凝固異常，奇異性脳塞栓症（Paradoxical brain embolism）などが鑑別疾患として挙げられる．

本例では，MRA画像所見のほか，頭痛の既往，もやもや病の家族歴等を考慮すると，もやもや病がもっとも考えやすい診断として挙げられる．

もやもや病のかつての正式名称はウィリス動脈輪閉塞症であったが，現在，もやもや病の名称のほうが世界的にも用いられる病名である．本疾患は，両側内頸動脈終末部あるいは，前・中大脳動脈近位部に慢性進行性の狭窄または閉塞を生じ，血管狭窄の進行に伴って脳底部などを中心に異常血管網が出現してくる．この異常血管網が煙草の煙のようにモヤモヤしてみえることから，日本人研究者により「もやもや病」と命名された．病態は血管中膜での平滑筋変性による菲薄化，内膜内弾性板の多層化・中膜平滑筋層の肥厚などが血管内腔を狭小化させ閉塞病変を完成すると考えられている．

本疾患は本邦をはじめとする東アジア圏に多発する．本邦での年間有病者数は2,000〜3,000人前後とされており，男女比は1：1.83で女性に多い．血縁者内に発症者が集積する家族性もやもや病は約10％程度認められ，遺伝子座のゲノム解析にて17p25などが報告されている．

発症年齢は5歳前後と30〜40歳台の2つのピークを有する2峰性を呈する．小児例では脳虚血症状で，成人例では脳虚血症状のほか，頭蓋内出血症状で発症するものが多い．

症状は年齢および病型によるが，小児例では過換気後に大脳の虚血症状を呈するものが多く，脱力発作，感覚障害，けいれん発作，失神発作，反復性の頭痛などが出現する．これらの脳虚血発作は停止する場合と，継続して起きる場合があるが，脳虚血発作を繰り返す場合は脳萎縮を呈し精神機能障害，知能障害，脳梗塞による後遺障害を残す場合がある．一方，成人例において，出血例では脳室内やくも膜下出血，あるいは脳実質内出血により突然発症するものが多く，頭蓋内出血は，もやもや病の生命予後・機能予後を悪化させる最大の因子となる．出血原因は，もやもや血管の破綻や，末梢性動脈瘤の破裂などが推測される．再出血率は高く7.09％/年との報告がある．成人例で脳虚血を発症する場合，小児例と同様脳虚血発作で発症することも多いが，血管の加齢性変化や神経機能回復が小児に比べて劣るためか，脳梗塞を生じても恒久的な障害を残すことも多い．

もやもや病の確定診断には脳血管撮影が重要である．磁気共鳴画像（MRI）と磁気共鳴血管撮影（MRA）の場合でも1.5テスラー以上でTOF法を行った場合には診断が可能である．詳細については厚生労働省特定疾患の診断基準を参照されたい．

脳血管撮影での所見は，
①頭蓋内内頸動脈終末部，前および中大脳動脈近位部に狭窄または閉塞がみられる．
②その付近に異常血管網が動脈相においてみられる．
③これらの所見が両側性にある．
をすべて満たすことが必要である．本症例では，MRAで両側内頸動脈描出が不良であることから，もやもや病をまず疑って，脳血管撮影を行った．血管撮影上両側内頸動脈末梢に狭窄があり，頭蓋内主幹動脈および末梢血管の描出が非常に悪い．前頭蓋底，基底核付近に異常血管網が認められる．これらのもやもや血管は ethmoidal moya，basal moya と呼ばれる所見である（図2a，b）．

このほか，臨床上SPECTやPETを用いた脳循環動態の評価は，虚血発症もやもや病における重症度の診断，脳血行再建術の適応の決定に重要である．すなわち，これらの検査で脳循環予備能の低下が認められる症例では脳虚血発作の再発率が高く，脳血行再建術が考慮される．また，小児で一側性の症候例の場合，無症候側の脳血行再建術の時期を評価するのにも有用である．

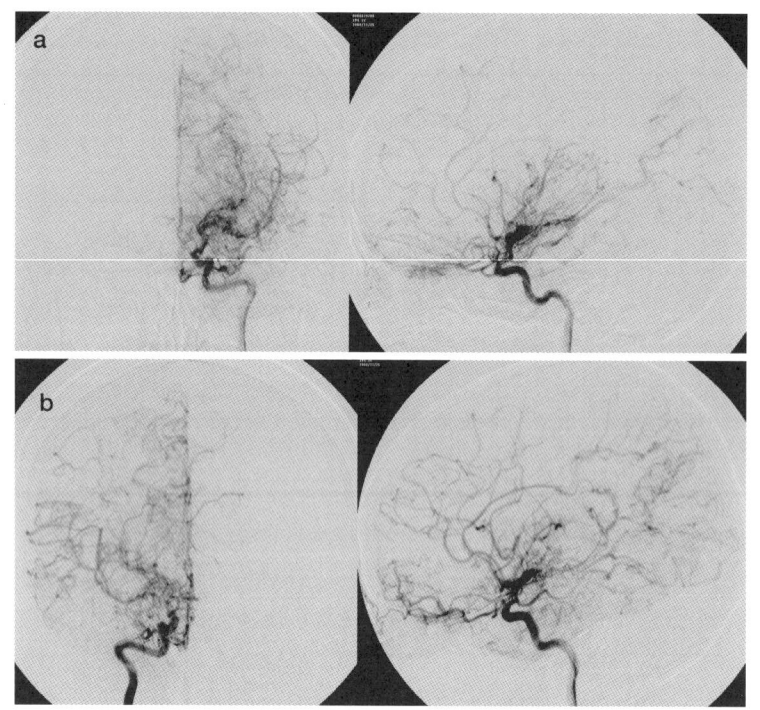

図2 もやもや病の脳血管撮影
a：左内頸動脈撮影．中大脳動脈および前大脳動脈起始部に高度狭窄を認め，基底核部のもやもや血管，また眼動脈から発達したethmoidal moyaの所見を認める．
b：右内頸動脈撮影．内頸部サイフォン部と中大脳動脈起始部に高度狭窄を認め，基底核部にもやもや血管を認める．

Q2 もやもや病の治療指針について述べよ．

成人の脳梗塞発症例では，アテローム血栓性脳梗塞の治療に準じて脳保護薬エダラボン，抗血栓薬オザグレル酸ナトリウム，アルガトロバン，アスピリンなどの使用が推奨される．一方，組織プラスミノゲンアクチベーター（r-PA）による血栓溶解療法は禁忌である．本症例では通常の輸液負荷に加え，エダラボン，オザグレル酸ナトリウムを投与し，急性期以降はアスピリン内服投与を行った．機能訓練のためにリハビリテーション（理学・作業・言語療法）を行った．発症3週間目に脳循環動態の評価のため脳血流SPECT（Tc-ECD）を行った．その結果，両側大脳半球において広範囲に血行力学的POWERS Stage2の領域を認めたため，症候性の左側に対して浅側頭動脈-中大脳動脈吻合術（STA-MCA吻合術）を行った．術後MRAにて吻合血管の確認を行った．手術6ヵ月後の脳血流シンチグラフィーではacetazolamide負荷により，脳循環予備能の改善が認められた．

脳虚血症状を呈するもやもや病に対しては血行再建術が有効とされ，これにより一過性脳虚血発作，脳梗塞のリスク，術後ADL，長期的高次脳機能予後の改善が得られるとされる．血行再建術後のSPECTやPETにおいても脳循環代謝の改善が報告されている．血行再建術の手技としては直接血行再建術と間接血行再建術が用いられる．成人例では直接血行再建術が有効とされ，小児例では直接血行再建術と間接血行再建術のそれぞれに予後改善効果が報告されている．周術期管理は水分補給，血圧維持，normocapneaに保つことが

重要である．術後の評価には，バイパス発達に対しMRAが，脳血流・脳循環予備能の評価にはSPECTやPETが有用である．

出血型のもやもや病において，急性期には脳出血の治療に準じて治療を行う．再出血予防のための治療指針は確立していない．直接血行再建術後の脳血管造影において，もやもや血管の消退や末梢性動脈瘤の消失を報告する論文があり，血行再建術による脳出血再発予防効果が期待できるとする報告もある．一方，血行再建術による再出血予防効果を否定する報告もある．2001年より直接血行再建術の再出血予防効果の有無を検証するためのrandomized controlled trialが開始され（Japanese Adult Moyamoya (JAM) Trial），その研究結果が注目される．

近年MRIの発達とともに無症候性のもやもや病が診断されるケースが増加している．無症候性であっても経過観察中に脳血管イベントを発生しやすく病期の進行を阻止する有効な手段がないため，脳血流評価を行ったうえで，脳卒中発症予防のための外科治療を考慮してよいとされる．

文 献

1) Wakai K, Tamakoshi A, Ikezaki K, et al：Epidemiological features of moyamoya disease in Japan：findings from a nation wide survey. Clin Neurosurg 99（Suppl 2）：S1-5, 1997
2) Mineharu Y, Takenaka K, Yamakawa H, et al：Inheritance Pattern of familial moyamoya disease：Autosomal dominant mode and genemic imprinting. J neurol Neurosurg Psychiatry 77：1025-1029, 2006
3) Morimoto M, Iwama T, Hashimoto N, et al：Efficacy of direct revascularization in adult Moyamoya disease：haemodynamic evaluation by positron emission tomography. Acta Neurochir（Wien）141：377-384, 1999
4) Matsushima T, Inoue T, Suzuki SO, et al：Surgical treatment of moyamoya disease in pediatric patients-Comparison between the results of indirect and direct revascularization procedures. Neurosurgery 31：401-405, 1992
5) Yoshida Y, Yoshimoto T, Shirane R, et al：Clinical course, surgical management, and long-term outcome of moyamoya patients with rebleeding after an episode of intracerebral hemorrhage：An extensive follow-Up study. Stroke 30：2272-2276, 1999

34. 特発性正常圧水頭症

島根大学医学部脳神経外科　高田大慶，秋山恭彦

> **歩行障害と物忘れで受診した70歳男性**
> **患者**：70歳，男性
> **主訴**：歩行障害，物忘れ．
> **既往歴**：60歳から高血圧，糖尿病，高脂血症で内服治療．
> **家族歴**：特記すべきことなし．
> **現病歴**：65歳ごろから歩き方がスムーズでないことを家人が気付いていた．歩行障害はその後ゆっくりと進行し，歩こうとしてもうまく歩き出せなくなった．68歳のときにパーキンソン病と診断され，抗パーキンソン病薬の処方を受けるようになった．しかし，歩行障害の改善はない．最近になって物忘れも出てきた．歩行障害による転倒をきっかけに脳神経外科を受診した．
> **神経学的所見**：MMSE（Mini-Mental State Examination）22/30点．軽度の記銘力障害を認めるものの見当識障害はない．思考がやや緩慢．脳神経に異常所見なし．上下肢の筋力低下は認めず，深部腱反射は左右上下肢ともに正常．上肢の固縮や振戦を認めないが，軽度の上肢巧緻運動障害，書字障害を認める．歩行は小刻み，すり足で歩く．方向転換時には歩行の不安定さが目立つ．

Q1　どのような診断が考えられるか？

高齢者に発症する歩行障害，認知機能障害の診断であるが，アルツハイマー病（Alzheimer disease：AD），脳血管障害（ラクナ梗塞，ビンスワンガー型脳梗塞など），パーキンソン病（Parkinson disease：PD），レビー小体病，特発性正常圧水頭症（idiopathic Normal Pressure Hydrocephalus：iNPH），進行性核上性麻痺，多系統萎縮症，その他種々の原因で生じるパーキンソン症候群，髄膜腫などの良性脳腫瘍，さらには，うつ病でも同様の症状がみられる場合があり，臨床症状から列挙すべき鑑別診断は非常に多い．CTやMRIによる画像所見は，これらの鑑別診断を絞り込むうえで非常に重要で，画像検査によって脳腫瘍などの器質的病変，脳血管障害は明確に診断できる．また脳萎縮の部位と程度によって，iNPH，ADおよびPDの鑑別には大きな手がかりとなり，さらなる検査方針を決定することができる．

Q2 本症例では，図1，2に示すようなCTとMRI所見を得た．診断の確定のための更なる診断法について述べよ．

CTでは，シルビウス裂の拡大と大脳皮質の中等度萎縮を認める．深部白質の虚血性変化は目立たない．CT水平断像では脳室の拡大は顕著ではない印象を受けるが，Evans Indexは0.35である（図1）．MRIのFLAIR画像では，やはり大脳の虚血性変化は目立たず，冠状断像では，脳室の拡大がより明らかである．脳室拡大に伴うperiventricular high intensityの所見を伴っておらず，ビンスワンガー型脳梗塞などは否定的な所見である．シルビウス裂の拡大は，大脳皮質の萎縮を考える所見であるが，頭頂部皮質の萎縮が非常に軽度で，脳溝や硬膜下腔は狭小化している．また，海馬の萎縮は顕著ではなく，むしろ海馬周辺の髄液腔が拡大している．以上の所見から，iNPHが強く疑われる（図2）．

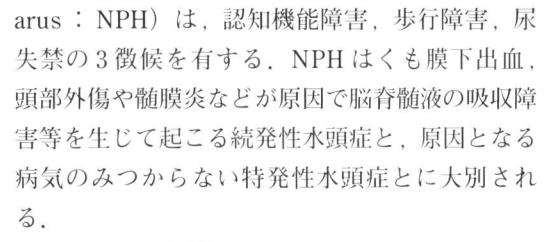

正常圧水頭症（normal pressure hydrocephalus：NPH）は，認知機能障害，歩行障害，尿失禁の3徴候を有する．NPHはくも膜下出血，頭部外傷や髄膜炎などが原因で脳脊髄液の吸収障害等を生じて起こる続発性水頭症と，原因となる病気のみつからない特発性水頭症とに大別される．

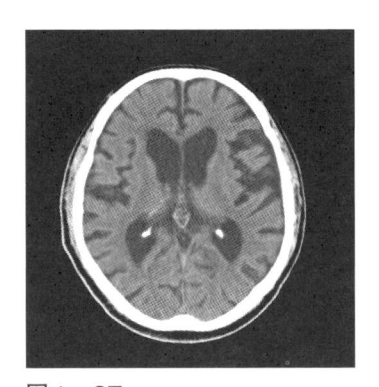

1. iNPHの画像診断
a. MRI

MRIは診断に有用で，前述の脳室拡大（Evans index（両側側脳室前角間最大幅/同じ水平断での頭蓋内腔幅）0.3以上（図3））を認める．シルビウス裂や前頭葉側頭葉底部の脳溝が拡大している一方，円蓋部の脳溝とくも膜下が狭小化している所見はiNPHに非常に重要な所見で，この所見は冠状断像でとらえやすい．SINPHONI研究ではこのような特徴をDESH（disproportionately enlarged subarachnoid-space hydrocephalus）と呼んでいる[1]．なお一般的な水頭症では，脳室拡大に伴う脳室周囲のperiventricular high intensityが認められることが多いが，iNPHでは重要な所見ではないとされる．ADではiNPHのようなDESHと呼ばれる高位円蓋部の所見を認めることは少なく，鑑別に重要である．MRIによるADの診断には，VSRAD（Voxel-based Spesific Regional analysis system for Alzheimer's Disease）を用いた解析が行われることが多いが，iNPHでは海馬周囲のくも膜下腔拡大のために，大脳と海馬の萎縮比が見かけ上大きくなるために，VSRADで

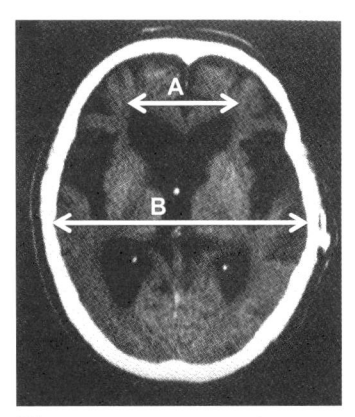

図1 CT

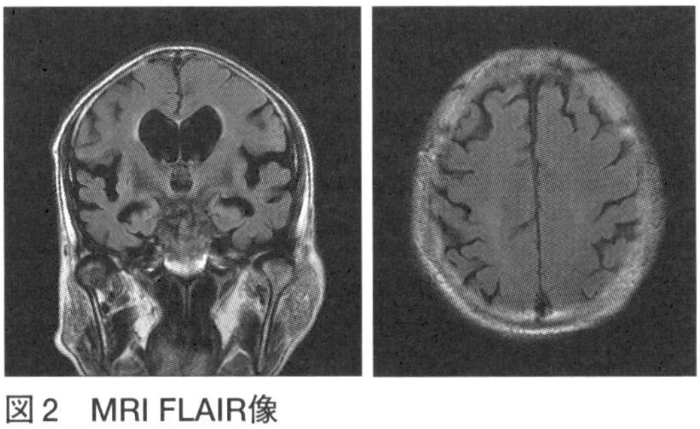

図2 MRI FLAIR像

図3 Evans index：A/B

はiNPHとの鑑別には有用でないようである．

b. 脳血流シンチ

iNPHでは前頭葉および側頭葉底面とシルビウス裂周囲の脳血流低下を認める一方で，ADでは脳の帯状回後部や頭頂部を中心とする脳血流低下が認められ鑑別に有用である．

c. 脳槽造影

古典的には，水頭症の疑われる脳室拡大症例に対しては，腰椎くも膜下腔からアイソトープや造影剤を注入し脳槽造影を行い，脳室内逆流や脳表停滞の所見をもって水頭症と診断していたが，iNPHにおいてはこれらの所見はあまり重要ではないとされる．

2. 髄液排除試験（タップテスト）

iNPHの診断には，現在，髄液排除試験がもっとも有用な検査法とされており，腰椎穿刺により30～50 mLの髄液排除を連日2回行い，髄液排除数日以内に，認知能力，歩行状態の改善の程度を評価する[2]．3 m Up & Goテスト（イスに座った状態から立ち上がって3メートルの距離を往復歩行して再び座るまでに必要な時間）は歩行速度の改善の程度を評価するのに客観的で簡便な方法である．歩行速度と歩幅の改善が認められれば，iNPHの診断がかなり確実になるとともに，シャント手術の効果の予測にも有用とされている．髄液排除試験の方法として，脊髄ドレナージを留置して1時間あたり15～18mLの持続髄液排除を連続5日間行う方法もある．

3. 持続頭蓋内圧モニタリング

脊髄ドレナージで連日の髄液排除を行う場合には，排除前に脊髄ドレナージに圧センサーを装着し，12～48時間の頭蓋内圧持続測定を行う場合もある．また，髄腔内へ生理食塩水を注入し，圧波形の変化を観察する方法（CSFダイナミックテスト（髄液腔容積負荷試験））もあり，これらの頭蓋内圧モニタリングもシャント手術有効群を診断するために有用との報告がある[3]．

4. 特発性正常圧水頭症診療ガイドライン

2004年にiNPHの診療のための本邦のガイドラインが発刊された[4]．診断基準は1) Possible iNPH, 2) Probable iNPH, 3) Definite iNPHという3段階の診断基準が記載されている．iNPHの原因は未だ明らかではなく，またアルツハイマー病やパーキンソン症候群，さらには脳血管性認知症との鑑別が必ずしも容易ではない症例，また，iNPHがこれらに合併することも多いとされており，診断の確定度が3段階に分かれていることは，本疾患の診断の困難さを間接的に示しているものと思われる．

1) Possible iNPH（必須項目①～⑥）
   ①60歳以上に発症する．
   ②歩行障害，認知障害および尿失禁の1つ以上を認める．
   ③脳室の拡大を認める（Evans index > 3）．
   ④髄液圧が200 mmHg以下で髄液性状に異常がない．
   ⑤他の神経学的あるいは非神経学的疾患で臨床症状のすべてを説明しえない．
   ⑥脳室拡大をきたす明らかな先行疾患（頭部外傷，髄膜炎など）がない．

2) Probable iNPH（必須項目①②）
   ①Possible iNPHの必須項目を満たす．
   ②以下のいずれかを認める．
      A：CSFタップテスト（髄液排除試験）で症状の改善を認める．
      B：CSFドレナージテスト（髄液持続排除試験）で症状の改善を認める．
      C：髄液流出抵抗値（R0）測定やICPモニタリング（頭蓋内圧持続測定）で異常を示す．

3) Definit iNPH
   シャント術施行後，症状の改善を認める．

Q3 iNPHの治療について述べよ．

iNPHは手術で治療が可能な認知症である．治療には，脳脊髄液の循環不全を，髄腔と身体腔を

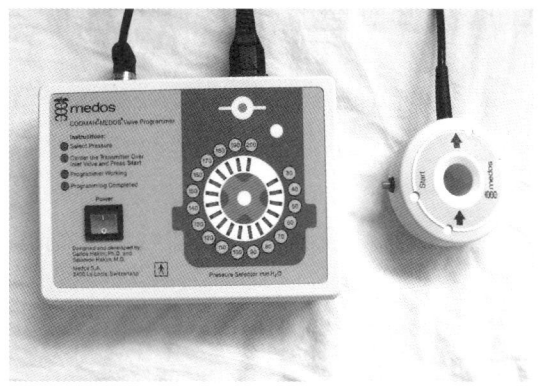

図4 コッドマン・ハキム™プログラム機器
圧可変式バルブの圧変更を体外から行うプログラム機器（脳脊髄液排液圧を30～200mmH₂O圧の範囲で調節可能）．

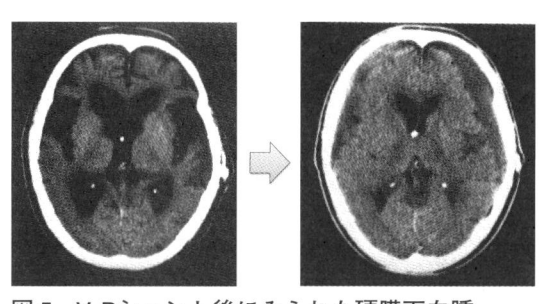

図5 V-Pシャント後にみられた硬膜下血腫
脳脊髄液の過剰流出が起こると硬膜下腔の拡大から硬膜下血腫を引き起こす可能性がある．これらを防ぐために，個々の患者に適正な脳脊髄液排出を可変圧バルブを用いて調節する（左：術前CT，右：術後CT）．

結ぶ人工チューブを埋め込むことで髄液循環の補助を計る髄液短絡術（シャント術）が行われる．髄液短絡術によって，頭蓋内に過剰に溜まった髄液で圧迫された脳を，過剰髄液を排除することで，脳機能の正常化を計る治療が行われる．①脳室－腹腔短絡術（V-Pシャント），②腰椎－腹腔短絡術（L-Pシャント），③脳室－心房短絡術（V-Aシャント）の3通りの方法があるが，手術の簡便性や侵襲性を考慮し，前2者が行われることが多い．V-Pシャントでは，頭蓋骨に小さな穴を開けて，径2mm程度のチューブを脳室内に挿入し，チューブは皮下を通して終端を腹腔内に挿入留置する．チューブの途中には，可変圧バルブと呼ばれる髄液の流量を調節するシステムが接続されている．可変圧バルブは，体外から磁気システムを用いて，髄液排出量を調節することができる（図4，5）．また最近では，患者が立位をとった際に急激な髄液排出が起こらないようにするサイフォン効果防止装置（antisiphon device）も使用される．手術は1時間程度で終わる基本的な手術である．

iNPHが正しく診断されている場合には手術の効果は高く，歩行障害は90％程度，認知症と尿失禁は50％程度の割合で症状が改善するとされる．

iNPHの発生頻度は不明であるが，約250万人と推定される本邦の認知症患者の約5％（約12.5万人）がiNPHと考えられている[5]．65歳以上の高齢人口における有病率は，アルツハイマーが約4％，iNPHの有病率は0.5～2.9％と推定されており，手術で治療のできる本疾患の存在を十分に認識する必要がある．

―――― 文　献 ――――

1) Mori E：Idiopathic normal pressure hydrocephalus. Rinsho Shinkeigaku 47 (11)：945-947, 2007
2) Ishikawa M, Oowaki H, Matsumoto A, et al：Clinical significance of cerebrospinal fluid tap test and magnetic resonance imaging/computed tomography findings of tight high convexity in patients with possible idiopathic normal pressure hydrocephalus. Neurol Med Chir (Tokyo) 50 (2)：119-123, 2010
3) Takeuchi T, Goto H, Izaki K, et al：Reinvestigation of CSF outflow resistance value in idiopathic normal pressure hydrocephalus-comparing epidural pressure monitoring with lumbar subarachnoid cerebrospinal fluid pressure monitoring. No Shinkei Geka 33 (6)：579-584, 2005
4) 日本正常圧水頭症研究会，特発性正常圧水頭症診療ガイドライン作成委員会：特発性正常圧水頭症診療ガイドライン．メジカルレビュー，東京，2004
5) Ishikawa M：Idiopathic normal pressure hydrocephalus-overviews and pathogenesis. Brain Nerve 60 (3)：211-217, 2008

35. 海綿状血管腫

島根大学医学部脳神経外科　永井秀政

けいれん発作で発症し頭部CTで異常を指摘された症例

患者：3歳，男児

主訴：けいれん発作，右片麻痺．

既往歴・家族歴：突記すべきことなし．

病歴：年末に誘因なく無熱性の右上肢のピクツキと右上下肢の脱力が出現した．その後も右片麻痺が持続し，近医から地域基幹病院へ紹介された．頭部CT（図1a）で異常を指摘され同院へ入院した．経過中に全身強直間代発作や右上肢から口角のミオクローヌスを認め，バルプロ酸（VPA）を投与された．頭部MRI（図2）でも異常を指摘され当院へ紹介となった．転院後に抗けいれん薬をフェニトイン（PHT）+クロナゼパム（CZP）に変更し精査を行った．2週間目に頭痛と右片麻痺の悪化がみられ，頭部CT（図1b）で再出血の所見を認めた．開頭術を施行した．病理組織所見（図3）を示す．

身体所見：血圧110/78 mmHg，脈拍74/分・整，栄養状態良好，心雑音なし．

神経学的所見：意識清明，言語正常，眼球運動障害なし，右不全片麻痺（MMT=4/5），深部腱反射は左右差なく，バビンスキー陰性，小脳症状なし．

検査所見：頭部CT（図1），頭部MRI（図2）．

血液生化学検査：血液凝固系正常，脂質・肝臓機能・腎機能・電解質：正常，VPA血中濃度95.2 μg/mL，検尿査正常．

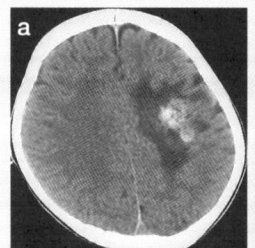

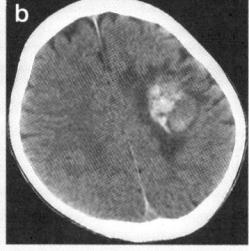

図1　頭部CT
頭部CTで発症時（a）と再出血時（b）を示す．左前頭葉に周囲に低吸収を伴う高吸収病変があり，脳皮質下出血と診断する．出血（a）と再出血（b）の所見であるが，周囲に対する圧迫効果は乏しい．一部にまだらな粒状石灰野を伴っている．

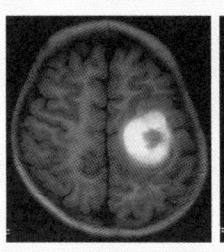

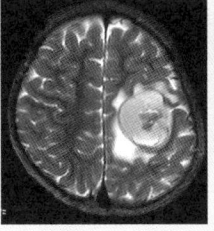

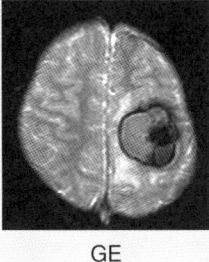

図2　頭部MRI

頭部 MRI の T1WI、T2WI、GE 法を示す。T1 で病変浮腫の部分がにじんだように高信号を示し、T1 hyperintense perilesional signal intensity sign の所見である[1]。また GE 法で中心に不均一な信号域があり低信号の辺縁が周囲を取り囲む所見を認め、hemosiderin ring の所見である。

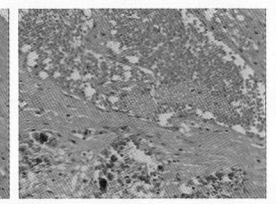

図3　病理組織

病理組織で HE 染色である。静脈性洞様血管が海綿状にみられる。大小さまざまの拡張した血管腔が密に集合しており、その間に結合織をみるが、神経組織は存在しない。血管壁は一層の内皮細胞と膠原線維からなっており、また時にかなり不規則な線維性ヒアリン性肥厚をみる。筋層はない。

Q1　本疾患の特徴は何か述べよ。

無熱性けいれんで神経症候を伴う場合には、頭部 CT や MRI などの画像検査が必要となる。発症時の頭部 CT では皮質下出血であり、年齢や石灰化を伴い mass effect が乏しい所見から比較的良性の脳腫瘍や脳動静脈奇形などを鑑別する必要がある。しかし頭部 MRI の所見は典型的であり海綿状血管腫と診断できる。

海綿状血管腫は先天性血管奇形であり、動静脈奇形、静脈血管腫、毛細血管拡張症、静脈瘤などがそのカテゴリーに属する[2]。また脳血管撮影で無血管野を示し、angiographically occult vascular malformation (AOVM) とも表現される。その発生頻度は0.47％、好発年齢は30歳台で10〜50歳が多いとされる[3,4]。症状としてけいれん、出血、巣症状、頭痛などがある。自然歴として年間出血率0.7％、年間けいれん発症率1.51％であり、出血の危険因子として後頭蓋窩（テント下）、深部、女性、妊娠、若年などがある[3,5]。また血管腫腔内に出血することが多く（intralesional hemorrhage）、血管腫腔外への出血は少ないため（extralesional）、出血しても症状が軽く致死的なものは少ないとされる[2]。出血後初期の再出血率は月間2％で、年間出血率は4.5％とされる[3,5]。出血を反復すると症状が悪化し、再出血率も高くなる。また出血と吸収を繰り返すため大きさが変化する。単発性が多いが、多発性が18〜31.5％にみられる。弧発性と家族性があり、家族性には多発性のものが45〜80％と多い。さらに家族性は出血率が高く年間出血率は6.5％とされる。家族性では常染色体優性遺伝型を示す。遺伝子異常として CCM1（7q21）、CCM2、CCM3 などが報告されている[4]。

Q2　本疾患の確定診断に必要なものは何か？

頭部 MRI の T2WI で中心に不均一な信号域があり、その辺縁を低信号のヘモジデリン環が取り囲む典型的な所見が得られ、hemosiderin ring、black rim、reticulated core with black rim、reticulated popcorn ball appearance、T2 blooming sign などと表現される。さらに Gradient-echo 法による GRASS や T2* での辺縁部の低信号は、反復性の出血を示唆し診断に有用である。さらに図4に示すように T2 や T2* よりも磁化率強調画像（sus-

35. 海綿状血管腫

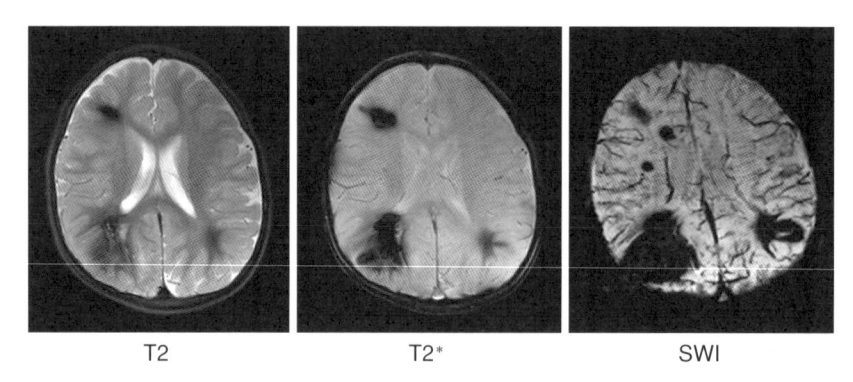

T2　　　　　　　　T2＊　　　　　　　　SWI

図4　頭部MRI
頭部MRIのT2WI，T2＊，SWIを示す．低信号で染み出ているような部分がhemosiderin ringに相当する部分で，T2よりもT2＊のほうが広範に病変を示している．さらにSWIでは前2者でも描出されない微小病変すらも検出できる．

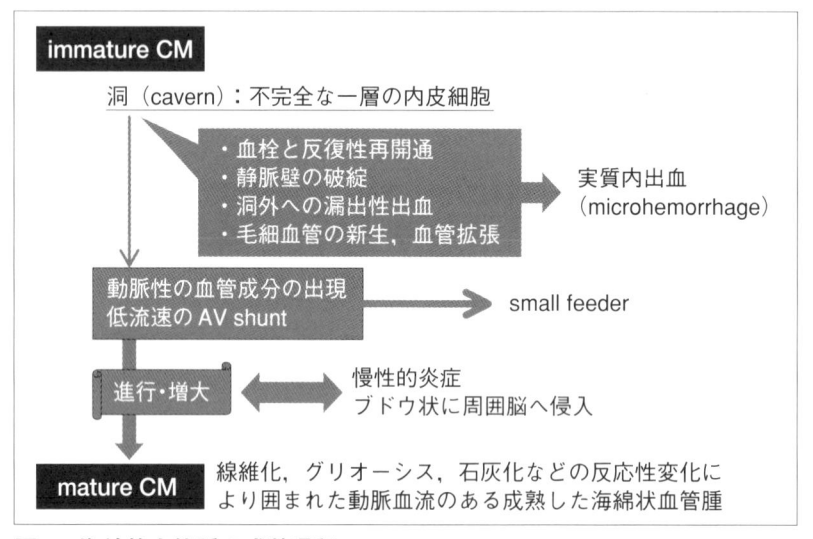

図5　海綿状血管腫の成熟過程

ceptibility-weighted imaging：SWI) のほうが病変の検出感度が高いようである．これらのMR画像での周囲の帯状のlow signal intensity bandはヘモジデリンを貪食したマクロファージの沈着によるグリオーシスの層であり，周囲の炎症に伴い海綿状血管腫がグリオーシスのなかにモザイク状に侵入し埋没している[2]．

確定診断は病理所見で，①拡張した一層の不完全な内皮細胞に覆われた洞（cavern）．②桑の実様に多胞性の洞の塊を構成したもの．③洞のなかに新鮮凝血から器質化，再開通，石灰化などのいくつかの段階の血栓が存在．④洞の周囲には漏出した微小出血，炎症，そしてグリオーシスが認められる．⑤明確なfeederやdrainerはなく，血管壁には平滑筋やエラスチン線維はない．⑥介在する神経組織も認めない．などが鑑別点とされる[2]．

Q3　本疾患に対する治療方針を述べよ．

無症候性は経過観察である．症候性は保存的治療，定位放射線治療（γナイフ），外科切除があ

る．

　無症状や画像診断で偶然みつかった場合，あるいは出血を伴わない頭痛のみの場合などは保存的に加療する．初回発症のけいれん発作や微小出血も保存的に加療される．

　急性期で救命を要する出血や強い巣症状を持つ場合は外科治療の適応であり，慢性期でも反復性出血，難治性てんかん，massの進行性増大やmassによる神経症状の場合にも外科摘出が勧められる．手術は一塊に摘出し，周囲のグリオーシスに埋もれたブドウの房状の部分を残さないようにすることが必要である．難治性てんかんではけいれん歴が長くなると病巣切除のみでは効果的でなく，電気生理学的検査により広範囲な切除が必要となる[2,4,5]．

　定位放射線治療は出血防止やけいれん抑制の効果はあるが，放射線障害の危険性（13.4〜59％）が高く，特に脳幹部では注意が必要である．脳幹部でも表在性なら摘出可能であり外科切除が勧められる．多発性病変では症候性の部分のみ摘出する．

―――― 文　献 ――――

1) Yun TJ, Na DG, Kwon BJ, et al：A T1 hyperintense perilesional signal aids in the differentiation of a cavernous angioma from other hemorrhagic masses. AJNR 29：494-500, 2008
2) 氏家　弘：脳動静脈奇形・硬膜動静脈瘻．脳神経外科〜専門医にきく最新の臨床．片山容一，川又達朗（編集），中外医学社，東京，pp74-77, 2006
3) 篠原幸人，小川　彰，鈴木則宏，ほか：第Ⅲ章脳出血 海綿状血管腫．脳卒中治療ガイドライン2009．協和企画，東京，pp168-169, 2009
4) 宝金清博，南田善弘：第7章脳血管障害 海綿状血管腫．脳神経外科学 改訂第10版．太田富雄，松谷雅生（編集），金芳堂，京都，pp646-657, 2008
5) 田村　晃：血管腫（血管奇形）．EBMに基づく脳神経疾患の基本治療指針．田村　晃，松谷雅生，清水輝夫（編集），メディカルビュー，東京，pp38-40, 2002

36. 内頸動脈狭窄症

島根大学医学部脳神経外科　杉本圭司，秋山恭彦

内頸動脈高度狭窄が原因と考えられた81歳の脳梗塞男性

患者：81歳，男性

主訴：左上下肢脱力．

既往歴：65歳時に高血圧と糖尿病を指摘され内服加療開始．75歳時に狭心症に対し冠動脈ステント留置術を受けた．

現病歴：左上下肢脱力を自覚し，近医を受診したところ脳梗塞と診断され入院点滴加療を受けた．神経症状は数日で改善したが，頭蓋内のMRA検査で右内頸動脈の描出が不良（図1）で，同側頸動脈の高度狭窄が疑われた．

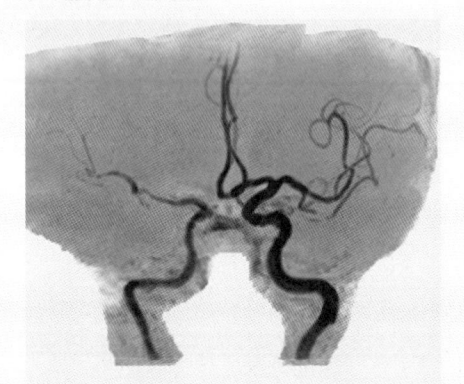

図1　来院時MRA
右内頸動脈および中大脳動脈の灌流圧低下が疑われる．

Q1　頸動脈狭窄症の診断法と必要な検査について述べよ．

脳卒中データバンク2009によれば，脳梗塞患者の約30％をアテローム性梗塞が占めており，脳血管系におけるアテローム硬化症の好発部位である頸動脈のアテローム性狭窄症の診断と病態の理解は脳卒中診療のうえで非常に重要である．

頸動脈のアテローム性狭窄により脳梗塞を発症する病態には，塞栓性機序と血行力学的機序の2つがある．頸動脈のプラークには，fibrous capが薄くlipid coreの増大やプラーク内の出血に伴って内膜破裂（plaque rupture）をきたしやすいタイプが存在し，そのような病変を不安定プラーク，あるいは，vulnerable plaqueと呼ぶ．このようなタイプの病変では，狭窄部に血栓が形成されやすく塞栓性機序による脳梗塞を発症する．臨床症状としては，構音障害，片麻痺，知覚障害，失語症などといった，いわゆる典型的脳卒中症状を起こすことが多い．またこれらの症状が一過性に生じる一過性虚血発作（transient ischemic attacks：TIA）で初発することも多い．このタイプの脳梗塞の画像診断としては，MRI画像では皮質領域における多発性小梗塞巣を認めることが多い（図2a）．一方，狭窄率が70～80％を超える高度狭窄病変で，側副血行の発達が不良のものでは，頸動脈の狭窄によって脳血流灌流圧が低下するために，血行力学的機序によって脳梗塞を発症する．塞栓性機序と同様な症状のほかに，立ちくらみ，揺れるようなめまい感が初発症状になって診断されることも多い．この機序による脳梗塞では，深部境界領域（deep border zone）や皮質境界領域（cortical border zone）に虚血巣を認めることが

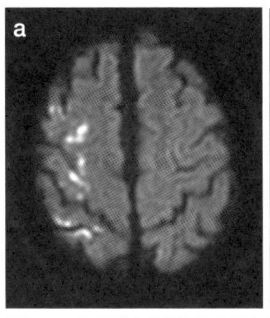

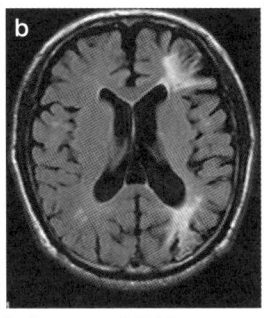

図2 症候性内頸動脈狭窄症のMRI典型像
a：右前頭葉〜頭頂葉皮質領域に多発性の小梗塞巣を認める。
b：左前大脳動脈〜中大脳動脈、および中大脳動脈〜後大脳動脈皮質境界領域に虚血性変化を認める。

多い（図2b）．

頸動脈狭窄の診断には種々の検査法があるが，主なものについて述べる．

1. 頸部聴診

頸動脈の高度狭窄では頸部の聴診によって頸動脈血管雑音（bruit）が聴取される場合が多い．下顎付近の頸動脈に限局性のbruitを聴取する場合には，頸動脈の高度狭窄を強く疑う必要がある．

2. 頸動脈エコー

頸動脈エコーは，頸動脈狭窄性病変の評価のために重要な検査法である．Bモード，カラーモード，ドプラモードがあり，Bモードは頸動脈全体像の把握，IMT（intima media thickness）の評価，プラークの性状評価に用いられる．IMTが1 mm以上の隆起をプラークと定義する．Bモードでのエコー輝度によってプラーク性状が評価できる．高輝度病変は器質化した線維組織や石灰化成分を含む病変，低輝度では脂質に富むプラークやプラーク内血腫を示す．低輝度プラークは不安定性プラークである可能性が考えられる．石灰化を含む病変や頸動脈分岐が高位な場合には，狭窄部が正確に描出できず，このような症例ではドプラモードにより狭窄直後での血流速度を計測して狭窄の程度を評価する．PSV（peak systolic velocity）≧150 cm/sがNASCET法での50％狭窄以上，PSV≧200 cm/sでは70％狭窄以上に相当する．

カラーモードは横断面での狭窄を評価したり，プラークの表面性状を評価するのに有用である．頸動脈エコーはスクリーニングとしてはもっとも有用な検査方法である．狭窄率が70％を超える場合には，臨床症状の有無にかかわらず専門医への受診を勧める．頸動脈プラークは急速に進行する場合もあり，50％程度の狭窄では2〜3ヵ月後に2度目の検査を計画してもよい．一般的には半年〜1年ごとの経過観察を行い，狭窄が進行してくる場合，あるいは不安定性プラークの所見を認めるようになった場合は専門医への受診を勧める．

3. MRI/MRA

医療経済的にはハイコストであるが，血管狭窄の評価が簡単で，脳のMRI/MRAを同時に行うと診断的価値はさらに高くなる．頸動脈狭窄そのものの評価については，3D-FASE（Fast asymmetric spin echo）法やBB（black blood）法などの撮像法により，頸動脈のプラーク評価もできる．近年経皮的頸動脈ステント留置術（carotid artery stenting：CAS）が頸動脈狭窄病変の治療として普及したが，現時点ではlipid richなソフトプラークがCASハイリスクと考えられており，CASの適応を検討するためにMRIによる頸動脈プラーク評価を行う施設も増えている．

4. CT angiography

造影剤を必要とするデメリットがあるが，カテーテル血管撮影に比して低侵襲で，得られる情報も非常に多い．近年では，MDCT（Multidetector-row CT）が普及し，大動脈弓部から頭蓋内血管までの脳血管全体のアテローム性変化が同時に評価できる（図3）．CPR（Curved Planar Reconstruction）画像により血管径の計測や狭窄の程度の評価も容易である．High-resolution CTによるCPR画像では，lipid coreやプラーク内血腫，fibrous capの厚さなど，詳細なプラーク評価も可能である[1]．

5. Conventional angiography

カテーテルを用いた脳血管造影は，現在3D-DSA機能を有する撮影機器が普及し，血管計測ソフトによって正確な狭窄病変長や狭窄血管径が

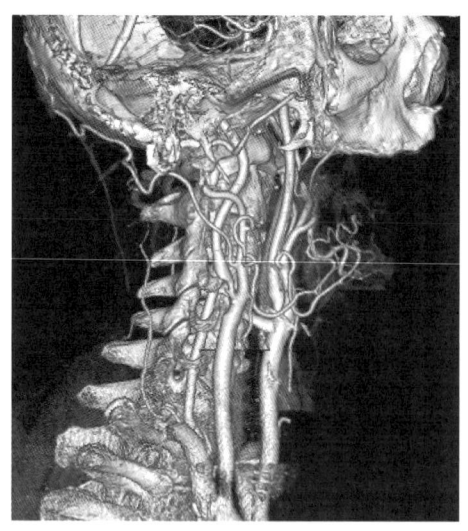

図3 3D-CT agiography
造影剤を使用するデメリットがあるが，撮影時間が短く，大動脈弓部から頭蓋内までの評価が同時に行える．

評価できる．このため，CASを行う際には，留置するステント径の決定などの治療計画上必須の検査である．MRAやCTAなどの低侵襲検査の発達により，単なる診断目的でカテーテル血管造影を行うことは少なくなった．

6. 脳血流検査

頸動脈狭窄に伴う脳血流低下や脳循環予備能を評価する目的で，アセタゾラミド（Diamox®）負荷を行った脳血流検査が行われる．脳血流検査は，かつて検査手技が煩雑で検査結果の解釈も少し難解であったが，ECDを用いたRVR法やIMPを用いたDual-Table ARG法などの簡便な検査法が考案され，また血流評価にもeZISやSEE-JETなどの脳血流解析ソフトが普及し脳血流の評価は簡易になった．また，頸動脈の外科治療を行う場合には，術前の脳循環予備能低下例は術後の過灌流症候群のハイリスクとされており，術前検査として重要な検査である．

Q2 頸動脈狭窄症に対する外科的治療（頸動脈血栓内膜剥離術）の適応について述べよ．

頸動脈血栓内膜剥離術（carotid endarterecto-

表 SAPPHIRE studyによるCAS治療基準

Ⅰ．CEA high risk症例
・6週間以内の開胸術を要する状態
・過去4週間以内の心筋梗塞
・不安定狭心症
・重度の呼吸器疾患
・対側頸動脈閉塞
・頸部放射線治療後
・CEA後再狭窄
・病変部が高い
・病変がtandem lesionである
・80歳以上

Ⅱ．選択基準
・18歳以上
・片側または両側の動脈硬化性または再発頸動脈狭窄症
・血管撮影または頸動脈超音波検査で診断された症候性50％以上，無症候性80％以上の狭窄病変

Ⅲ．除外基準
・48時間以内の虚血性脳卒中
・血管内血栓の存在
・患側頸動脈の閉塞
・9mmを超える脳動脈瘤の存在
・3個以上のステントを要する病変
・出血性疾患の既往
・30日以内の経皮的，外科的治療の予定
・1年未満の生命予後
・総頸動脈，腕頭動脈起始部の病変

Yadav JS, et al. N Engl Med 351：1493-1501, 2004[2] より引用．

my：CEA）の治療適応は，頸動脈の狭窄病変が症候性かどうかによって治療の適応基準が異なる．症候性の病変とは一般的に，同側の眼症状を含めた神経症状を生じたものを症候性狭窄病変と定義する．症候性病変では，北米50施設で行ったNorth American Symptomatic Carotid Endarterectomy Trial（NASCET），欧州14ヵ国の80のセンター施設で行われたEuropean Carotid Surgery Trial（ECST）をエビデンスの中心として，AHA（American Heart Association；米国心臓協会）からCEA治療ガイドラインが提唱されており，症候性病変では70％以上の狭窄がproven indications（最適），50〜69％狭窄がacceptable but not proven indications（適応）とされている[3]．無症候性病変に対しては，北米を中心に行われたAsymptomatic Carotid Atherosclerosis Study（ACAS）がエビデンスとなって，手術リ

スクが3％以下の施設で治療を実施することを条件に，無症候性60％以上の狭窄病変がproven indications（最適応）となっている．

Q3 経皮的頸動脈ステント留置術（CAS）の適応について述べよ．

2008年4月に，本邦でCASが保険収載された．しかし，CASの明確な適応基準はなく，2004年にCASの非劣勢が証明されたSAPPHIRE studyのcriteria（表）や，SundtらによるCEA high risk群がCASの適応と考えられている．ただし，狭窄率については，NASCET法あるいはECST法による計測での狭窄率50％以上の症候性病変，狭窄率80％以上の無症候性病変が適応とされており，CEAとは若干治療適応に違いがある．一方，CASの適応とならない症例として，抗血小板療法・抗凝固療法ができない症例，カテーテルが誘導できない症例，金属アレルギー，未治療の出血性病変を有している症例などが挙げられる．また，狭窄部長が25 mm以上のlong lesionや，不安定プラーク（MRIのblack blood imagingで胸鎖乳突筋とプラークの信号比1.5以上のもの）など，CAS手技中の血栓症のハイリスク症例もあり，治療適応については慎重に判断される．

頸動脈狭窄病変に対するCEAとCASの治療成績比較については，2004年にSAPPHIRE trial[2]が発表され，CEAハイリスク患者に対するCASの優位性が示された．しかしこの研究ではCEAハイリスク患者の治療成績を検討することに重点が置かれたために，登録患者の71％が無症候性病変であった．その後，症候性の頸動脈狭窄病変に対するCASとCEAのランダム比較試験であるSPACE（Stent-Protected Angioplasty versus Carotid Endarterectomy）trial[4]とEVA-3S（Endarterectomy versus Angioplasty in Patients with Symptomatic Severe Carotid Stenosis）[5]が2008年に相次いで報告された．前者では，治療30日までの治療成績においてCASの非劣性が示されたが，後者では周術期のstroke or deathはCEAが有意に少ないとの結果が示された．2010年にはICSS（International Carotid Stenting Study）の中間成績が報告され[6]，CASとCEAの治療成績について，any stroke＋procedural myocardial in-farction＋deathは，それぞれ8.5％と5.2％と報告され，症候性狭窄病変においてはやはりCEAの優位性が報告された．症候性病変ではおそらくCASハイリスクとなるソフトプラーク病変の割合が多く，症候性病変に対するCASでは，治療の安全性を向上させるために遠位塞栓保護デバイスや治療手技に関するさらなる進歩が今後の課題と思われる．

文献

1) Wintermark M, Jawadi SS, Rapp JH, et al：High-resolution CT imaging of carotid artery atherosclerotic plaques. AJNR Am J Neuroradiol **29**（5）：875-882, 2008
2) Yadav JS, Wholey MH, Kuntz RE, et al：Protected Carotid-Artery Stenting versus Endarterectomy in High-Risk Patients. N Engl J Med **351**：1493-1501, 2004
3) Biller J, Feinberg WM, Castaldo JE, et al：Guidelines for carotid endarterectomy ; a statement for healthcare professionals from a Special Writing Group of Stroke Council, American Heart Association. Circulation **97**：501-509, 1998
4) Eckstein HH, Ringleb P, Allenberg JR, et al：Results of the Stent-Protected Angioplasty versus Carotid Endarterectomy（SPACE）study to treat symptomatic stenoses at 2 years：a multinational, prospective, randomised trial. Lancet Neurol **7**：893-902, 2008
5) Mas JL, Trinquart L, Leys D, et al：Endarterectomy Versus Angioplasty in Patients with Symptomatic Severe Carotid Stenosis（EVA-3S）trial：results up to 4 years from a randomised, multicentre trial. Lancet Neurol **7**：885-892, 2008
6) International Carotid Stenting Study investigators, et al：Carotidartery stenting compared with endarterectomy in patients with symptomatic carotid stenosis（International Carotid Stenting Study）：an interim analysis of a randomised controlled trial. Lancet **357**：985-997, 2010

索 引

〔ア〕

悪性腫瘍による脳塞栓 …………………… 22
アザチオプリン …………………………… 85
アテローム血栓性梗塞 …………………… 6
アテローム血栓性脳梗塞 ………………… 7
アパシー …………………………………… 100
アポリポタンパクE ……………………… 62
アミロイドアンギオパチー ……………… 81
アミロイド線維 …………………………… 61
アルガトロバン …………………………… 17
アルツハイマー病 ………………………… 41

〔イ〕

遺残原始舌下動脈 ………………………… 72
意識障害 …………………………………… 18
一過性全健忘 ……………………………… 103
一過性脳虚血発作 ……………… 10, 26, 68
遺伝子組み換え組織プラスミノーゲンアクチベーター ……………………………………… 7, 20
意味記憶 …………………………………… 105
飲酒 ………………………………………… 9
インフォームドコンセント ……………… 8
インフリキシマブ ………………………… 86

〔ウ, エ〕

ウィリス動脈輪閉塞症 …………………… 129
エタネルセプト …………………………… 86
エダラボン ………………………………… 4
エピソード記憶 …………………………… 105
嚥下中枢 …………………………………… 111

〔オ〕

黄色ブドウ球菌 …………………………… 33
オザグレルナトリウム …………………… 4

〔カ〕

外減圧術 …………………………………… 21
外傷 ………………………………………… 63
外側腹側核 ………………………………… 107
開頭血腫除去 ……………………………… 122
海綿状血管腫 …………………… 125, 136
解離性動脈瘤 ……………………………… 71
拡散強調画像 ……………………………… 53
下肢深部静脈血栓 ………………………… 27
仮性球麻痺 ………………………………… 96
ガドリニウム造影 ………………………… 79
眼球共同偏倚 ……………………………… 18
間接血行再建術 …………………………… 130
感染性心内膜炎 ………………………… 31, 33
感染性動脈瘤 ……………………………… 33

〔キ〕

奇異性脳塞栓 …………………………… 26, 27
危険因子 …………………………………… 37
危険因子の管理 …………………………… 9
喫煙 ………………………………………… 9
休薬 ………………………………………… 21
休薬期間 …………………………………… 8

〔ク〕

くも膜下出血 …………………………… 54, 112
グリセリン製剤 …………………………… 55

〔ケ〕

痙性麻痺 …………………………………………… 96
頸動脈エコー ……………………………………… 141
頸動脈解離 ………………………………………… 64
頸動脈血栓内膜剝離術 …………………………… 142
頸動脈ステント留置術 …………………………… 141
頸部超音波検査 …………………………………… 37
頸部痛 ……………………………………………… 65
痙攣後脳症 ………………………………………… 54
血圧自動調節能 …………………………………… 54
血液凝固異常 ……………………………………… 24
血管炎 ……………………………………………… 79
血管奇形 …………………………………………… 63
血管周囲腔 ………………………………………… 38
血管ずり応力 ……………………………………… 73
血管性認知症 ……………………………………… 41
血管性浮腫 ………………………………………… 54
血管性抑うつ ……………………………………… 100
結合組織疾患 ……………………………………… 66
結節性紅斑様皮疹 ………………………………… 89
原始血管吻合 ……………………………………… 73
原始舌下動脈 ……………………………………… 73
原発性抗リン脂質抗体症候群 …………………… 76
原発性脳血管炎 …………………………………… 78

〔コ〕

抗凝固薬 …………………………………………… 63
抗凝固療法 ……………………………………… 20, 58
高血圧 ………………………………………… 9, 44, 63
高血圧緊急症 ……………………………………… 52
高血圧性脳出血 …………………………………… 120
抗血小板薬 …………………………………… 8, 38, 63
抗血栓療法 ………………………………………… 67
膠原病 ……………………………………………… 76
抗甲状腺薬 ………………………………………… 93

好酸性 PAS 陽性顆粒沈着 ………………………… 97
抗リン脂質抗体症候群 ………………………… 75, 76
呼吸中枢 …………………………………………… 111
コントラスト経食道心エコー …………………… 30

〔サ〕

サイバーナイフ …………………………………… 127
再発予防 …………………………………………… 8, 9
三叉動脈遺残 ……………………………………… 73

〔シ〕

ジアゼパム ………………………………………… 55
軸索障害 …………………………………………… 46
シクロスポリン …………………………………… 85
シクロフォスファミド ………………………… 81, 85
自己免疫疾患 ……………………………………… 53
脂質異常症 ………………………………………… 9
視床性認知症 ……………………………………… 107
視床前核 …………………………………………… 107
視床動脈群 ………………………………………… 3
視床内側梗塞 ……………………………………… 106
脂肪硝子変性 ……………………………………… 4
若年者脳梗塞 ……………………………………… 68
周術期 ……………………………………………… 9
症候性動脈瘤 ……………………………………… 117
常染色体優性遺伝 ………………………………… 96
常染色体劣性遺伝 ………………………………… 98
静脈性血管腫 ………………………………… 125, 137
静脈瘤 ……………………………………………… 137
ジルチアゼム ……………………………………… 55
シロスタゾール ………………………………… 5, 108
神経原性肺水腫 …………………………………… 113
神経 Sweet 病 ……………………………………… 89
神経ベーチェット ………………………………… 87
心原性脳塞栓症 ……………………………… 18, 19, 23

索 引

進行性核上性麻痺 ………………………… 42
進行性脳梗塞 ……………………………… 17
深部境界領域 ……………………………… 140

〔ス〕
髄液腔容積負荷試験 ……………………… 134
髄液排除試験 ……………………………… 134
頭蓋内圧持続測定 ………………………… 134
頭痛 ………………………………………… 78

〔セ〕
精神症状 …………………………………… 87
舌下神経管 ………………………………… 72
舌下動脈遺残 ……………………………… 73
背内側核 …………………………………… 107
セロトニン・ノルアドレナリン再取り込み阻害薬
 …………………………………………… 102
線維筋性形成異常症 …………………… 68, 69
線条体動脈群 ……………………………… 3
全身性エリテマトーデス ………………… 76
選択的セロトニン再取り込み阻害薬 …… 102
穿通枝 ……………………………………… 3

〔ソ〕
続発性抗リン脂質抗体症候群 …………… 76
外側レンズ核線条体動脈領域 …………… 16

〔タ〕
代謝性脳症 ………………………………… 54
大動脈炎症候群 …………………………… 82
大脳辺縁系 ………………………………… 107
高安動脈炎 ………………………………… 82
脱髄 ………………………………………… 46
タップテスト ……………………………… 134
多発性脳梗塞 …………………………… 22, 23

〔チ〕
遅発性脳血管攣縮 ………………………… 114
釣藤散 ……………………………………… 42
直接血行再建術 …………………………… 130
治療抵抗性 ………………………………… 17

〔テ〕
定位脳手術 ………………………………… 123
手続き記憶 ………………………………… 105

〔ト〕
頭頸部動脈解離 …………………………… 65
動静脈奇形 ………………………………… 137
糖尿病 ……………………………………… 9
動脈解離 …………………………………… 65
動脈硬化 …………………………………… 47
動脈-動脈塞栓性梗塞 ……………………… 7
特発性正常圧水頭症 ……………………… 132
ドネペジル ………………………………… 42
ドパミン D_3 受容体刺激作用 …………… 102

〔ナ〕
内頸動脈狭窄症 …………………………… 140
内頸動脈椎骨動脈吻合遺残 ……………… 73

〔ニ〕
ニカルジピン ……………………………… 55
二次性抗リン脂質抗体症候群 …………… 76
ニトロプルシド …………………………… 55
乳酸 ………………………………………… 95
乳頭視床束 ………………………………… 107

〔ノ〕
脳アミロイドアンギオパチー …………… 60
脳血管性認知症 ………………………… 40, 44

索　引

脳血管性パーキンソニズム ……………… 45
脳血管造影 ……………………………… 79
脳血流SPECT …………………………… 130
脳梗塞 …………………………………… 54
脳室－心房短絡術 ………………………… 135
脳室－腹腔短絡術 ………………………… 135
脳室ドレナージ ………………………… 122
嚢状動脈瘤 ……………………………… 63
脳静脈洞血栓症 ………………… 54, 56, 57
脳神経血管内治療 ………………………… 118
脳槽造影 ………………………………… 134
脳卒中治療ガイドライン2009 …………… 29
脳動静脈奇形 …………………………… 124
脳動脈瘤頸部クリッピング術 …………… 118
脳ドックガイドライン2008 ……………… 37
脳微小出血 ……………………………… 27
脳浮腫 …………………………………… 20
脳葉型脳出血 …………………………… 61

〔ハ〕

白質脳症 …………………………… 53, 61, 98
白質病変 …………………………… 38, 44, 96
バセドウ病 ……………………………… 93
破裂脳動脈瘤 …………………………… 112

〔ヒ〕

非感染性の炎症性頭蓋内疾患 ……………… 91
肥厚性硬膜炎 …………………………… 91
皮質境界領域 …………………………… 140
微小血栓説 ……………………………… 11
微小粥腫 ………………………………… 4
微小出血 …………………………… 38, 61, 97
微小塞栓 ………………………………… 4
微小脳出血 ……………………………… 5
ピック病 ………………………………… 42

非弁膜症性心房細動 ……………………… 19
ピルビン酸 ……………………………… 95

〔フ〕

フェニトイン …………………………… 55
副腎皮質ステロイド ……………………… 81
プラーク ………………………………… 37
プレドニゾロン …………………………… 84
プロテインC …………………………… 95
プロテインS …………………………… 95
分水嶺域梗塞 …………………………… 7

〔ヘ〕

壁在血栓 ………………………………… 4
片頭痛 …………………………………… 96
扁桃体 …………………………………… 107

〔ホ〕

傍正中橋動脈 …………………………… 3
傍正中橋動脈領域 ………………………… 16
歩行障害 ………………………………… 44
ホモシステイン …………………………… 95

〔マ〕

末梢性動脈瘤 …………………………… 131
慢性硬膜下出血 ………………………… 54

〔ミ, ム, メ〕

ミコフェノール酸モフェチル …………… 85
未破裂脳動脈瘤 …………………… 116, 117
無症候性脳梗塞 …………………… 36, 37, 38
メソトレキサート ………………………… 85

〔モ〕

毛細血管拡張症 …………………… 125, 137

索　引

物忘れ …………………………………………… 78
もやもや血管 …………………………………… 129
もやもや病 ……………………………………… 128

〔ヤ, ユ, ヨ〕

やる気スコア …………………………………… 100
有痛性アフタ性潰瘍 …………………………… 87
腰椎－腹腔短絡術 ……………………………… 135

〔ラ〕

ラクナ梗塞 ………………………………… 2, 37, 97
ラクナ症候群 ………………………………… 3, 65
卵円孔開存 …………………………………… 26, 27
ラングハンス型巨細胞 ………………………… 80

〔リ〕

リツキシマブ …………………………………… 86
硫酸マグネシウム ……………………………… 55
瘤内塞栓術 ……………………………………… 119

〔ワ〕

ワルファリン …………………………………… 21

〔A〕

ABCD² スコア …………………………………… 11
Alzheimer disease（AD） ……………………… 41
amyloid angiopahty-related inflammation …… 81
ANCA 関連肥厚性硬膜炎 ……………………… 91

angiographically occult vascular malformation
　（AOVM） …………………………………… 137
anti-neutrophil cytoplasmic autoantibody（ANCA）
　……………………………………………… 92
antisiphon device ……………………………… 135
arteriovenous malformation（AVM） ………… 124

artery to artery embolism ………………… 7, 23
Autoregulation ………………………………… 54
Aβ-related angiitis …………………………… 81
Aβ タンパク …………………………………… 81

〔B〕

basal moya ……………………………………… 129
basiparallel anatomic scanning（BPAS） …… 111
Binswanger（病） …………………………… 44, 61
black blood（BB）法 ………………………… 141
Boston criteira ………………………………… 61
branch atheromatous disease（BAD） … 4, 14, 15, 16

〔C〕

C-ANCA ………………………………………… 92
Caplan の診断基準 …………………………… 104
carotid artery stenting（CAS） ……………… 141
carotid endarterectomy（CEA） ……………… 142
cerebral autosomal dominant arteriopathy with
　subcortical infarcts and leukoencephalopathy
　（CADASIL） ……………………………… 95, 96
cerebral autosomal recessive arteriopathy with
　subcortical infarcts and leukoencephalopathy
　（CARASIL） ……………………………… 95, 98
CHADS₂ スコア ………………………………… 21
cortical border zone …………………………… 140
CT アンギオグラフィー ……………………… 113
Cystatin C ……………………………………… 62

〔D〕

deep border zone ……………………………… 140
Diffusion Weighted Image（DWI） …………… 53
Digital Subtraction Angiography（DSA） …… 83
disproportionately enlarged subarachnoid-space
　hydrocephalus（DESH） …………………… 133

double lumen ·················· 65

〔E〕

early CT sign ·················· 19
EGFR ························· 98
empty delta sign ················ 58
Endarterectomy versus Angioplasty in Patients with Symptomatic Severe Carotid Stenosis (EVA-3S) ························· 143
epidermal growth factor (EGF) ······ 98
état crible ···················· 97
ethmoidal moya ················ 129
European Carotid Surgery Trial (ECST) ······ 142
Evans index ·················· 133

〔F〕

Fast asymmetric spin echo (3D-FASE) 法 ··· 141
fibromuscular dysplasia (FMD) ······ 69
FLAIR画像 ···················· 53
Fluid Attenuated Inversion Recovery ······ 53

〔G〕

Gradient-echo $T_2{}^*$-weighted image ······ 38
granular osmiophilic material (GOM) ······ 97
granulomatous agiitis of the nervous system ··· 79

〔H〕

Hodgeの診断基準 ·············· 104
Horner 徴候 ·················· 111
HtrA serine protease 1 (HTRA1) 遺伝子 ······ 98
Hunt and Hess 分類 ············· 114
hypertrophic pachymeningitis ······ 91

〔I〕

idiopathic Normal Pressure Hydrocephalus (iNPH) ····················· 132
Intensive Blood Pressure Reduction in Acute Cerebral Hemorrhage Trial (INTERACT) ··· 121
International Carotid Stenting Study (ICSS) ··· 143
intima media thickness (IMT) ······ 141
intimal flap ··················· 65
ISAT研究 ···················· 114
isolated CNS vasculitis ············ 79
ISUIA2 ······················ 117

〔J〕

JAM Trial ···················· 131
junctional plaque ················ 16

〔L〕

Lateral sinus sign················ 57
leukoaraiosis ·················· 61

〔M〕

Mantle sign ··················· 84
microatheroma ················· 16
microbleeds ················· 5, 79
mitochondrial myopathy, encephalopathy, lactic acidosis and stroke-like episode (MELAS) ··· 48
MPO-ANCA陽性 ················ 93
MR angiography ············ 38, 83
MR venography ················ 58

〔N〕

NINDS-AIREN ················· 41
non valvular atrial fibrillation (NVAF) ······ 19
North American Symptomatic Carotid Endarterectomy Trial (NASCET) ·········· 142

索引

Notch3 ·· 97

〔O, P〕

Onyx ·· 126
P-ANCA ·· 92
patent foramen ovale (PFO) ······················· 27
pearl and string sign ································· 65
pearl sign ·· 65
plaque within the parent artery ·················· 16
PR3-ANCA陽性 ·· 93
primary angiitis of the central nervous system (PACNS) ··· 78
primary CNS vasculitis ······························· 79
PWV（脈波伝播速度）／ABI（足関節上腕血圧比）検査 ··· 37

〔R〕

reversible posterior leukoencephalopathy syndrome (RPLS) ································ 52, 53
Rotterdam Scan Study ······························· 37
rt-PA ·· 7, 20

〔S〕

SAPPHIRE trial ······································ 143
small artery disease ·································· 96
SNRI ·· 102
SSRI ··· 102
STA-MCA吻合術 ···································· 130
Stent-Protected Angioplasty versus Carotid Endarterectomy (SPACE) trial ············ 143
STICH試験 ·· 123

string sign ·· 65
systemic lupus erythematosus (SLE) ··········· 76

〔T, U〕

$T_2{}^*$強調画像 ·· 38
tapered occlusion ······································ 65
TGFβ1 ·· 62
thalamic dementia ··································· 107
transient ischemic attack (TIA) ········ 10, 26, 68
Transthyretin ··· 63
Trousseau症候群 ································· 24, 25
UCAS Japan ·· 117

〔V〕

vascular dementia (VD) ····························· 41
vasogenic edema ······································ 54
VDの治療 ··· 42
Voxel-based Spesific Regio-nal analysis system for Alzheimer's Disease (VSRAD) ············· 133
vulnerable plaque ··································· 140

〔W〕

Wallenberg症候群 ····························· 109, 110
watershed infarction ··································· 7

〔その他〕

3D-CT ·· 83
3H療法 ··· 115
βタンパク ··· 62
γナイフ ·· 127, 138

Ⓒ 2011　　　　　　　　　　　　　　第1版発行　2011年5月10日

（定価はカバーに表示してあります）

脳血管障害ケーススタディ

検印省略		編集　　山口　修平

発行者　　　　服部　治夫
発行所　　株式会社 新興医学出版社
〒113-0033　東京都文京区本郷6丁目26番8号
電話　03(3816)2853　　FAX　03(3816)2895

印刷　株式会社 藤美社　　ISBN978-4-88002-713-5　　郵便振替　00120-8-191625

- 本書の複製権・上映権・譲渡権・公衆送信権（送信可能化権を含む）は株式会社新興医学出版社が保有します。
- JCOPY 〈(社)出版者著作権管理機構 委託出版物〉
本書の無断複写は著作権法上での例外を除き禁じられています。複写される場合は、そのつど事前に(社)出版者著作権管理機構（電話 03-3513-6969、FAX 03-3513-6979、e-mail : info@jcopy.or.jp）の許諾を得てください。